新编本草纲目
实用图谱

林余霖　主编

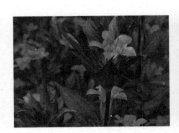
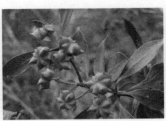
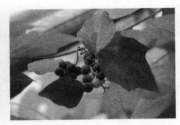

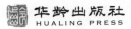

华龄出版社
HUALING PRESS

责任编辑：郑建军

责任印制：李未圻

图书在版编目（CIP）数据

　　新编本草纲目实用图谱 ／ 林余霖主编． -- 北京：
华龄出版社，2020.12
　　ISBN 978-7-5169-1861-6

　　Ⅰ．①新… Ⅱ．①林… Ⅲ．①《本草纲目》－图谱
Ⅳ．① R281.3-64

　　中国版本图书馆 CIP 数据核字（2021）第 002138 号

书　　名：新编本草纲目实用图谱
作　　者：林余霖
出版发行：华龄出版社
地　　址：北京市东城区安定门外大街甲 57 号　　　邮　　编：100011
电　　话：010-58122246　　　　　　　　　　　　传　　真：010-84049572
网　　址：http://www.hualingpress.com

印　　刷：水印书香（唐山）印刷有限公司
版　　次：2021 年 5 月第 1 版　　　2021 年 5 月第 1 次印刷
开　　本：710mm×1000mm　　1/16　　　　　　　印　　张：20
字　　数：200 千字
定　　价：89.00 元

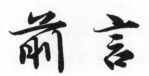

前 言

　　《本草纲目》是我国明代伟大的医学家李时珍（1518～1593年）穷毕生精力，广收博采，实地考察，对以往历代本草学进行全面的整理和总结，历时27载编撰而成的。全书共五十二卷，约二百万字，收录药物1892种（新增374种），附图1100多幅，附方11000多种，是集我国16世纪以前的药物学成就之大成，在训诂、语言文字、历史、地理、植物、动物、矿物、冶金等方面也有突出的成就。

　　《本草纲目》是中国医药宝库中的一份珍贵遗产，是对16世纪以前中医药学的系统总结，被誉为"东方药物巨典"，对人类近代科学影响最大。英国生物学家达尔文称《本草纲目》为"1596年的百科全书"，被誉为"20世纪的伟大学者""百科全书式的人物"——英国剑桥大学李约瑟研究所名誉所长李约瑟博士在评价《本草纲目》时写道："毫无疑问，明代最伟大的科学成就，是李时珍那部在本草书中登峰造极的著作《本草纲目》。""中国博物学家中'无冕之王'，李时珍写的《本草纲目》，至今这部伟大著作仍然是研究中国文化史、化学史和其他各门科学史的一个取之不尽的知识源泉。"

　　随着时代的变迁，《本草纲目》原文所载的部分药物，由于人们的生活习惯、伦理观念、医疗价值等原因，如水部、人部、土部等卷的部分药物已不再适用，这类药物已不能满足现实生活的需要。另外，还有一部分药物已经无迹可寻，为了让《本草纲目》能够在当今形势下更好地发挥积极作用，有必要对我们民族的医学瑰宝重新进行回顾和梳理！因此我们经过精心策划，特聘请相关专业人士编辑了《新编本草纲目实用图谱》。

在编辑本书的过程中，对原书中部分不科学和不符合现代生活习惯等各分卷的内容作了删减，比如水部、火部、金部、石部、兽部、人部等。为了使读者对现代常用的药物更加清晰明了，本书并没有严格按照原书的药物名称编写，对有些药物分别编写。在编辑本书时特将本书的体例作了调整，分为基源、形态特征、生境分布、性味功能、主治用法、应用六个方面，具有较强的实用性。全书共收录药物400余种，附方600余方。其中选方部分以简明实用为原则，以传统经典名方、临床有效单方和验方为主要来源，以满足广大读者自我治疗和健康保健的需求。

由于我国的中医药文化博大精深，且时间跨度较长、空间跨度大，书中需要考证的地方也较多，加上编者知识水平所限，书中的错漏之处，还请读者批评指正！同时，我们也希望本书的出版能够起到抛砖引玉的作用，希望有更多的有识之士加入我们的行列，为我国中医药文化的传承和传播出谋划策。

编　者

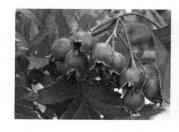 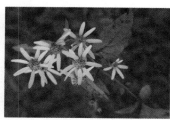 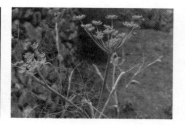

目 录

第一卷 草部

2

第六卷　虫部

第七卷　鳞部

第八卷　介部

第九卷　禽兽部

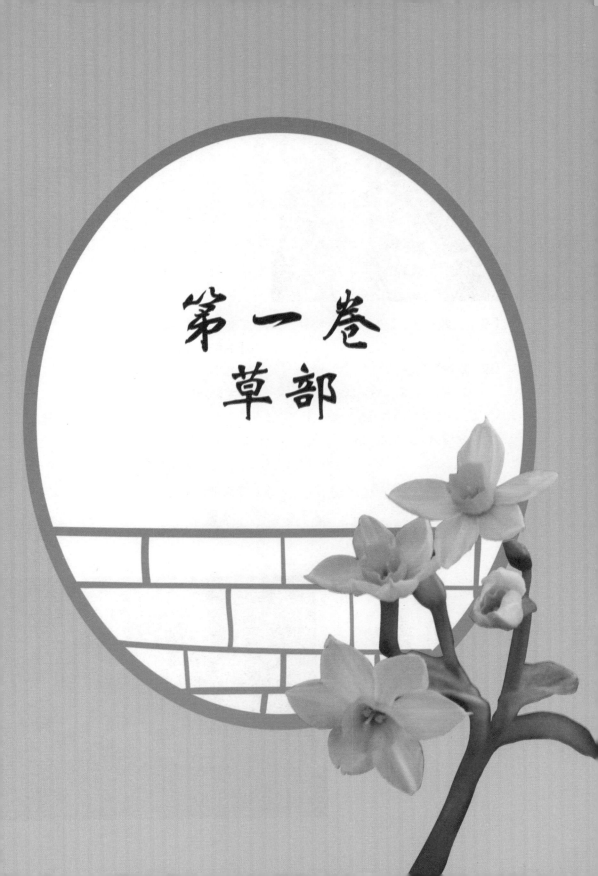

第一卷
草部

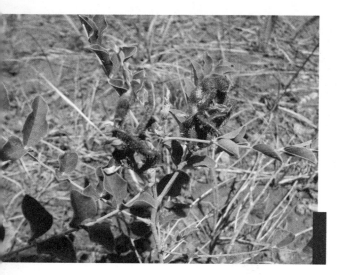

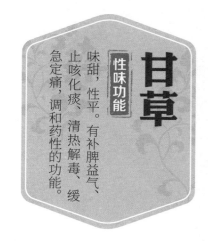

甘草

性味功能 味甜，性平。有补脾益气、止咳化痰、清热解毒、缓急定痛，调和药性的功能。

【基　源】　本品为豆科植物甘草的根及根状茎。

【原植物】　别名：乌拉尔甘草、甜草、生甘草。多年生草本。根粗壮，味甜，外皮红棕色或暗棕色。茎直立，被白色短毛和刺毛状腺体。单数羽状复叶互生；小叶卵状椭圆形，先端钝圆，基部浑圆，两面被腺体及短毛。总状花序腋生；花萼钟状，被短毛和刺毛状腺体；蝶形花冠淡红紫色。荚果条状，呈镰状以至环状弯曲，密被棕色刺毛状腺体。花期6～7月，果期7～8月。

【生境分布】　生于草原及山坡。分布于东北、华北、西北等地区。

【主治用法】　用于脾胃虚弱，中气不足，咳嗽气短，痈疽疮毒，缓和药物烈性，解药毒。

应　用

1. **传染性肝炎**：甘草9克，大枣9枚，水煎服。
2. **血小板减少性紫癜**：甘草50克，水煎服。

黄芪

性味功能 味甘，性微温。有补气固表、利水消肿、托毒排脓、生肌的功能。炙用有补补中益气的功能。

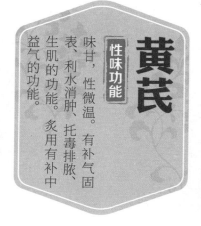

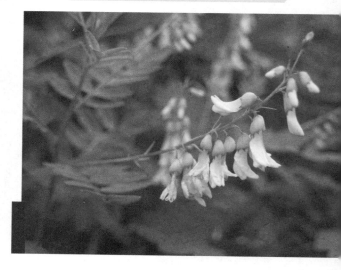

【基　　源】　本品为豆科植物膜荚黄芪的干燥根。

【原植物】　别名：条芪。直立多年生草本。奇数羽状复叶。托叶条状披针形，小叶 13～31，椭圆形、椭圆状卵形，先端钝圆或稍凹，基部圆形。总状花序腋生；花萼钟状。花冠黄色或淡黄色旗瓣倒卵形，先端稍凹，基部有短爪。子房有柄，有柔毛。荚果半椭圆形，有短伏毛。果皮膜质，稍膨胀。花期 7～8 月，果期 8～9 月。

【生境分布】　生于林缘、灌丛、林间草地及疏林下。分布于东北、华北、西北及山东、四川等省区。

【主治用法】　用于气短心悸，乏力，虚脱，自汗，盗汗，体虚浮肿，慢性肾炎，久泻，脱肛，子宫脱垂，痈疽难溃，疮口久不愈合。

应用

1. 糖尿病：黄芪、淮山药、生地黄、天花粉、五味子，水煎服。
2. 肾炎蛋白尿阳性：黄芪 30 克，水煎服。

性味功能

味甘，性微寒。有养阴清肺、化痰止咳、益气生津的功能。

南沙参

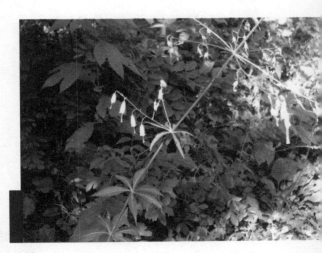

【基　　源】　本品为桔梗科植物轮叶沙参的干燥根。

【原植物】　别名：四叶沙参。多年生草本。3～6 叶轮生，卵圆形或线状披针形。花序狭圆锥状聚伞花序，下部花枝轮生；花冠细，狭钟形，口部稍缢缩，蓝色或蓝紫色，花柱常为花冠的 2 倍，柱头 2 裂，蒴果卵球形。花期 7～9 月，果期 8～10 月。

【生境分布】　生于林缘、草丛、路边。分布于全国大部分省区。

【主治用法】　用于肺热燥咳，阴虚劳嗽，干咳痰黏，气阴不足，烦热口渴，慢性气管炎等。用量 9～15 克，鲜者 15～30 克。反藜芦。

应用

肺结核、老年慢性气管炎、干咳：南沙参 6 克，研粉，温水送服。

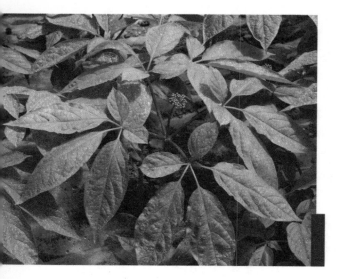

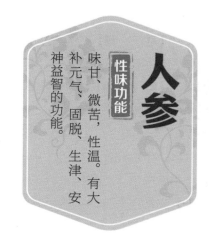

人参

【性味功能】

味甘、微苦，性温。有大补元气、固脱、生津、安神益智的功能。

【基　　源】　本品为五加科植物人参的根及根茎。

【原 植 物】　别名：园参、山参、棒槌。多年生草本。主根粗壮，肉质，纺锤形，黄白色。掌状复叶轮生茎端，每年递增1叶，多达6片复叶。小叶长椭圆形，边缘有细锯齿，脉上有疏刚毛。伞形花序顶生，花小，多数；淡黄绿色；核果浆果状，扁球形，鲜红色。花期6～7月，果期7～9月。

【生境分布】　生于阴湿山地针、阔叶林或杂木林下。分布于东北。多栽培。

【主治用法】　用于体虚欲脱，气短喘促，自汗肢冷，精神倦怠，食少吐泻，久咳，津亏口渴，失眠多梦，惊悸健忘。用量1.5～9克。反藜芦，畏五灵脂。

应　用

1. 阳痿：人参6克，巴戟天、枸杞子各9克，肉苁蓉10克。水煎服。

2. 心肌营养不良：人参6克。研粉，调蜜冲服。

桔梗

【性味功能】

味苦、辛，性平。有宣肺祛痰、利咽排脓的功能。

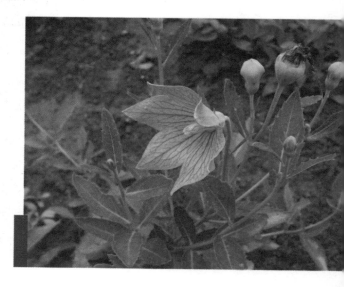

【基　　源】　本品为桔梗科植物桔梗的根。

【原植物】　别名：铃铛花、和尚头花、苦菜根。多年生草本，有白色乳汁。根肥大肉质，长圆锥形，顶端根茎部（芦头）有半月形茎痕；茎直立；中下部叶轮生或互生，卵形、披针形，边缘有细锯齿。花一至数朵生于茎和分枝顶端；花萼钟状，有白粉，裂片5，三角状披针形；花冠钟状，蓝色或蓝紫色，5瓣裂；雄蕊5；子房下位。蒴果倒卵形，顶端5瓣裂。种子褐色，3棱。花期7～9月，果期8～9月。

【生境分布】　生于山地草丛、灌丛中或沟旁。全国各地有栽培。

【主治用法】　用于咳嗽痰多，胸闷不畅，咽喉肿痛，肺痈吐脓，支气管炎，胸膜炎等症。用量3～9克。

应　用

感冒咳嗽，肺炎咳嗽：桔梗、金银花、连翘、甘草、荆芥穗。水煎服。

性味功能

黄精

味甘，性平。有补脾润肺、养阴生津、益气的功能。

【基　　源】　本品为百合科植物黄精的根茎。

【原植物】　别名：鸡头黄精。多年生草本，高达1.2米。根茎黄白色，圆锥状，先端膨大，全体形如鸡头，有细纵皱纹横生。茎上部稍攀援状。叶4～6片轮生，无柄，先端拳卷。2～4花集成伞形腋生，下垂；花被筒状，白色或淡黄色，裂片6，披针形；雄蕊6，生于花被筒中部或中部以上，花丝短。浆果球形，熟时紫黑色。花果期5～9月。

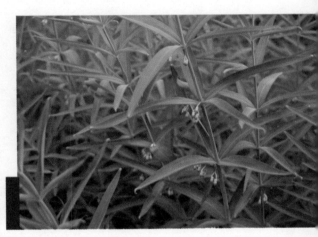

【生境分布】　生于山地林缘、灌丛中或山坡半阴地。分布于长江以北各地区。

【主治用法】　用于体虚乏力，心悸气短，肺燥干咳，糖尿病，高血压，久病伤津口干；外用黄精流浸膏治脚癣。用量9～12克。

应　用

1. 肺结核：黄精熬膏，口服。
2. 足癣：黄精提取液，局部涂敷。

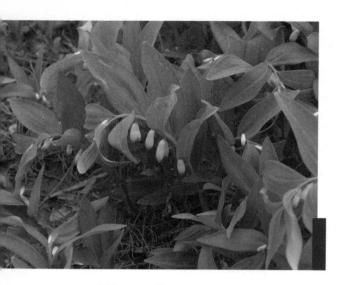

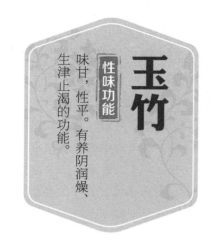

玉竹

性味功能 味甘，性平。有养阴润燥、生津止渴的功能。

【基　源】　本品为百合科植物玉竹的根茎。

【原植物】　多年生草本。根茎横生，长柱形，黄白色，节间长，有结节，密生多数须根。茎单一，斜向一边。叶互生，几无柄，椭圆形或卵状长圆形，先端钝尖，基部楔形，全缘，中脉隆起，平滑或有乳头突起。1～3朵花簇生腋生，下垂；花被筒状，白色，先端6裂；雄蕊6，花丝丝状，白色；子房上位。浆果球形，熟时紫黑色。花期4～6月，果期7～9月。

【生境分布】　生于林下阴湿处。分布于全国大部分省份。

【主治用法】　用于热病伤阴，口燥咽干，干咳少痰，心烦心悸，肺结核咳嗽，糖尿病，心脏病等症。用量9～15克。

应用

1. 糖尿病，高脂血症：玉竹、何首乌、山楂。水煎服。
2. 充血性心力衰竭：玉竹25克。水煎服。

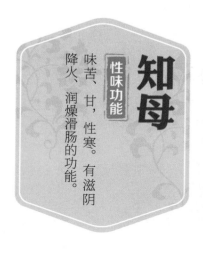

知母

性味功能 味苦、甘，性寒。有滋阴降火、润燥滑肠的功能。

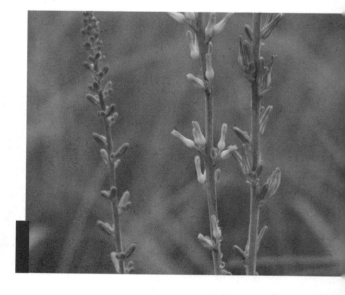

【基　源】　本品为百合科植物知母的根茎。

【原植物】　别名：羊胡子。多年生草本。根茎肥厚，横生，有残留多数黄褐色纤维状旧叶残基，下部生多数肉质须根。叶基生，线形，质稍硬，基部扩大呈鞘状。花茎直立；2～6花成一簇，排成长穗状；花黄白色或淡紫色；内轮淡黄色。蒴果长圆形，种子黑色。花期5～8月，果期8～9月。

【生境分布】　生于向阳山坡、草地或干燥丘陵地。分布于东北、华北、西北及河内、山东、安徽、江苏等省份。

【主治用法】　用于热病烦渴，消渴，肺热咳嗽，午后潮热，梦遗，怀胎蕴热，肠燥，便秘等。用量4.5～9克。水煎服。

应 用

1. 暑疟，久热不退：知母、石膏、青蒿、麦冬、鳖甲、牛膝、橘红、小环钗、金银花。水煎服。
2. 骨蒸，盗汗：知母、地骨皮、鳖甲。水煎服。

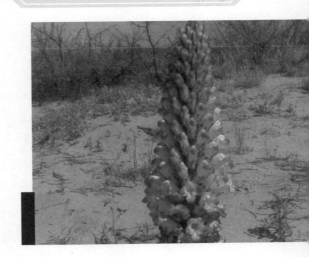

肉苁蓉

性味功能

味甘、咸，性温。有补肾阳、益精血、润肠通便的功能。

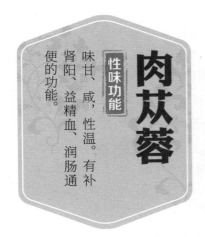

【基　源】　本品为列当科植物肉苁蓉带鳞叶的肉质茎。

【原植物】　别名：大芸、苁蓉。多年生肉质寄生草本。茎肉质肥厚，圆柱形，质坚硬，稍有韧性，不易折断，断面暗棕色或黑棕色，叶鳞片状，覆瓦状排列，卵形或卵状披针形，黄褐色，在下部排列较紧密。穗状花序，密生多花；苞片卵状披针形；花萼钟状，5浅裂，花冠顶端5裂。蒴果2裂，花柱宿存。花期5～6月，果期6～7月。

【生境分布】　生于荒漠中，分布于内蒙古、陕西、甘肃、新疆。

【主治用法】　用于腰膝酸软，阳痿，遗精，不孕，赤白带下，腰酸背痛，肠燥便秘。用量6～9克。水煎服。

应 用

阳痿，遗精，腰膝酸软：肉苁蓉、韭菜子各9克。水煎服。

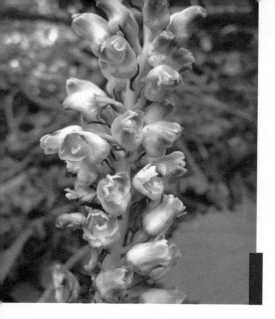

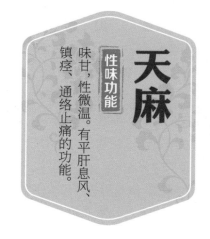

天麻

性味功能

味甘，性微温。有平肝息风、镇痉、通络止痛的功能。

【基　源】　本品为兰科植物天麻的根茎。

【原植物】　别名：赤箭、明天麻。多年生寄生植物，寄主为蜜环菌。地下茎横走，肥厚，肉质，椭圆形或卵圆形，有环节。茎单一，黄褐色，叶鳞片状，膜质，鞘状抱茎。总状花序顶生，苞片膜质，花淡黄绿色或黄色，萼片和花瓣合生成筒状，先端5裂，蒴果长圆形至长倒卵形，有短梗。种子多细小，粉尘状。花期6～7月，果期7～8月。

【生境分布】　生于林下湿润处。有栽培。分布于吉林、辽宁、河南、安徽、江西、湖南、湖北、陕西、甘肃及西南各地区。

【主治用法】　用于头晕目眩，小儿惊风癫痫，肢体麻木，手足不遂，高血压，口眼歪斜等。研末吞服，每次1.5克。

应　用

眩晕头痛：天麻、黄芩、茯神、钩藤、栀子、杜仲、夜交藤、牛膝、益母草、桑寄生。水煎服。

锁阳

性味功能

味甘，性平。有补肾助阳、益精、润肠的功能。

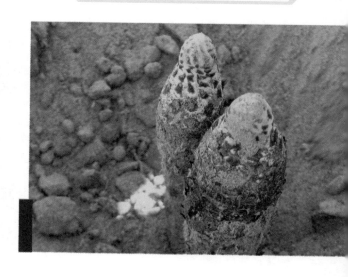

【基　　源】　本品为锁阳科植物锁阳的肉质茎。

【原　植　物】　别名：铁棒锤、锈铁棒、锁严。多年生寄生肉质草本，暗紫红色或棕红色。地下茎粗短，吸收根瘤状。茎圆柱状，埋入沙中，顶端露出地上，基部膨大，多皱缩，有纵沟，残存三角形黑棕色鳞片。穗状花序顶生，肉质，棒状，暗紫色。坚果球形。花期5～6月，果期8～9月。

【生境分布】　生于干燥多沙地区，多寄生于白刺的根上。分布于内蒙古、宁夏、山西、甘肃、新疆、青海等省份。

【主治用法】　用于阳痿，遗精，不孕，腰膝痿弱，神经衰弱，血枯便秘等。用量9～15克。

应　用

阳痿不孕：锁阳、肉苁蓉、枸杞子各6克，菟丝子9克，淫羊藿15克。水煎服。

白术

性味功能

味甘、苦，性温。有益气健脾、燥湿利水的功能。

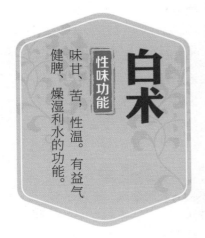

【基　　源】　本品为菊科植物白术的根茎。

【原　植　物】　别名：于术、冬术、浙术。多年生草本，高30～80厘米。根状茎肥厚，拳状，分枝，灰黄色。茎直立，基部稍木质。叶互生，茎下部叶有长柄，3裂或羽状5深裂，边缘有刺状齿；茎上部叶柄短，椭圆形至卵状披针形，不分裂，先端渐尖，基部狭，下延成柄，边缘有刺。单一头状花序顶生，总苞片5～7层；花多数为管状花，花冠紫红色，先端5裂。瘦果椭圆形，冠毛羽状。花期9～10月，果期10～11月。

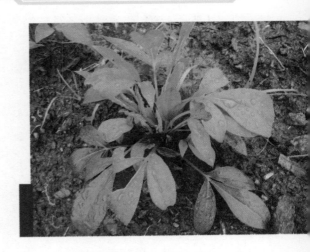

【生境分布】　生于山坡林边或灌林中。分布于陕西、安徽、江苏、浙江、江西、四川等省。有栽培。

【主治用法】　用于脾虚食少，消化不良，慢性腹泻，倦怠无力，痰饮水肿，自汗，胎动不安。用量6～12克。

应　用

小儿流涎：益智、白术、芝麻，和面制饼，常食。

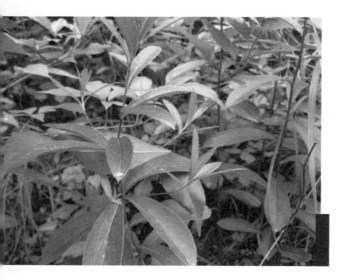

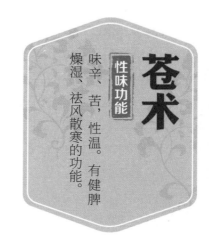

【基　源】　本品为菊科植物茅苍术的根茎。

【原植物】　别名：南苍术。多年生草本。根茎横生，结节状圆柱形。叶互生，革质，披针形，先端渐尖，基部渐狭，边缘有锯齿；下部叶不裂或3裂。头状花序顶生，下有羽裂叶状总苞一轮，总苞圆柱形，苞片6～8层，卵形至披针形；两性花有多数羽状长冠毛，花冠白色，长管状。瘦果长圆形，有白毛。花期8～10月，果期9～10月。

【生境分布】　生于山坡灌丛、草丛中。分布于河南、山东、安徽、江苏、浙江、江西、湖北、四川等省份。

【主治用法】　用于湿阻脾胃，消化不良，寒湿吐泻，胃腹胀痛，水肿，风寒湿痹，湿痰留饮，夜盲症等。用量3～9克。

应用

消化不良，脘腹胀满、食欲不振、舌苔厚腻：苍术、厚朴各4.5克，陈皮、甘草各3克。水煎服。

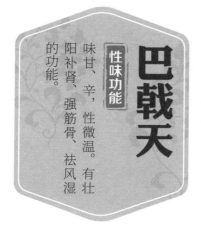

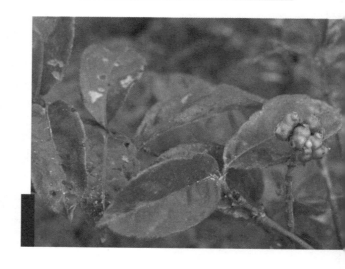

【基　源】　本品为茜草科植物巴戟天的根。

【原 植 物】　别名：鸡肠风、猫肠筋。藤状灌木。根圆柱形肉质，膨大呈念珠状。叶对生，长圆形，先端急尖或短渐尖，基部钝圆形，全缘，有短粗毛。花2～10朵呈头状顶生枝端。白色，花冠肉质，漏斗状，4深裂；雄蕊4；子房下位，花柱2深裂。核果近球形，红色。种子4。花期4～7月，果期6～11月。

【生境分布】　生于山谷、疏林下。分布于福建、广东、广西、云南等省区。有栽培。

【主治用法】　用于阳痿遗精，宫冷不孕，月经不调，少腹冷痛，风寒湿痹，腰膝酸痛，脚气等症。用量3～10克。

应　用

腰膝风湿疼痛、肌肉无力：巴戟天、牛膝、断续、山萸肉各9克，寄生15克，杜仲3克。水煎服。

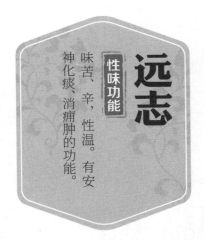

远志

【性味功能】　味苦、辛，性温。有安神化痰、消痈肿的功能。

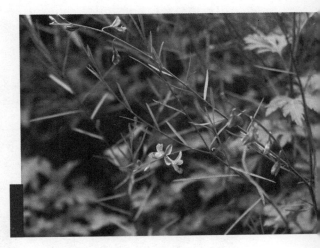

【基　源】　本品为远志科植物远志的根或根皮。

【原 植 物】　别名：细叶远志、小草、小草根。多年生草本。根圆柱形。叶互生，线形或线状披针形，全缘，无毛。总状花序侧生小枝顶端，淡蓝色或蓝紫色。花瓣3；中央1瓣呈龙骨瓣状，下面顶部有鸡冠状附属物。蒴果近圆形，顶端凹陷。种子2粒，长圆形。花期5～7月，果期6～9月。

【生境分布】　生于向阳或砂质干山坡、路旁或河岸谷地。有栽培。分布于东北、华北、西北及河南、山东、安徽、江苏、浙江、江西等省区。

【主治用法】　用于神经衰弱，惊悸健忘，多梦失眠，寒痰咳嗽，支气管炎，腹泻，膀胱炎等症。用量3～9克。

应　用

神经衰弱，健忘心悸，失眠：远志3克。研粉，米汤冲服。

新编本草纲目实用图谱

11

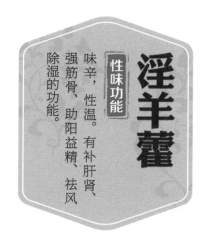

性味功能

淫羊藿

味辛，性温。有补肝肾、强筋骨、助阳益精、祛风除湿的功能。

【基　源】　本品为小檗科植物淫羊藿的干燥地上部分。

【原植物】　别名：三枝九叶草、仙灵脾。多年生草本。茎生叶二回三出复叶，先端宽阔锐尖，基部深心形。顶生聚伞状圆锥花序，被腺毛；花白色；花萼8；花瓣4，距短于内轮萼片；雄蕊4；雌蕊1，花柱长。果纺锤形，成熟时2裂；种子1～2，褐色。花期6～7月，果期8月。

【生境分布】　生于灌丛或山沟阴湿处。分布于全国大部分地区。

【主治用法】　用于阳痿、腰膝痿弱、风寒湿痹、神疲健忘、四肢麻木及更年期高血压症。用量3～9克。

应　用

1. 肾虚阳痿、妇女不孕：淫羊藿9克，枸杞子12克，沙苑子、五味子、山萸肉各9克。水煎服。
2. 小儿麻痹症急性期和后遗症期：淫羊藿3克，桑寄生、钩藤各9克。水煎服。

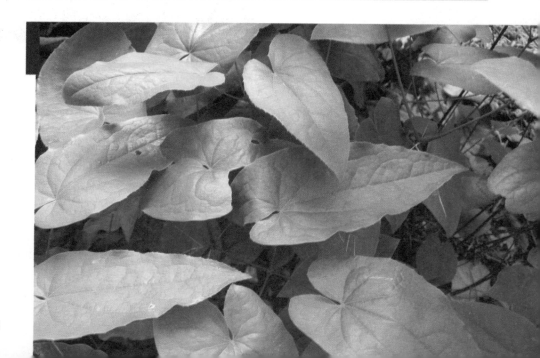

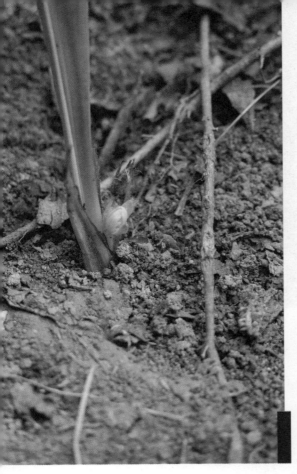

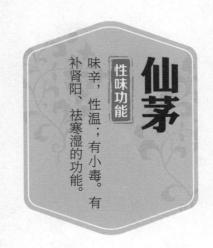

仙茅

性味功能

味辛，性温；有小毒。有补肾阳、祛寒湿的功能。

【基　　源】　本品为仙茅科植物仙茅的干燥根茎。

【原植物】　多年生草本。根茎向下直生，圆柱形，肉质，褐色；须根常丛生，两端细，中间粗，肉质，具环状横纹。3～6枚叶基生，披针形，先端渐尖，基部下延成柄，扩大呈鞘状，叶脉明显，两面疏生长柔毛，后渐光滑。花葶极短，隐藏于叶鞘内；花杂性、上部为雄花，下部为两性花；苞片膜质，被长柔毛；花黄色，下部花筒线形，6裂，被长柔毛。浆果长矩圆形，稍肉质，先端宿存有细长的花被筒，呈喙状，被长柔毛。

【生境分布】　生于海拔1600米的林下草地或荒坡上。分布于我国浙江、福建、江西、台湾、湖南、湖北、广东、广西、四川、贵州、云南等省区。

【主治用法】　用于腰膝冷痛、四肢麻痹、阳痿。用量3～9克。

应　用

1. 淋巴结结核：仙茅100克，夏枯草6克。水煎服。
2. 淋巴结炎、颈淋巴结结核：仙茅、一枝黄花各50克。加烧酒炖服。
3. 膀胱炎、尿道炎：仙茅50克。加冰糖，水煎服。

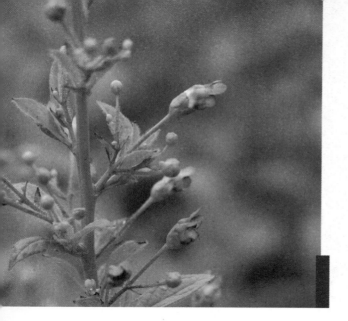

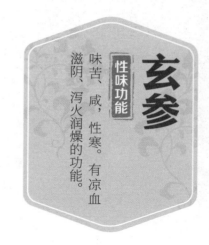

玄参

性味功能

味苦、咸，性寒。有凉血滋阴、泻火润燥的功能。

【基　源】　本品为玄参科植物玄参的根。

【原植物】　别名：元参、浙玄参。多年生草本，根肥大，圆锥形或纺锤形，下部常分叉，灰黄色，干时内部变黑，茎四棱形，带暗紫色，有柔毛。叶对生，或互生，卵形或卵状披针形，边缘有细锯齿。聚伞花序圆锥状顶生，花序轴及花梗有腺毛；花冠暗紫色，管部斜壶状，先端5裂。蒴果卵球形，有喙。花期7～8月，果期8～9月。

【生境分布】　生于山坡林下或草丛中。分布于陕西、江苏、安徽、浙江、江西、福建、湖北、湖南、四川等省区。

【主治用法】　用于阴虚火旺，热病烦毒，潮热，目赤，发斑，淋巴结结核，肠燥便秘。用量9～15克。不宜与藜芦同用。

应用

慢性咽炎、扁桃体炎：玄参12克，生地18克，沙参、玉竹各9克，四叶参30克。水煎服。

丹参

性味功能

味苦，性寒。有活血祛瘀、消肿止痛、养血安神的功能。

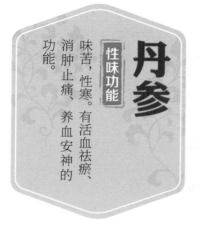

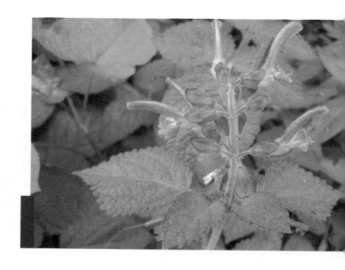

【基　源】　本品为唇形科植物丹参的根。

【原植物】　别名：血生根、血参。多年生草本。根圆柱形，棕红色。茎四棱形，多分枝。单数羽状复叶对生，小叶3～7，卵形或椭圆状卵形，边缘有圆锯点，两面被柔毛。多数轮伞花序组成总状花序顶生或腋生，密生腺毛和长柔毛；花萼钟状，先端二唇形；花冠蓝紫色，二唇形，花冠筒外伸。小坚果4，椭圆形，黑色。花期5～8月，果期8～9月。

【生境分布】　生于山坡草地、林下或溪旁。分布于全国大部分地区。

【主治用法】　用于月经不调，痛经，闭经，癥瘕，产后瘀阻，瘀血疼痛，痈肿疮毒，心烦失眠。用量5～20克。反藜芦。

应　用

心绞痛：丹参30克，檀香、砂仁各3克。水煎服。

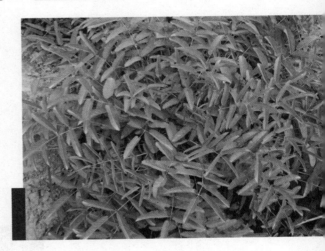

地榆

性味功能

味苦、酸，性微寒。有凉血止血、清热解毒、生肌敛疮功能。

【基　源】　本品为蔷薇科植物地榆的根。

【原植物】　别名：黄瓜香、马猴枣。多年生草本。根茎粗壮，生多数纺锤形或长圆柱形根。单数羽状复叶，基生叶有长柄，小叶卵圆形或长圆状卵形，边缘粗锯齿，小叶柄基部有小托叶；茎生叶有短柄，小叶长圆形或长圆状披针形，有齿。穗状花序近球形或短圆柱形，花暗紫色。瘦果暗棕色，包于宿存萼内。花果期6～9月。

【生境分布】　生于山坡、林缘、草原、灌丛或田边。分布于东北、华北、陕西、甘肃、河南、山东及长江以南各地区。

【主治用法】　用于便血，痔疮出血，血痢，尿血，崩漏，水火烫伤，痈肿疮毒。用量9～15克。

应　用

烧伤：地榆、漆大姑、黄柏，加植物油调成糊剂，加热煮沸后，晾凉后敷伤处。

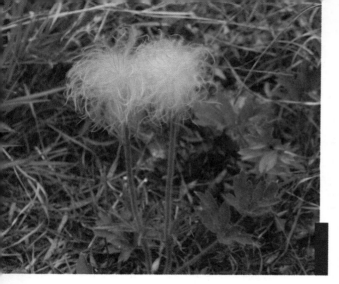

性味功能

白头翁

味苦，性寒。有清热解毒、凉血止痢的功能。

【基　　源】　本品为毛茛科植物白头翁的根。

【原植物】　别名：毛姑朵花、老公花、老冠花。多年生草本，密被白色长柔毛。基生叶4～5；叶柄基部成鞘状；叶3全裂，顶生裂片有短柄，侧生小叶无柄，两面生伏毛。花茎1～2，密生长柔毛；花单朵顶生，钟形；萼片花瓣状，蓝紫色。瘦果多数，密集呈球状，有宿存羽毛状花柱。

【生境分布】　生于山坡或田野。分布于东北、华北及陕西、甘肃、青海、河南、山东、安徽、江苏、湖北等省区。

【主治用法】　用于细菌性痢疾，阿米巴痢疾，鼻血，痔疮。用量9～15克。

应用

1.产后血虚下痢：白头翁、甘草、阿胶各9克。水煎服。

2.原虫性痢疾：白头翁15克。水煎服。

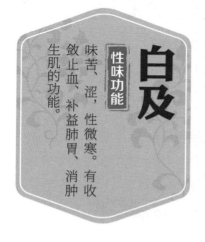

性味功能

白及

味苦、涩，性微寒。有收敛止血，补益肺胃，消肿生肌的功能。

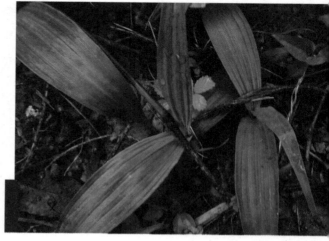

【基　　源】　本品为兰科植物白及的干燥块茎。

【原植物】　别名：白及子、白鸡儿、连芨草。多年生草本。假鳞茎扁球形或不规则菱形，肉质黄白色，上有环纹，具多数须根。叶3～5，狭长圆形或披针形，先端渐尖，基部收狭成鞘并抱茎，全缘。总状花序顶生，具3～10朵花；花大，紫红色或粉红色；唇瓣倒卵形，白色或有紫色脉纹，先端急尖。蒴果纺锤状，有6纵肋。花期4～5月，果期7～9月。

【生境分布】 生于山谷较潮湿处。

分布于河北、陕西、甘肃、山西、河南、山东及长江以南各省区。

【主治用法】 用于肺结核，肺虚久咳，咯血，吐血，鼻衄，便血，外伤出血，痈肿溃疡，烫伤，皮肤燥裂。用量6～15克。

应 用

外伤出血，烧烫伤，疮疡痈肿：白及、五倍子研末撒敷患处。

三七

性味功能

味甘、微苦、性温。有止血散瘀、消肿定痛的功能。

【基 源】 本品为五加科植物三七的根。

【原 植 物】 别名：参三七、田七。多年生草本。根茎短；主根粗壮肉质，倒圆锥形或圆柱形，有分枝和多数支根。茎直立，单生，掌状复叶3～4轮生茎顶；叶柄基部有多数披针形或卵圆形托叶状附属物；小叶5～7，膜质，长椭圆状倒卵形或长圆状披针形，基部1对较小，先端长渐尖，基部近圆形，叶缘有密锯齿，齿端有小刚毛，沿脉疏生刚毛。伞形花序单个顶生，浆果状核果，近肾形，

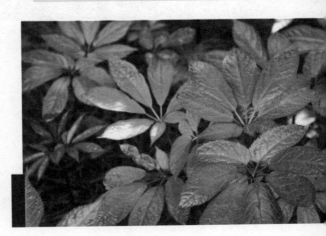

红色。花期6～8月，果期8～10月。

【生境分布】 生于山坡丛林下。分布于江西、云南等省区。多栽培。

【主治用法】 用于吐血，咯血，衄血，血痢，产后血晕，跌扑肿痛，外伤出血，痈肿。内服用量3～9克；外用粉末适量。

应 用

1. 吐血、衄血、咯血：三七3克。口嚼，米汤送下。
2. 产后出血多，崩漏：三七3克。研末，米汤冲服。

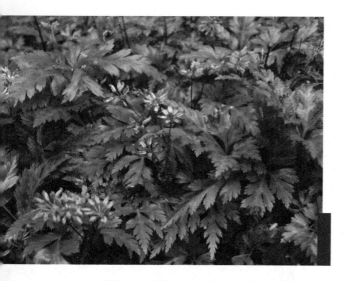

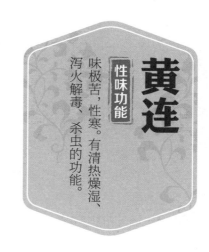

黄连

味极苦，性寒。有清热燥湿、泻火解毒、杀虫的功能。

【基　　源】　本品为毛茛科植物黄连的干燥根茎。

【原　植　物】　多年生草本。根茎细长，黄色。叶基生，硬纸质，3 全裂；中裂片具长柄，卵状菱形，羽状深裂，边缘具尖锯齿。二歧或多歧聚伞花序，花 3 ～ 8；萼片 5，黄绿色。花瓣线形或披针形；雄蕊多数；心皮离生，具短梗。果具细长梗。花期 2 ～ 4 月，果期 5 ～ 6 月。

【生境分布】　野生与栽培，生于山地凉湿处。分布于湖北、湖南、陕西、江苏、安徽、浙江、广西、福建、广州、四川、云南、贵州等省区。

【主治用法】　用于湿热痞满，呕吐，泻痢，黄疸，高热神昏，心火亢盛，心烦不寐，牙痛，痈肿疔疮。用量 1.5 ～ 4.5 克。

应　用

1.细菌性痢疾：黄连、木香、葛根、黄芩各 6 克。水煎服。

2.急性胃炎：黄连、吴茱萸各适量。研细末，制丸服。

黄芩

味苦，性寒。有清热、燥湿、解毒、止血、安胎的功能。

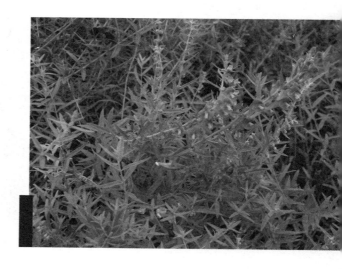

【基　源】　本品为唇形科植物黄芩的干燥根。

【原植物】　多年生草本，主根粗壮，圆锥形，外皮片状脱落，断面黄色。叶对生，披针形至线形，全缘，下面有黑色腺点。圆锥花序；花冠二唇形，蓝紫色或紫红色，小坚果4，近圆形，黑褐色。花期6～9月，果期8～10月。

【生境分布】　生于山坡、草地。分布于我国北方大部分省区。

【主治用法】　用于发热烦渴，肺热咳嗽，泻痢热淋，湿热黄疸，肝炎，目赤肿痛，高血压病，头痛，感冒，预防猩红热，胎动不安，痈肿疔疮，烧烫伤。用量6～9克。

应　用

1.菌痢，肠炎：黄芩9克，白芍、甘草各6克，大枣5枚。水煎服。
2.病毒性眼病，皮肤真菌：黄芩，水煎剂，洗敷患处。

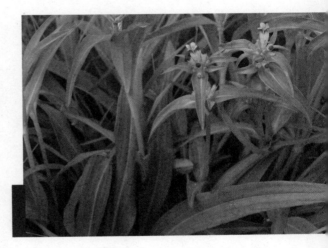

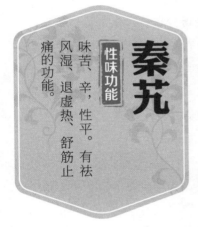

秦艽

性味功能

味苦、辛，性平。有祛风湿、退虚热、舒筋止痛的功能。

【基　源】　本品为龙胆科植物秦艽的根。

【原植物】　别名：大叶龙胆。多年生草本。主根粗长，扭曲；有多数纤维状残存叶基。基生叶丛生披针形，全缘，茎生叶3～4对，对生。茎近顶部叶小，不包被头状花序。花聚生枝顶呈头状或轮伞腋生；花萼管状，一侧裂开，稍呈佛焰苞状，萼齿4～5浅裂；花冠管状，深蓝紫色，先端5裂，裂片间有5片短小褶片。花期7～9月，果期8～10月。

【生境分布】　生于溪旁、山坡草地或灌丛中。分布于东北及河北、山东、山西、宁夏、青海等省区。

【主治用法】　用于风湿性关节痛，结核病潮热，小儿疳积、黄疸，小便不利等症。用量5～10克。

应　用

1.关节风湿痛：秦艽9克。水煎服。
2.阴虚火旺，低热不退：秦艽、知母、地骨皮、青蒿各9克。水煎服。

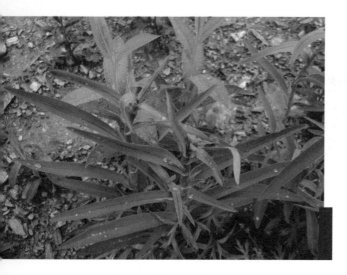

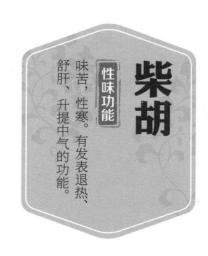

柴胡

味苦，性寒。有发表退热、舒肝、升提中气的功能。

【基　　源】　本品为伞形科植物柴胡的根。

【原 植 物】　别名：北柴胡。多年生草本。主根较粗，圆柱形，质坚硬，黑褐色。叶互生；基生叶针形，基部渐成长柄；茎生叶长圆状披针形或倒披针形，全缘。复伞形花序多分枝，伞梗4～10；花小，5瓣，黄色，先端向内反卷；雄蕊5；子房下位，椭圆形。双悬果长圆状椭圆形或长卵形，果枝明显，棱槽中有油管3条，合生面油管4。花期7～9月，果期9～10月。

【生境分布】　生于山坡、田野及路旁。分布于全国大部分地区。

【主治用法】　用于感冒发热，寒热往来，疟疾，胸胁胀痛，月经不调，子宫脱垂，脱肛，肝炎，胆道感染。用量3～9克。

应　用

肝气郁滞所致胁痛、胃肠功能失调：柴胡、香附、郁金、青皮各9克。水煎服。

防风

性味功能

味甘、辛，性温。有发表、祛风、除湿的功能。

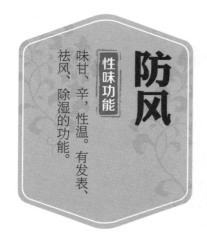

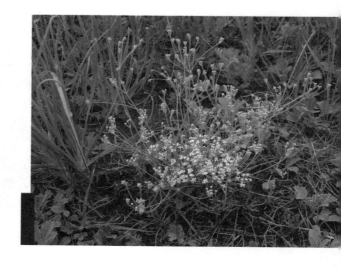

【基　　源】　本品为伞形科植物防风的根。

【原植物】　别名：关防风。多年生草本。根粗壮，颈处密纤维状叶残基。茎单生，两歧分枝，有细棱。基生叶簇生，基部鞘状稍抱茎，2～3回羽状深裂；茎生叶较小，有较宽叶鞘。复伞形花序呈聚伞状圆锥花序，伞辐5～7；花瓣5，白色；雄蕊5；子房下位。双悬果卵形，光滑。花期8～9月，果期9～10月。

【生境分布】　生于草原、丘陵、多石砾的山坡。分布于东北及河北、山东、山西、内蒙古、陕西、宁夏等省区。

【主治用法】　用于感冒头痛，发热无汗，风湿痹痛，四肢拘挛，皮肤瘙痒，破伤风等。用量4.5～9克。

应　用

1. 感冒头痛：防风、白芷、川芎、荆芥。水煎服。
2. 风湿性关节炎：防风、茜草、苍术、老鹳草各15克，白酒浸服。

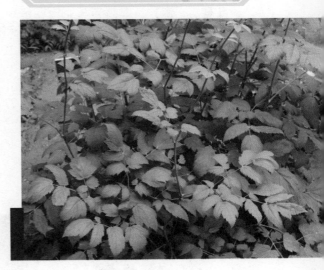

升麻

性味功能

味辛、微苦，性微寒。有发表透疹、清热解毒、升提中气的功能。

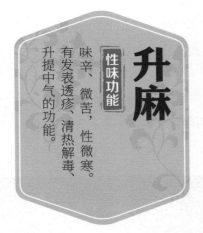

【基　　源】　本品为毛茛科植物升麻的干燥根茎。

【原植物】　别名：西升麻、川升麻、绿升麻。多年生草本。根茎黑色，有多数内陷的老茎迹。茎直立，高1～2米。下部茎生叶具长柄，二至三回三出羽状全裂；顶生小叶具长柄，各侧生小叶无柄。圆锥花序，具分枝3～20条，花序轴和花梗密被灰色或锈色的腺毛及短毛；花两性，果被贴伏白色柔毛。顶端有短喙；花期7～9月，果期8～10月。

【生境分布】　生于山地林中或草丛中。分布于山西、陕西、宁夏、甘肃、青海、云南、西藏、四川等省区。

【主治用法】　用于风热头痛，齿龈肿痛，咽痛口疮，麻疹不透，胃下垂，久泻，脱肛，子宫脱垂。用量1.5～4.5克。

应　用

麻疹初起，斑疹不透：升麻、葛根、甘草各3克，牛蒡子9克。水煎服。

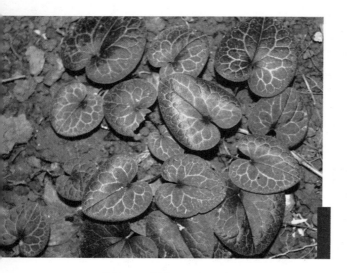

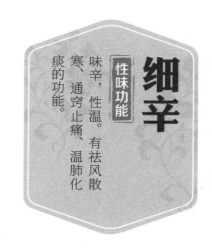

细辛

性味功能 味辛，性温。有祛风散寒、通窍止痛、温肺化痰的功能。

【基　　源】　本品为马兜铃科植物细辛的全草。

【原 植 物】　别名：华细辛、白细辛、盆草细辛、金盆草。多年生草本植物。根状茎较长，节间距离均匀。叶顶端渐尖，叶下面仅脉上有毛或被疏毛，花被片直立或平展，不反折。花期5月，果期6月。

【生境分布】　生于林下阴湿处。

分布于河南、山东、安徽、浙江、江西、湖北、陕西、四川等省区。

【主治用法】　用于风寒感冒、头痛、牙痛、鼻塞鼻渊，风湿痹痛，痰饮喘咳。用量1～3克。外用适量。反藜芦。

应　用

胃热引起的牙痛：*细辛，石膏*。水煎服。

苦参

性味功能 味苦，性寒。有清热利尿、祛燥湿、杀虫的功能。

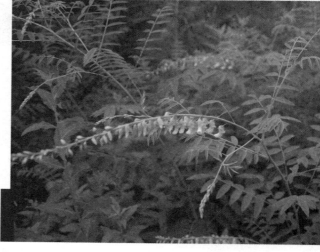

【基　　源】　本品为豆科植物苦参的干燥根。

【原 植 物】　别名：野槐、山槐、地参。草本或亚灌木。根圆柱形，黄色，味苦。茎具纵棱，幼时疏被柔毛，后无毛。奇数羽状复叶，叶轴被细毛；托叶披针状线形，小叶6～12对，线状披针形或窄卵形，互生或近对生，纸质，上面无毛，下面被灰白色短柔毛或近无毛。总状花序顶生，花淡黄白色。荚果圆柱形，种子间稍缢缩，呈不明显串珠状，先端有长喙。种子1～5粒，近球形，棕黄色。花期6～7月，果期8～9月。

【生境分布】　生于山地、平原。

【基　　源】　本品为芸香科植物白鲜的根皮。

【原植物】　多年生草本，全株有特异的刺激味。根木质化，数条丛生，外皮淡黄白色。单数羽状复叶互生；小叶9～11，卵形至长圆状椭圆形，边缘有细锯齿，密布腺点，叶两面沿脉有柔毛，至果期脱落，有叶柄。总状花序，花轴及花梗混生白色柔毛及黑色腺毛；花梗基部有线状苞片1枚；花淡红色而有紫红色线条；萼片5；花瓣，倒披针形或长

分布于全国大部分地区。

【主治用法】　用于血痢，便血，黄疸，浮肿，小便不利，肠炎；外用于湿疹，湿疮，皮肤瘙痒；滴虫性阴道炎。用量3～10克，水煎服。外用适量，煎水洗患处。

应　用

热毒痢疾：苦参30克，木香、生甘草各3克，水煎服。

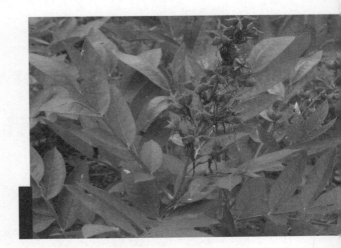

圆形，基部渐细呈柄状。蒴果，密生腺毛，5裂，每瓣片先端有一针尖。花期4～5月，果期5～6月。

【生境分布】　生于山坡林中。分布于辽宁、内蒙古、陕西、甘肃、河北、山东、河南、安徽、江苏、江西、四川、贵州等省区。

【主治用法】　用于湿热疮毒、黄水疮、湿疹、风疹、疥癣、疮癞、风湿痹、黄疸尿赤等症。用量4.5～9g。外用适量，煎汤洗或研粉敷患处。

性味功能

白鲜皮

味苦、咸，性寒。有祛风燥湿、清热解毒的功能。

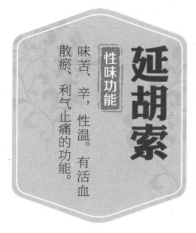

延胡索

性味功能

味苦、辛，性温。有活血散瘀、利气止痛的功能。

【基　　源】　本品为紫堇科植物齿瓣延胡索的干燥块茎。

【原 植 物】　别名：土元胡、蓝雀花。多年生草本。茎单一，块茎球形，棕色，内面黄色。茎基部具1片鳞片叶，茎生叶2～3，叶宽卵形，2回3出全裂，一回裂片5；先端常2～3深裂，总状花序，具花4～16，较密集。苞片楔形，先端掌状3～5裂，稀全缘。萼片小；花瓣蓝紫色，上面花瓣边缘具波状圆齿，顶端微凹，具短尖。蒴果，长圆形。种子黑色，光滑。花期4～5月，果期5～6月。

【生境分布】　生于山地阴坡。分布于东北地区、河北北部、甘肃省等地区。

【主治用法】　用于气滞血瘀之痛，痛经，经闭，癥瘕，产后瘀阻，跌扑损伤，疝气作痛。用量3～9克。孕妇忌服。

应　用

1. 痛经：延胡索、乳香、没药各6克，当归9克，炒蒲黄、肉桂各3克，川芎4.5克。水煎服。
2. 肝区痛、胁痛：延胡索、川楝子。水煎服。

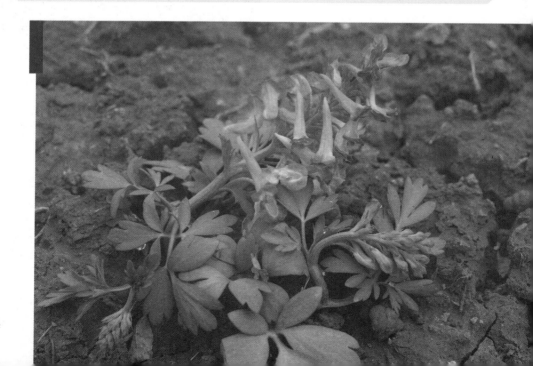

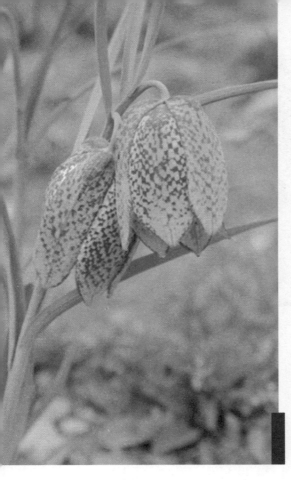

性味功能

川贝母

味甘、苦，性微寒。有清热润肺、化痰止咳、软坚散结的功能。

【基　　源】　本品为百合科植物川贝母的鳞茎。

【原 植 物】　多年生草本。鳞茎圆形或近球形。顶端稍尖或钝圆，淡黄白色，光滑。单叶，对生，少数兼有互生，或3叶轮生，披针形或条形，先端钝尖，不卷曲或稍卷曲。花单生于茎顶，钟状，下垂，紫红色，有明显的方格状斑纹，花瓣6，二轮。蒴果长圆形，有6棱，有窄翅。种子薄扁平，半圆形，黄色。花期5～7月，果期8～10月。

【生境分布】　生于林中、灌丛下，草地、河滩及山谷湿地。分布于四川、云南、西藏等省区。

【主治用法】　用于虚劳咳嗽，肺燥咳嗽，肺虚久咳，吐痰咯血，心胸郁结，肺痿，肺痈，瘿瘤，瘰疬，喉痹，乳痈，急、慢性支气管炎。用量3～9克。反乌头、草乌。

应　用

1. 慢性咳嗽，干咳无痰，慢性支气管炎及肺结核：川贝母2克，研末吞服。
2. 肺燥咳嗽，久咳：川贝母、麦冬、杏仁、款冬、紫菀等。水煎服。

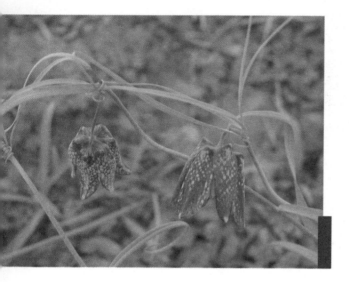

平贝母

性味功能

味微苦，性微寒。有清肺、化痰、止咳的功能。

【基　源】　本品为百合科植物平贝母的鳞茎。

【原　植　物】　多年生草本。鳞茎扁圆形，由2～3瓣鳞片组成，基部簇生须根。基生叶轮生或对生，上中部叶常互生，线形，先端不卷曲或稍卷曲。花1～3朵，顶花有叶状苞片4～6，先端极卷曲；花被钟状，紫色，有浅色小方格，先端钝，蜜腺窝在背面明显凸起；雄蕊6，比花被片短，微有毛，柱头3深裂。蒴果宽倒卵形，有圆棱。花期5～6月，果期6～7月。

【生境分布】　生于林缘、灌丛及草甸。有栽培。分布于东北等地。

【主治用法】　用于肺热咳嗽，痰多胸闷，咳痰带血，肺炎，急、慢性支气管炎，瘿瘤，喉痹，乳痈等。用量5～10克。

应　用

1. 慢性支气管炎，百日咳：平贝，研末，蜜冲服。
2. 黄褐斑：平贝、白及、白附子。水煎服。

浙贝母

性味功能

味苦，性寒。有清热润肺、化痰止咳、散结的功能。

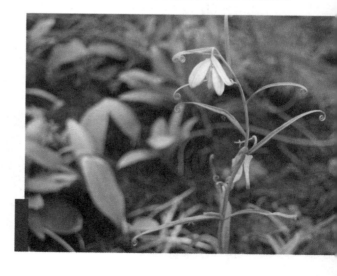

【基　　源】　本品为百合科植物浙贝母的鳞茎。

【原植物】　别名：大贝、象贝、珠贝、浙贝。多年生草木。鳞茎扁球形，2～3片肉质鳞叶对合而成。茎单一，直立，绿色或稍带紫色。茎下部叶对生，中部叶3～5片轮生，上部叶互生，无柄，叶披针形至线状披针形，先端卷须状。花钟状，黄绿色，内有紫色斑纹，顶生4叶状苞片，其余苞片2，先端卷曲。花6数。蒴果卵圆形，有6条较宽纵翅，成熟时室背开裂。种子扁平。花期3～4月，果期4～5月。

【生境分布】　生于林下较阴处或山坡草丛中。分布于江苏、湖南等省份。

【主治用法】　用于上呼吸道感染，咽喉肿痛，支气管炎，肺脓疡，肺热咳嗽，胸闷痰黏，胃、十二指肠溃疡等症。用量4.5～9克。不宜与乌头类草药同用。

应　用

慢性支气管炎，百日咳： 平贝，研末，蜜冲服。

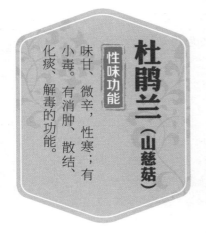

杜鹃兰（山慈菇）

性味功能

味甘、微辛，性寒；有小毒。有消肿、散结、化痰、解毒的功能。

【基　　源】　本品为兰科植物杜鹃兰的假鳞茎。

【原植物】　多年生草本。假鳞茎卵球形，肉质。1～2片叶顶生，叶披针状长椭圆形，先端略尖，基部楔形，全缘。花茎直立，疏生3叶鞘，抱茎。总状花序疏生10～20朵花，花偏向一侧，紫红色；苞片薄膜质；花被片瓣状，顶端略开展，花下垂，绿色至红紫色；萼片及花瓣线状倒披针形，先端锐尖，唇瓣肥厚，基部稍膨大，先端3裂。蒴果长2～2.5厘米，下垂。花期6～8月无果期。

【生境分布】　生于山沟阴湿处。分布于黄河流域至西南、华南等省区。

【主治用法】　用于痈疽疔肿，瘰疬，喉痹肿痛，蛇虫叮咬，狂犬伤。用量3～6克。水煎服。

应　用

毒蛇咬伤，痈肿疔毒，疖肿： 山慈菇9克。醋研捣烂敷患处。

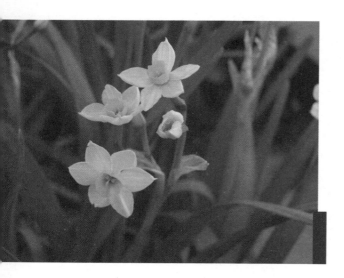

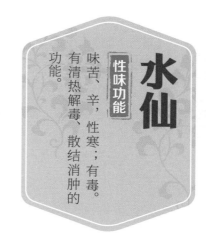

水仙

性味功能

味苦、辛，性寒；有毒。有清热解毒、散结消肿的功能。

【基　源】　本品为石蒜科植物水仙的鳞茎。

【原植物】　多年生草本。鳞茎卵圆形，有多数白色须根。叶基生，扁平直立，质厚，带形，先端钝圆，全缘，上面粉绿色。花茎扁平，约与叶等长；佛焰苞膜质，管状；花茎由叶丛中生出，高与叶约等长，扁平，花 5～8 朵，排成伞形花序，芳香；花被高脚蝶状，下部管状，3 棱，顶端 6 裂，倒卵形，扩展而向外反，白色；副花冠浅杯状，淡黄色，不皱缩。蒴果室背开裂。花期冬季，果期次年 4～5 月。

【生境分布】　生于潮湿地方，多栽于花圃中。分布于福建、四川等省区。

【主治用法】　用于腮腺炎，痈疖疔毒初起红肿热痛，百虫咬伤，鱼骨鲠。本品对乳腺炎有较好效果。

応用

水仙对多种肿瘤有效，因毒性大，不宜内服，多作外用，临床可试用于体表性肿瘤，如皮肤癌、骨癌、乳腺癌等，鲜品捣敷或煎水洗局部。

白茅根

性味功能

味甘，性寒。有清热利尿、凉血止血、生津止渴的功能。

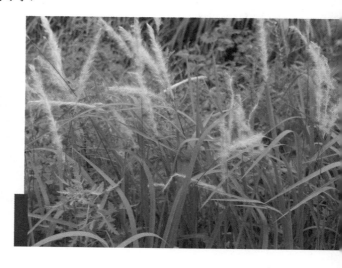

【基　　源】　本品为禾本科植物白茅的根茎。

【原 植 物】　别名：茅根、白茅花。多年生草本。根状茎横走，白色，具节，有甜味。秆直立，节上有白色柔毛，边缘和鞘口具纤毛，叶线形或线状披针形。顶生圆锥花序紧缩呈穗状，基部有白色细柔毛，稃膜质；雄蕊2；柱头羽毛状。颖果椭圆形，暗褐色，果序生白色长柔毛。花期5～6月，果期6～7月。

【生境分布】　生于向阳山坡、荒地或路旁。分布于全国各地。

【主治用法】　用于热病烦渴，肺热咳嗽，胃热哕逆，衄血，咯血，吐血，尿血，热淋，水肿，黄疸，小便不利。用量10～20克；鲜品30～60克。水煎服，或捣汁。

应　用

咯血、鼻衄：白茅根、生地黄、黑山栀、藕节。水煎服。

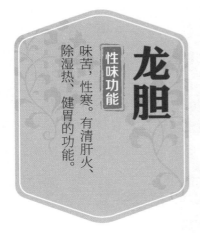

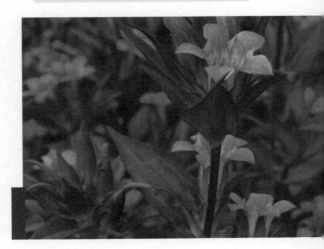

性味功能

龙胆

味苦，性寒。有清肝火、除湿热，健胃的功能。

【基　　源】　本品为龙胆科植物龙胆的根和根茎。

【原 植 物】　别名：龙胆草、观音草。多年生草本。根茎短，簇生多数细长根，稍肉质，淡棕黄色。叶对生，稍抱茎，茎基部叶2～3对，甚小，鳞片状，中部叶较大，卵形或卵状披针形，叶缘及叶脉粗糙。花数朵簇生茎顶或上部叶腋；花萼钟形，先端5裂；花冠钟形，蓝色，5裂，裂片卵形，先端尖，稀有2齿。蒴果长圆形，有短柄。花期9～10月，果期10月。

【生境分布】　生于山坡草丛或灌丛中。分布于全国大部分地区。

【主治用法】　用于目赤头疼，耳聋，胸胁疼痛，口苦，咽喉肿痛，惊痫抽搐，湿热疮毒，湿疹，小便淋痛，食欲不振，高血压，头晕耳鸣等症。用量3～6克。

应　用

肝火上升眼红肿痛，阴部湿痒肿痛：龙胆2.5克，柴胡4.5克，栀子、黄芩、车前子各9克。水煎服。

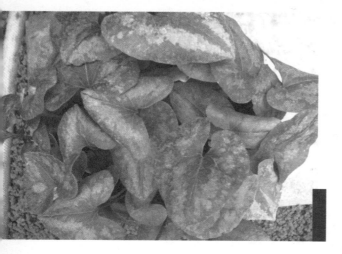

【基　源】　本品为马兜铃科植物杜衡的全草。

【原植物】　别名：土细辛、马蹄香。多年生草本，根茎短。叶柄长3～15厘米；芽胞叶肾状心形或倒卵形，边缘有睫毛；叶片阔心形至肾状心形，长和宽各为3～8厘米，先端钝或圆，基部心形，上面深绿色，中脉两旁有白色云斑，脉上及其近缘有短毛，下面浅绿色。花暗紫色；花梗长1～2厘米；花被管钟状或圆筒状，长1～1.5厘米，直径8～10毫米，喉部不缢缩，喉孔直径4～6毫米，膜环极窄，宽不足1毫米，内壁具明显格状网眼，花被裂片直立，卵形，平滑，无乳突皱褶，子房半下位，花柱离生，先端2浅裂。柱头卵状，侧生。花期4～5月。

【生境分布】　生长于阴湿有腐殖质的林下或草丛中。分布于江苏、浙江、安徽、江西、湖南等省。

【主治用法】　用于风寒感冒，痰饮喘咳，水肿，风湿，跌打损伤，头疼，龋齿痛，痧气腹痛。用量3～6克，水煎服。

应　用

蛀齿疼痛： 杜衡鲜叶捻烂，塞入蛀孔中。

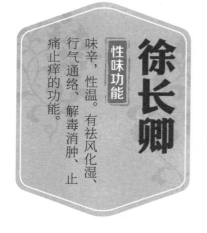

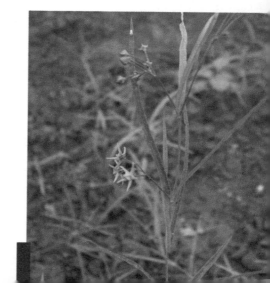

【基　源】　本品为萝藦科植物徐长卿的根及根茎。

【原植物】　别名：老君须、寮刀竹、竹叶细辛、一枝香。多年生草本。根，生多数须状根。叶对生，线状披针形，先端渐尖，基部渐窄，叶缘外卷，有睫毛，聚伞花序圆锥形，近顶生腋生，有花10余朵；花冠深5裂，淡黄绿色；副花冠裂片5，黄色；果单生披针形，种子长圆形，顶端有白色长茸毛。花期6～7月，果期9～10月。

【生境分布】　生于山坡草丛、林缘、沟旁。分布于全国大部分省区。

【主治用法】　用于风湿痹痛，胃痛胀满，牙痛，经痛，腰痛，毒蛇咬伤，跌打损伤；用量3～12克，不易久煎。外用于神经性皮炎，荨麻疹，带状疱疹等症。外用适量，鲜品捣烂或干品研粉敷患处。

应　用

再生障碍性贫血： 徐长卿、茜草、阿胶。水煎服。

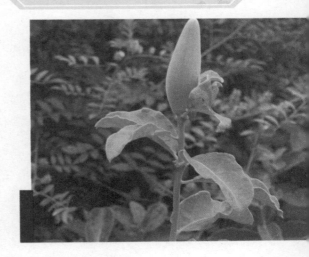

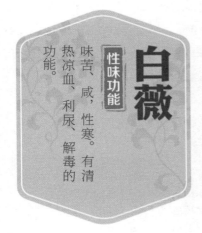

白薇

性味功能

味苦、咸，性寒。有清热凉血、利尿、解毒的功能。

【基　源】　本品为萝藦科植物白薇的根及根茎。

【原植物】　别名：蔓直立白薇、老鸹瓢根、白马尾。多年生草本，有香气，具白色乳汁。根茎短，下端色，不分枝，密生灰白色短毛。叶对生，卵形或卵状长圆形，全缘，被白色茸毛。花多数，在茎顶叶腋密集成伞形聚伞花序，花暗紫色。果单生，角状长椭圆形。种子多数，卵圆形，有狭翅，种毛白色。花期5～7

月，果期8～10月。

【生境分布】　生于荒坡草丛或林缘。分布于吉林、辽宁、河北、山东、河南、陕西、山西及长江以南地区。

【主治用法】　用于温邪伤营发热，阴虚发热，骨蒸劳热，产后血虚发热，热淋，血淋，痈疽肿毒。用量4.5～9克。

应　用

温病后期有潮热，骨蒸劳热，阴虚低热： 白薇、生地黄、青蒿。水煎服。

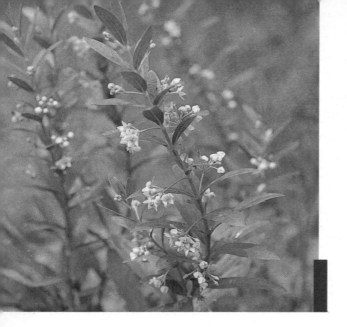

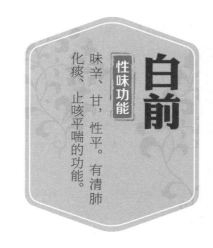

白前

性味功能

味辛、甘，性平。有清肺化痰、止咳平喘的功能。

【基　　源】　本品为萝藦科植物芜花叶白前的根状茎及根。

【原 植 物】　直立矮灌木，高达50厘米；茎具二列柔毛。叶对生，革质，椭圆形或长圆状披针形，先端急尖或钝圆，基部楔形或圆形，全缘，伞形聚伞花序腋生，有花十余朵；花萼5深裂，内面基部有5腺体；花冠黄色或白色，辐状；副花冠浅杯状，裂片5，肉质，果单生，纺锤状，先端渐尖，基部窄种子卵状披针形，种毛白色。花期5～次年1月，果期7～11月。

【生境分布】　生于溪滩、江边沙碛处。分布于江苏、安徽、江西、湖北、湖南、云南等省区，其中以浙江产量最大。

【主治用法】　用于感冒咳嗽，支气管炎，气喘，水肿，小便不利，喘咳痰多。用量5～10克；外用适量，鲜草捣烂敷患处。

应　用

久咳，喉中作声不得眠，喘咳痰多：白前，焙捣为末，温酒服。

当归

性味功能

味甘、辛，性温。有补血活血、调经止痛、润肠通便的功能。

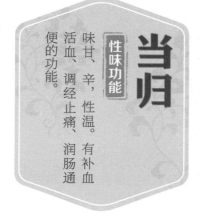

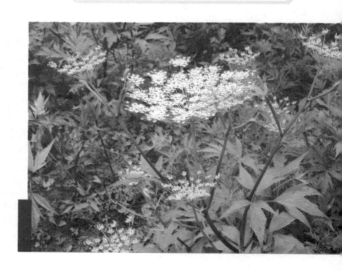

【基　源】　本品为伞形科植物当归的干燥根。

【原 植 物】　多年生草本，有特异香气。主根肥大肉质。叶互生，基部膨大，鞘状抱茎；2～3回奇数羽状复叶，小叶3对，1～2回分裂。复伞形花序顶生，花5数，白色。双悬果椭圆形，果棱5条，背棱线形隆起，侧棱成翅，翅边缘淡紫色，背部扁平。花期7月，果期8～9月。

【生境分布】　生于海拔1800～2500米的高寒阴湿地方。栽培于甘肃、四川、云南、贵州等省区。

【主治用法】　用于血虚萎黄，眩晕心悸，月经不调，经闭痛经，虚寒腹痛，肠燥便秘，风湿痹痛，跌扑损伤，痈疽疮疡。用量4.5～9克。水煎服。

应　用

1.心悸、健忘、失眠、心神不宁：当归6克，黄芪30克。水煎服。

2.月经不调：当归、熟地黄、川芎、白芍。水煎服。

3.产后腹痛：当归、生姜，加羊肉炖服。

川芎

性味功能

味辛、微苦，性温。有活血行气、祛风止痛的功能。

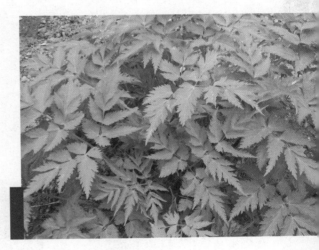

【基　源】　本品为伞形科植物川芎的根茎。

【原 植 物】　别名：芎穷、小叶川芎。多年生草本，有香气。茎中空，有纵沟纹，叶互生，叶裂片3～5对，末回裂片卵形。复伞形花序顶生，小伞序有花10～24，花瓣5。双悬果卵形，5棱，侧棱有窄翅，背棱棱槽中油管3，侧棱棱槽中油管2～5，合生面5。花期7～9月，果期9～10月。

【生境分布】　主要栽培于四川；现大部分地区有引种栽培。

【主治用法】　用于风寒感冒头痛，胸胁痛，月经不调，经闭腹痛，跌打损伤，疮疡肿毒，风湿痹痛等症。用量3～9克。

应　用

偏头痛：川芎、细辛、白芷、羌活、防风、僵蚕、胆南星、天麻。水煎服。

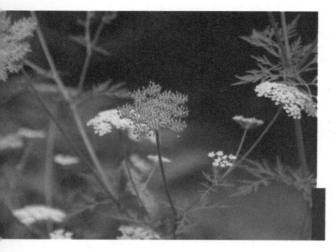

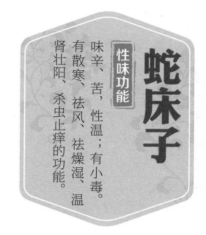

蛇床子

性味功能

味辛、苦，性温；有小毒。有散寒、祛风、祛燥湿、温肾壮阳、杀虫止痒的功能。

【基　　源】　本品为伞形科植物蛇床的干燥成熟果实。

【原植物】　别名：野胡萝卜。一年生草本，基生叶有基部有短阔叶鞘，边缘膜质；上部叶呈鞘状，卵形或卵状披针形，2～3回三出羽状全裂。复伞形花序顶生或侧生，花瓣5，白色，先端有内折小舌片；雄蕊5；子房下位。双悬果长圆状，横切面近五角形，主棱5，翅状。花期4～7月，果期7～10月。

【生境分布】　生于田边、草地及河边湿地。分布于华东、中南、西南、西北、华北、东北等地区。

【主治用法】　用于湿痹腰痛，寒湿带下，滴虫性阴道炎，阳痿，宫冷，外阴湿疹，皮肤瘙痒。用量3～9克。

应用

阴道滴虫：蛇床子30克，白矾6克，紫苏叶30克。水煎外洗。

藁本

性味功能

味辛，性温。祛风、散寒、除湿、镇痛。

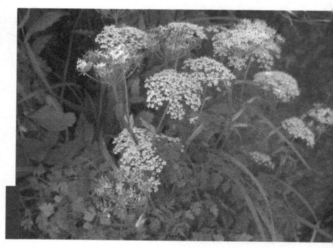

【基　　源】　本品为伞形科植物辽藁本的干燥根茎及根。

【原植物】　别名：辽藁本。多年生草本，高20～80厘米。茎直立单一，中空，有纵纹，常带紫色。茎下部叶和中部叶有长柄，2～3回出羽状全裂，第一回裂片4～6对，最下部一对有长柄；第二回裂片常无柄；末回裂片卵形至菱状卵形，基部楔形，上面沿主脉有糙毛，下面光滑，边缘有缺刻状浅裂或牙齿。牙齿顶端有小尖头；茎上部叶较小，叶柄鞘状，2回三出羽状全裂。复伞形花序顶生或侧生，白色。双悬果椭圆形，分生果背棱突起，侧棱狭翅状。花期7～9月，果期9～10月。

【生境分布】　生于山地、林缘、林下。分布于辽宁、吉林、山东等省区。

【主治用法】　用于风寒感冒，巅顶疼痛，风湿，肢节痹痛。用量3～9克。

应　用

1. 神经性皮炎、疥癣：藁本。水煎服。
2. 头皮屑：藁本，研末调敷患处。

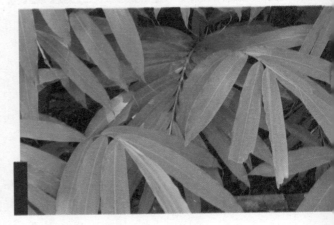

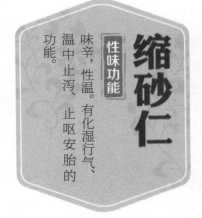

缩砂仁

性味功能

味辛，性温。有化湿行气、温中止泻、止呕安胎的功能。

【基　　源】　本品为姜科多年生草本植物阳春砂或缩砂的干燥成熟果实。

【原植物】　别名：砂仁、春砂仁、阳春砂。多年生草本，高达1.5米或更高，茎直立。叶2列，叶片披针形，长20～35厘米，宽2～5厘米，上面无毛，下面被微毛；叶鞘开放，抱茎，叶舌短小。花茎由根茎上抽出；穗状花序呈球形，有1枚长椭圆形苞片，小苞片呈管状，萼管状，花冠管细长，白色，裂片长圆形，先端兜状，唇状倒卵状，中部有淡黄色及红色斑点，外卷。蒴果近球形，不开裂，

直径约1.5厘米，具软刺，熟时棕红色。

【生境分布】　生长于气候温暖、潮湿、富含腐殖质的山沟林下阴湿处。

【主治用法】　用于胸腹胀痛、消化不良、胎动不安等。用量5～10克，煎服，宜后下。

应　用

妊娠呕吐、先兆流产：与白术、苏梗等药同用，服药时可加入生姜汁数滴和药，或以生姜汁涂舌面，然后服药，以防药入即吐。对于腹痛、阴道出血，偏于热者，可佐以黄芩。

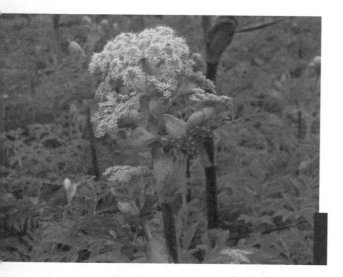

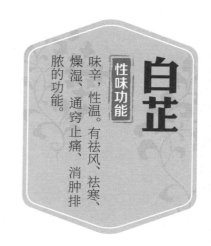

白芷

性味功能 味辛，性温。有祛风、祛寒、燥湿、通窍止痛、消肿排脓的功能。

【基　　源】　本品为伞形科植物白芷的干燥根。

【原植物】　别名：祁白芷、禹白芷。多年生草本，高 1 ～ 2.5 米。根粗大圆锥形，黄褐色，根头部钝四棱形或近圆形，具皱纹、支根痕及皮孔样的横向突起，顶端有凹陷茎痕。茎及叶鞘常带紫色。茎下部叶羽状分裂；中部 2 ～ 3 回羽状分裂；上部有膨大囊状鞘。复伞形花序；花瓣 5，白色。双悬果长圆形至卵圆形，背棱扁、钝圆，侧棱翅状。

花期 7 ～ 9 月，果期 9 ～ 10 月。

【生境分布】　生于丛林砾岩上。分布于东北、华北等省区。有栽培。

【主治用法】　用于风寒感冒头痛，眉棱骨痛，鼻塞，牙痛，白带，疮疡肿痛。用量 3 ～ 9 克。水煎服。

应　用

1. **感冒头痛**：白芷、羌活、防风。水煎服。
2. **鼻窦炎**：白芷、辛夷、苍耳子。水煎服。

芍药

性味功能 味苦、酸，性微寒。有清泄肝火、养血柔肝、散瘀活血、止痛的功能。白芍有平肝止痛、养血调经的功能。

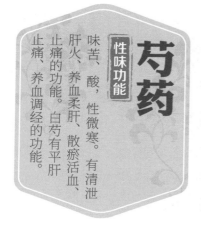

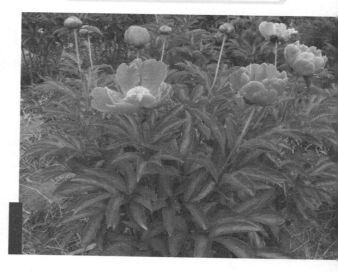

【基　　源】　本品为毛茛科植物芍药的干燥根。

【原 植 物】　多年生草本。根圆柱形或纺锤形，黑褐色。三出复叶；全缘。花数朵，生于茎顶和叶腋，花瓣白色或粉红色；雄蕊多数，心皮4～5，无毛。果，顶端具喙。种子圆形，黑色。花期5～6月，果期9月。

【生境分布】　生于草地及林缘，或栽培。分布于我国大部分地区。

【主治用法】　赤芍用于月经不调，瘀滞腹痛，痛经，经闭，痈肿疮毒，关节肿痛，胸胁疼痛，跌扑损伤等症。白芍用于头痛眩晕，胁痛，腹痛，四肢挛痛，血虚萎黄，自汗，盗汗。

应　用

闭经；瘀血所致腰背疼痛、坠痛：
赤芍、桃仁、红花、归尾。水煎服。

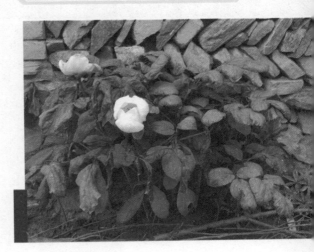

赤芍

性味功能

味苦，性微寒。有活血散瘀、清热凉血的功能。

【基　　源】　本品为毛茛科植物草芍药的根。

【原 植 物】　多年生草本。根粗大，圆柱形或纺锤形，有分枝，红棕色。茎直立，基部有数个鞘状鳞片。叶互生；2回3出复叶，顶生小叶较大，倒卵形或椭圆形，先端短尖，基部楔形，侧生小叶片稍小，基部楔形。花单生于茎顶；萼片2～3，淡绿色或淡红色；花瓣6～8，粉红色。果长圆形，粗糙，成熟时开裂，外卷，果皮内面红紫色。花期5～6月，果期8～10月。

【生境分布】　生于阔叶林下及山沟中。分布于东北、华北、西北及安徽、湖北、湖南、云贵川等省区。

【主治用法】　用于胸胁疼痛，腹痛，月经不调，痛经，闭经，热入营血，衄血，吐血，血痢，目赤，痈肿，跌打损伤。用量3～12克。水煎服。忌与藜芦同用。

应　用

月经不调，痛经，经闭：赤芍、当归、熟地黄、香附各9克，川芎3克。水煎服。

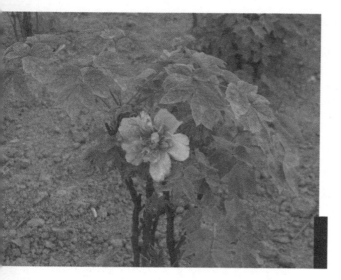

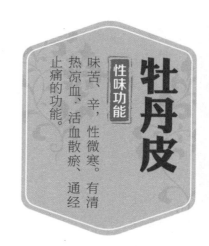

性味功能

牡丹皮

味苦、辛，性微寒。有清热凉血、活血散瘀、通经止痛的功能。

【基　　源】　本品为毛茛科植物牡丹的干燥根皮。

【原植物】　多年生落叶灌木。2回3出复叶；顶生小叶宽卵形，3裂至中部；花单生枝顶，花瓣5，常为重瓣，玫瑰色、红紫色、粉红色至白色，雄蕊多数。杯状，紫红色；心皮5，密生柔毛，革质花盘全包住心皮。果，长圆形，密生黄褐色硬毛。花期5～6月。

【生境分布】　生于向阳坡及土壤肥沃处。大量栽培于山东、安徽、陕西、甘肃、四川、贵州、湖北、湖南等省区。

【主治用法】　用于温毒发斑，吐血衄血，夜热早凉，无汗骨蒸，经闭痛经，痈肿疮毒，跌扑伤痛。用量6～12克。

应　用

1. **慢性肝炎**：牡丹皮、栀子各6克，柴胡、白芍、白术、茯苓各9克，当归12克，生姜1片。水煎服。
2. **高血压**：牡丹皮6克、野菊花、佩兰各6克，银花藤、鸡血藤各18克，石决明30克。水煎服。

性味功能

川木香

味辛、苦，性温。有行气止痛、温中和胃的功能。

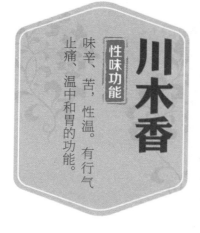

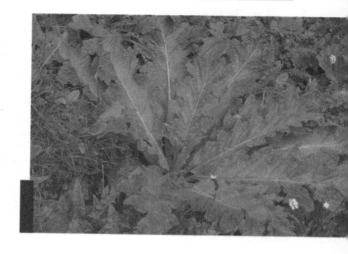

【基　源】　本品为菊科植物川木香的根。

【原植物】　多年生草本，根粗壮而直。叶呈莲座状平铺地面；叶柄被白色茸毛；叶片卵状披针形或长圆状披针形，羽状中裂，具5～7对裂片，稀不分裂，裂片边缘具不规则齿裂，上面被稀疏的腺毛，下面被稀疏的伏毛和蛛丝状毛。头状花序数个集生于枝顶，总苞钟状，苞片4层，披针形，绿色带紫；花全为管状花。紫色。花期夏、秋季。

【生境分布】　生于山坡草地。分布于四川西部及西藏等地。

【主治用法】　用于胸腹胀痛，呕吐，泄泻，下痢里急后重，寒疝，肝胃气痛。用量3～9克。

应　用

消化不良、食积、脘腹胀痛：川木香、党参、炒白术各9克，陈皮3克。水煎服。

云木香

性味功能

味辛、苦，性温。有行气止痛、温中和胃的功能。

【基　源】　本品为菊科植物云木香的根。

【原植物】　别名：木香、广木香。多年生高大草本。主根圆柱形，稍木质。茎上被短柔毛。基生叶大，有长柄，三角状卵形，先端急尖，基部心或宽楔形，叶缘浅裂或微波状，有短毛；茎生叶较小，叶基翼状，下延抱茎。头状花序，2～3个丛生于顶端，几无总花梗，腋生者单一，总花梗长；花全为管状花，暗紫色。花期5～8月，果期9～10月。

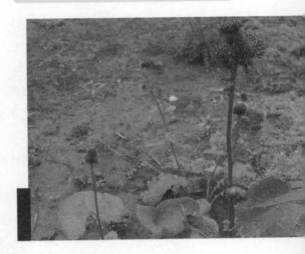

【生境分布】　栽培于高山地区。陕西、甘肃、湖北、湖南、广东、广西、四川、云南、西藏等省区有引种。

【主治用法】　用于胸腹胀痛，呕吐，腹泻，痢疾等。用量1.5～6克。

应　用

1. **食积、呕吐、下泻**：云木香、山楂、麦芽、陈皮、香附、神曲、莱菔子、茯苓、甘草等。水煎服。
2. **虫积腹痛**：云木香、槟榔。水煎服。

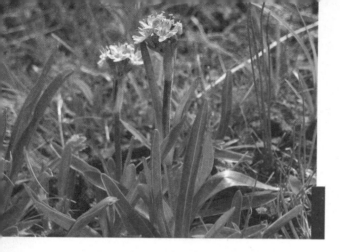

甘松

性味功能

味甘，性温。有理气止痛、开郁醒脾的功能。

【基　源】　本品为败酱科植物甘松的根及根茎。

【原植物】　别名：宽叶甘松香。多年生草本。根茎短，顶端常分枝，下面有主根，顶端密被叶鞘纤维，有强烈松脂臭。叶丛生，长匙形或倒披针形，长5～15厘米，宽1～2厘米，顶端钝渐尖，中部以下渐窄呈叶柄状，基部稍扩展呈鞘状。花茎高达40厘米，聚伞花序近圆头状，花序基部有4～6片披针形总苞，花淡粉色，小苞片2，较小；花萼5齿裂；花冠漏斗状，长7～8毫米，里面有白毛，上部5裂；雄蕊4；子房下位，瘦果长倒卵形，被毛，顶端圆，宿萼不等大，3裂片较大。

【生境分布】　生于高山草原地带或疏林中。分布于四川、云南、西藏等省区。

【主治用法】　用于脘腹胀痛、呕吐、食欲不振；外治牙痛、脚肿。用量2.5～4.5克；外用适量，泡汤漱口或研末敷患处或煎汤洗脚。

应　用

肠胃疼痛：甘松、木香、厚朴。水煎服。

山奈

性味功能

味辛，性温。有温中化湿、行气止痛的功能。

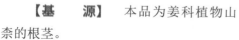

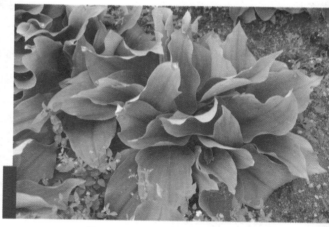

【基　源】　本品为姜科植物山奈的根茎。

【原植物】　别名：沙姜、三奈。多年生草本。根茎块状，单个或数个相连，绿白色，芳香。叶2～4，贴地生长，近无柄；宽卵形，叶基具苞状退化叶，膜质，长圆形。穗状花序小苞片，绿色；花冠管细长，白色；侧生的退化雄蕊花瓣状，白色，唇瓣2裂至中部以下，微凹，白色，喉部紫红色。蒴果。花期8～9月。

【生境分布】 生于山坡、林下、草丛中，多为栽培。分布于我国广东、广西、云南、福建、台湾等省区。

【主治用法】 有温中散寒，除湿辟秽的功用。用于心腹冷痛、寒湿吐泻、牙痛。用量6～9克；外用粉末适量塞龋孔中或擦牙。此外，本品亦常用为调味料。

应 用

心腹冷痛：山柰、丁香、当归、甘草等分。研末，醋糊丸，酒下。

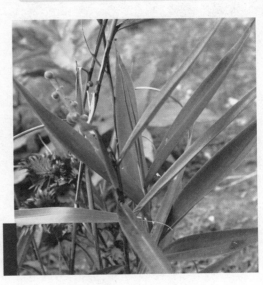

高良姜

性味功能

味辛，性热。有温胃散寒、行气止痛的功能。

【基　源】 本品为姜科植物高良姜的根茎。

【原 植 物】 别名：良姜、小良姜。多年生草本。根茎圆柱形，有分枝块状节，节上有膜质鳞片，节上生根。叶2列，无柄，叶鞘抱茎，边缘及叶舌膜质，渐尖。叶线状披针形，先端尖，基部渐狭，全缘或有疏锯齿。圆锥总状花序顶生，花稠密，有柔毛，花序轴红棕色；花萼筒状，3浅裂；花冠白色或淡红色；花冠管漏斗状，3裂，长圆形；唇瓣淡红色，有紫红色条纹；侧生退化雄蕊1，生在花冠管喉部上方，花丝线形；子房下位，柱头2，唇状，有缘毛。蒴果不开裂，球形，被茸毛，橘红色，种子有假种皮，具钝棱角，棕色。花期4～10月，果期9～11月。

【生境分布】 生于山坡草地或灌丛。分布于广西、广东、云南等地。

【主治用法】 用于脘腹冷痛，胃寒呕吐，消积食滞，消化不良，噎膈反胃，急性肠胃炎。用量3～6克。外用适量。

应 用

胃、十二指肠溃疡，慢性胃炎等胃部疼痛：高良姜、香附。水煎服。

新编本草纲目实用图谱

41

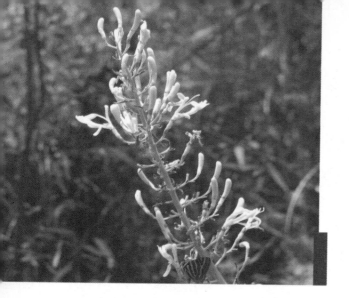

【基　源】　本品为姜科植物红豆蔻的干燥成熟果实。

【原植物】　多年生草本。根状茎粗壮而横走，块状，淡棕红色，有多数环节，稍有香气。茎直立，叶排为2列，具细短柄；叶鞘长而抱茎；叶片长圆形至长披针形，无毛，有光泽；叶舌短而圆，圆锥花序顶生，直立，花序轴密生短柔毛，有多数双叉分枝，每分枝基部有长圆状披针形的苞片1枚，花绿白色稍带淡红色条纹，子房外露。果短圆形，橙红色，花萼宿存。种子多数，黑色，有香辣味。

花期6～7月，果期7～10月。

【生境分布】　生于山野湿林下或草丛中。分布于广西、广东、云南等省区。

【主治用法】　用于胃寒疼痛，呕吐，泄泻，消化不良，腹部胀满等。用量3～6克。

应　用

1. 消化不良，胃肠胀痛，呕吐，泄泻：红豆蔻3克。水煎服。
2. 风寒牙痛：红豆蔻6克。研细末，冲服。

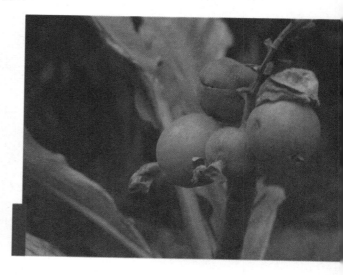

【基　　源】　本品为姜科植物草豆蔻的种子。

【原植物】　多年生草本。叶条状披针形，顶端渐尖并有一短尖头，全缘，有缘毛。总状花序顶生，花冠白色，裂片3，唇瓣三角状卵形，先端2浅裂，边缘有缺刻，前部有红色或红黑色条纹，后部有淡紫色斑点；花萼钟状。蒴果圆球形，不裂，有粗毛，金黄色。

【生境分布】　生于林阴或草丛中。分布于广东、海南、广西等省区。

【主治用法】　用于胃寒腹痛，脘腹胀满，冷痛，嗳气，呕吐，呃逆，食欲不振等症。用量3～6克。

应用

慢性菌痢，慢性结肠炎：煨草豆蔻、煨木香各3克，煨诃子4克，条芩、火炭母各9克。水煎服。

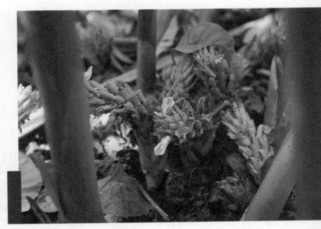

白豆蔻

性味功能

味辛，性温。有化湿消痞、行气宽中、开胃消食、止呕的功能。

【基　　源】　本品为姜科植物白豆蔻的干燥成熟果实。

【原植物】　多年生草本。根茎粗壮，棕红色。叶二列；叶鞘边缘薄纸质，具棕黄色长柔毛；叶舌圆形，被粗长柔毛；叶片狭椭圆形或披针形，先端尾尖，基部楔形，两面无毛。花序2至多个从茎基处抽出，椭圆形或卵形；总苞片宽椭圆形至披针形，膜质或薄纸质，麦秆黄色，被柔毛；花萼管状，先端常膨大，3齿裂，被细柔毛；花冠管裂片3，白色，椭圆形；唇瓣椭圆形，勺状，白色，中肋处稍加厚，黄色，先端钝圆，2浅裂。蒴果黄白色或略带污红色，球形，略呈三棱形，易开裂。花期4～5月，果期7～8月。

【生境分布】　生于山沟阴湿处。原产于柬埔寨和泰国。我国的海南岛、云南和广西有栽培。

【主治用法】　用于胃痛，腹胀，脘闷噫气，吐逆反胃，消化不良，湿温初起，胸闷不饥，寒湿呕逆，食积不消等症。用量2～5克。后下。

应用

胃口寒作吐及作痛者：白豆蔻9克。研末，酒送下。

43

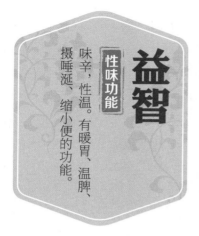

益智

性味功能

味辛，性温。有暖胃、温脾、摄唾涎、缩小便的功能。

【基　　源】　本品为姜科植物益智的干燥成熟果实。

【原植物】　多年生丛生草本，有辛辣味。根茎横走，发达。茎直立。叶2列；叶舌膜质，棕色，2裂，被淡棕色柔毛；叶片宽披针形，先端渐尖，基部宽楔形。总状花序顶生，花序柄稍弯曲，棕色，被极短的柔毛；苞片膜质，花萼管状，3浅齿裂，花冠裂片3，上方1片稍宽，先端略呈兜状，外被短柔毛；唇瓣倒卵形，粉红色，并有红色条纹，3浅裂，中间裂片突出，边缘波状；蒴果椭圆形，不开裂，果皮上有明显的纵向维管束条纹，果熟时黄绿色。花期1～3月，果期3～6月。

【生境分布】　生于林下阴处。广东、海南、广西、云南有栽培。

【主治用法】　用于脘腹冷痛、食少吐泻、唾液过多、遗尿、夜尿过多、尿有遗沥、遗精等症。用量3～9克。

应　用

1. 脾胃受寒，食少，腹痛吐泻：益智、党参、白术、干姜、炙甘草。水煎服。
2. 膀胱虚寒，遗尿，尿频有遗沥，夜尿增多：益智、乌药各等份。水煎服。

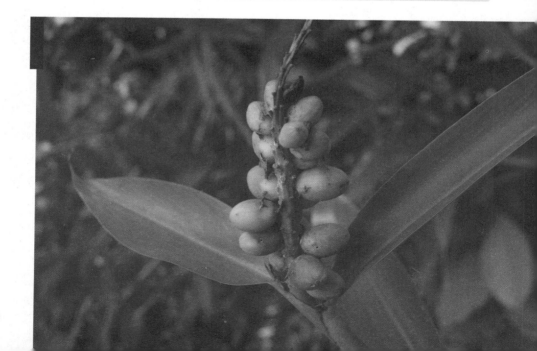

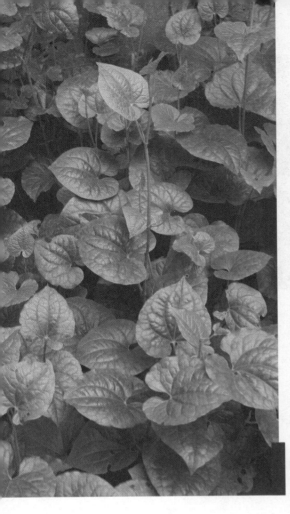

荜茇

性味功能

味辛，性热。有温中散寒、行气止痛的功能。

【基　源】　本品为胡椒科植物荜茇的干燥成熟果穗。

【原植物】　多年生攀援藤本，枝有粗纵棱和沟槽。叶互生，纸质；叶片卵圆形、卵形或卵状长圆形，先端渐尖，基部心形或耳状，基出脉5～7条。花单性，雌雄异株，排成与叶对生的穗状花序，无花被；雄蕊2，花丝粗短；雌花序果期延长，子房上位，无花柱，柱头3。浆果卵形。花期7～9月，果期10月至翌年春季。

【生境分布】　分布于印度尼西亚、菲律宾、越南、印度、尼泊尔、斯里兰卡。我国云南省德宏州盈江、瑞丽、潞西等县亦有野生，广西、广东、福建有栽培。

【主治用法】　用于脘腹冷痛，呕吐，泄泻，偏头痛，牙痛。用量1.5～3克。

应　用

1. 冠心病、心绞痛：荜茇、冰片、檀香、延胡索。水煎服。
2. 牙疼：荜茇、高良姜、细辛。研粉涂患处。

45

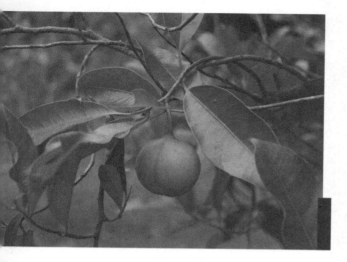

肉豆蔻

性味功能 味辛，性温。有温中止泻、行气消食的功能。

【基　源】　本品为肉豆蔻科植物肉豆蔻的种仁。

【原植物】　常绿大乔木，高达15米。叶互生，革质，椭圆状披针形，先端尾状，基部急尖，全缘。总状花序腋生，雌雄异株。果实梨形或近于圆球形，成熟后纵裂成2瓣，显出绯红色不规则分裂的假种皮。花期4～5月，果期6～8月。

【生境分布】　主产于马来西亚、印度、印度尼西亚、巴西等国。我国海南、广西、云南等省区有引种栽培。

【主治用法】　用于虚寒久泻，食欲不振，脘腹冷痛，呕吐、宿食不消等。用量2.5～5克。

应　用

痢疾后综合征：肉豆蔻9克，米壳4.5克，木香4克，肉桂12克。水煎服。

补骨脂

性味功能 味苦、辛，性温。有补阳、固精、缩尿、止泻的功能。

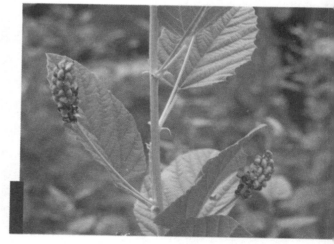

【基　源】　本品为豆科植物补骨脂的果实。

【原植物】　别名：破故纸、怀故子、川故子。一年生草本。被柔毛及腺点。单叶互生，阔卵形或三角状卵形，基部斜心形或截形，边缘具稀疏粗齿，均具黑色腺点，叶脉及边缘处有毛。花多数，密集成穗状总状花序腋生，花萼淡黄褐色，基部连合呈钟状；蝶形花冠淡紫色或黄色，雄蕊10，连成一体。荚果椭圆状肾形，有宿存花萼。花期7～8月，果期9～10月。

【生境分布】　生长于山坡、溪边或田边，有栽培。分布于河南、山西、安徽、江西、陕西、贵州、云南等省份。

【主治用法】　用于腰膝冷痛，阳痿滑精，遗尿，尿频，黎明泄泻，虚寒喘咳；外治白癜风。用量3～10克。

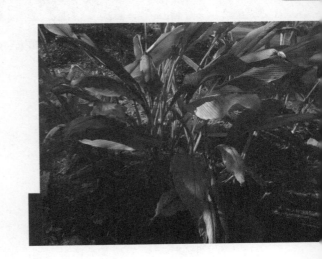

应　用

脾肾虚寒泄泻：补骨脂、肉豆蔻各9克，水煎服。

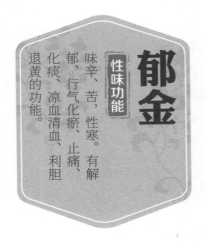

郁金

性味功能　味辛、苦，性寒。有解郁、行气化瘀、止痛、化痰、凉血清血、利胆退黄的功能。

【基　源】　本品为姜科植物温郁金的块根。

【原植物】　别名：黑郁金、姜黄子。多年生草本。块根肉质纺锤状，白色。根茎长圆锥形，侧根茎指状，断面黄色。叶二列，叶柄长约为叶片之半或更短；叶宽椭圆形，无毛。圆锥花序于根茎处先叶抽出，花萼筒状，3齿；花冠白色，3裂片，长椭圆形，上方1裂片较大，先端微兜状，近顶端处有粗毛；侧生退化雄蕊花瓣状，黄色，唇瓣倒卵形，黄色。花期4～6月。

【生境分布】　生于湿润田园或水沟边。分布于浙江南部。

【主治用法】　用于胸胁胀痛，胸脘痞闷，痛经，月经不调，产后瘀阻腹痛，吐血，衄血，尿血，黄疸，热病神昏，癫痫。用量3～9克。

应　用

胸胁胀痛：郁金、香附、柴胡、白芍、甘草各6克。水煎服。

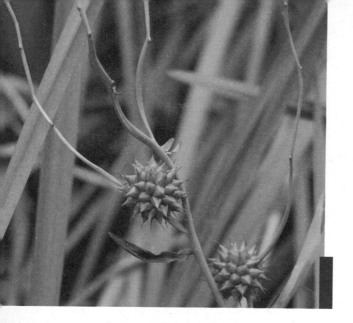

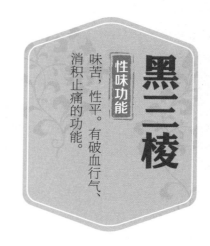

性味功能

黑三棱

味苦，性平。有破血行气、消积止痛的功能。

【基　源】　本品为黑三棱科植物黑三棱的干燥块茎。

【原植物】　多年生草本。根茎横走，块茎圆锥形。茎单一，直立。叶丛生，2列，质地松软，稍呈海绵质，长条形，先端渐尖，背面具纵棱，基部抱茎。花茎单一，上端分枝；花单性，雌雄同株，花序头状，总苞片叶状。雄花序生于上部；雌花序位于下部。聚花果直径2厘米，核果倒卵状圆锥形，先端呈半球形突起，

有棱角。花期6～7月，果期7～8月。

【生境分布】　生于水湿低洼处及沼泽等地。分布于全国大部分省区。

【主治用法】　用于血瘀气滞，腹部结块，肝脾肿大，经闭腹痛，食积胀痛。用量4.5～9克。月经过多，孕妇忌用。

应　用

血瘀经闭，小腹痛不可按：黑三棱、当归各9克，红花6克，地黄12克。水煎服。

性味功能

香附

味辛，微苦、甘，性平。有理气解郁、调经止痛的功能。

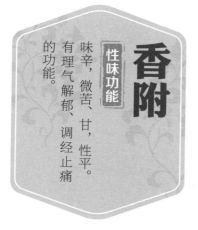

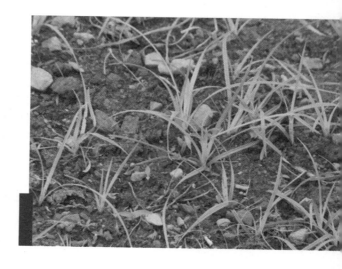

【基　源】　本品为莎草科植物莎草的块茎。

【原植物】　多年生宿根草本。匍匐根茎细长，顶端或中部膨大呈纺锤形块茎，块茎紫黑色，有棕毛或黑褐色毛状物。茎直立，三棱形。叶基生，叶鞘棕色，裂成纤维状；叶片窄线形，先端尖，全缘。苞片叶状，长于花序；长侧枝聚伞花序单出或复出；小穗线形，3～10 个排成伞形。小坚果椭圆形，具3 棱。花期 6～8 月，果期 7～11 月。

【生境分布】　生于草地，路边向阳处。分布于全国大部分地区。

【主治用法】　用于胸脘胀满，两胁疼痛，月经不调等。用量 6～12 克。

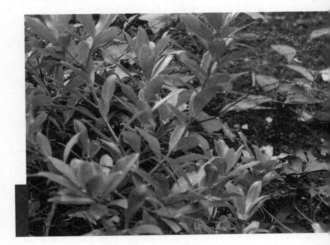

应　用

气滞胁痛：香附、炒白芍各 9 克，枳壳 4.5 克，甘草 3 克。水煎服。

慢性肝炎：香附 9 克，栀子、陈皮、法半夏各 6 克，川连 3 克。水煎服。

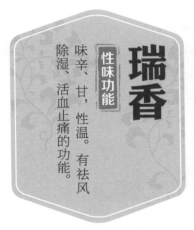

瑞香

性味功能

味辛、甘，性温。有祛风除湿、活血止痛的功能。

【基　源】　本品为瑞香科植物瑞香的根、树皮、叶及花。

【原植物】　别名：雪冻花、雪花皮、对雪开、雪地开花。常绿灌木，高 2 米左右。树皮纤维强韧，小枝略带褐紫色。叶互生，质厚，长椭圆形或倒披针形，先端钝，基部楔形，全缘，上面深绿色，有光泽，下面淡绿色，光滑无毛。多花密集枝顶呈圆头状，白色或淡红色，芳香，无总梗，基部有数枚小苞片；花被细长管状，先端 4 裂，外面带红紫色，内面白色；雄蕊 8；子房上位。浆果状核果红色，有宿存小苞片。花期冬末春初。

【生境分布】　生于山野、溪旁的阴湿处；多栽培。分布于四川、贵州等省。

【主治用法】　用于风湿性关节炎，坐骨神经痛，咽炎，牙痛，乳腺癌初起，跌打损伤，毒蛇咬伤。用量 6～12 克。

应　用

毒蛇咬伤：瑞香根，用烧酒磨成浓汁，涂伤口周围及肿胀部分，干后再涂。

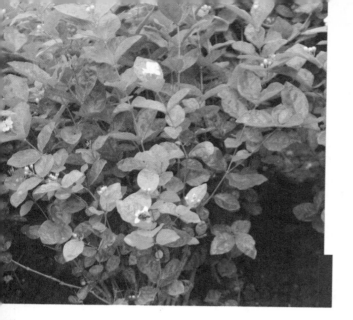

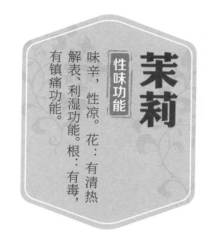

茉莉

性味功能

味辛，性凉。花：有清热解表、利湿功能。根：有毒，有镇痛功能。

【基　源】　本品为木犀科植物茉莉的根及花入药。

【原植物】　常绿或落叶灌木。茎及枝有棱，多分枝，或扩展近藤状，被短柔毛。单叶对生；黄色细毛；椭圆形或阔卵形，先端钝尖，基部近圆形，全缘，下面叶脉突出，脉上疏生柔毛，花白色，单生或数朵呈聚伞花序顶生或侧生；花直径约2厘米；萼齿8～10，条形；花冠高脚碟状，顶端裂片椭圆形，4～9片或重瓣，浆果黑色，重瓣者常不结实。花期夏季。

【生境分布】　我国南部各省区较多栽培。

【主治用法】　花：用于外感发热，腹泻；外用于目赤肿痛。根：用于失眠，跌打损伤。用量花3～6克，花外用适量，煎水洗眼。根3～6克，外用适量，捣烂敷患处。

应　用

跌打骨折：茉莉根少许配合其他药作散外敷。

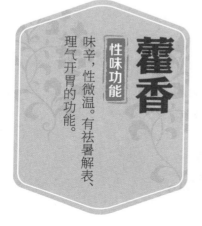

藿香

性味功能

味辛，性微温。有祛暑解表、理气开胃的功能。

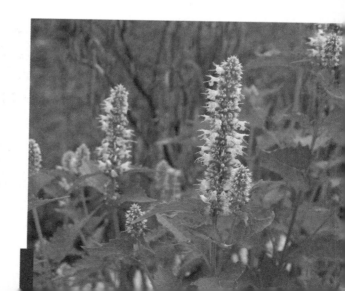

【基　　源】　本品为唇形科植物藿香的干燥全草。

【原植物】　别名：土藿香、川藿香、鲜藿香。多年生草本。茎直立，四棱形，上部分枝。叶卵形至披针状卵形，缘具粗齿，被微毛。轮伞花序组成顶生穗状花序；花萼管状钟形。花冠淡紫蓝色，二唇形。雄蕊4，伸出花冠；花柱先端具相等的2裂。小坚果，卵状长圆形，褐色。花期6～9月，果期9～11月。

【生境分布】　生于草坡或路旁林中，分布于全国各地，广泛栽培。

【主治用法】　用于暑湿感冒，胸闷，腹痛吐泻，食欲不佳。用量6～12克。

应　用

中暑发热，呕恶：藿香、连翘、制半夏各6克，陈皮3克。水煎服。

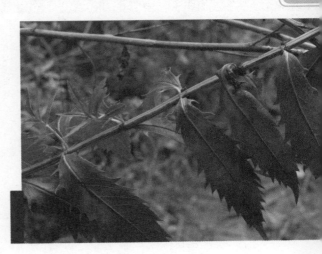

泽兰

性味功能　味苦、辛，性微温。有行血、利尿、通经、散郁舒肝的功能。

【基　　源】　本品为唇形科植物地笋的地上部分。

【原植物】　别名：地瓜儿苗、提娄、地参。多年生草本。根茎横走，圆柱形，浅黄白色，节上有鳞叶及须根。叶对生，长圆状披针形，先端长锐尖，基部楔形，边缘有粗锯齿，脉有疏毛。轮伞花序腋生，花多密集；有毛，苞片刺尖，花萼钟状，5齿裂，有刺尖头，花冠白色，有腺点。小坚果扁平，暗褐色。花期6～9月，果期8～10月。

【生境分布】　生于沼泽地、沟边潮湿处或河边灌木丛中。分布于东北、华北及陕西、甘肃、贵州、四川、云南等省区。

【主治用法】　用于月经不调，经闭，痛经，瘀血腹痛，身面浮肿，跌打损伤，痈肿疮毒等。用量4.5～9克。水煎服。

应　用

1. 产后浮肿：泽兰、防己。研末，温酒或醋汤调服。
2. 跌打瘀肿：泽兰、红花各6克，姜皮12克，宽筋藤、银花藤各15克。水煎洗，并敷患处。

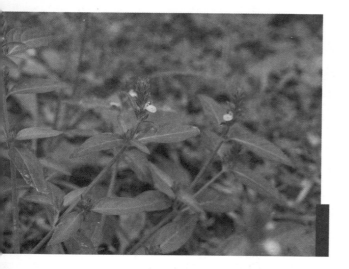

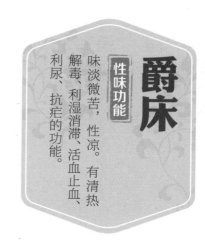

性味功能

爵床

味淡微苦，性凉。有清热解毒、利湿消滞、活血止血、利尿、抗疟的功能。

【基　　源】　本品为爵床科植物爵床的干燥全草。

【原植物】　一年生细弱匍匐草本，被疏毛。茎簇生，节上生根，节稍膨大。叶对生，卵形或长圆形，全缘，先端尖或钝，基部楔形。穗状花序顶生或腋生，花小而稠密；苞片有睫毛；花萼裂片4，有膜质边缘和睫毛；花冠淡红色，二唇形；雄蕊2；子房卵形，有毛。蒴果棒状，被白色短柔毛。种子4，黑褐色，卵圆形稍扁，有瘤状皱纹。花期6～9月，果期9～11月。

【生境分布】　生于山林草地、旷野路旁和沟谷等阴湿处。分布于山东、浙江、江苏、江西、福建、安徽等省区。

【主治用法】　用于感冒发热，疟疾，咽喉肿痛，小儿疳积，痢疾，肠炎，肝炎，肾炎水肿，筋骨疼痛，痈肿疮疖等症。用量10～15克；外用适量。

■应　用■

结核性肛瘘：爵床、三叶五加各50克。水煎服。

性味功能

香薷

味辛，性微温。有发汗解暑、和中利湿的功能。

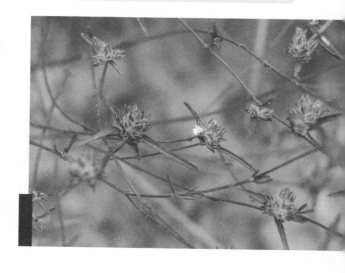

【基　　源】　本品为唇形科植物香薷的全草。

【原 植 物】　别名：海州香薷。一年生草本，全株被柔毛。茎直立多分枝，四棱，紫褐色。叶对生，卵形或椭圆状披针形，疏被小硬毛，略带紫色，密生橙色腺点，边缘有钝齿。假穗状花序顶生，偏向一侧；苞片宽卵圆形，具针状芒，有睫毛，被橙色腺点；花萼钟状，5 齿裂，顶端具针状芒；花冠淡紫色，二唇形，上唇直立，下唇 3 裂；强雄蕊。小坚果矩圆形，棕褐色。花期 7 ～ 9 月。

【生境分布】　生于山坡、田野、路旁、河岸及灌丛中。分布于除新疆和青海外的全国各地。

【主治用法】　用于夏季感冒，发热无汗，恶寒腹痛，中暑，急性肠胃炎，胸闷，口臭，水肿，脚气等病。用量 2.4 ～ 6 克。

应 用

1. 脚气水肿、肾炎水肿：香薷、茯苓、白术。水煎服。
2. 口臭：香薷，水煎含漱。

荆芥

【性味功能】

味辛，性微温。透疹的功能。生用有解表散风、透疹的功能。炒炭有止血的功能。

【基　　源】　本品为唇形科植物荆芥的干燥全草或花穗。

【原 植 物】　别名：香荆芥、四棱杆蒿。一年生草本，有强烈香气，被灰白色短柔毛。茎直立，四棱形，上部多分枝。叶对生，羽状深裂，线形，全缘，背面具凹陷腺点。轮伞花序；花小，浅红紫色，花萼漏斗状，倒圆锥形，有白色柔毛及黄绿色腺点；花冠二唇形，3裂。小坚果，卵形或椭圆形，光滑，棕色。

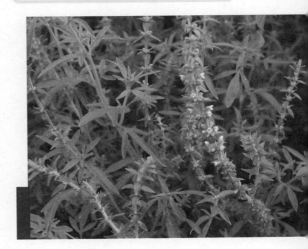

花期 6 ～ 7 月，果期 8 ～ 9 月。

【生境分布】　生于田边、路旁，我国大部分地区多有栽培。

【主治用法】　用于感冒，发热，头痛，咽喉肿痛，麻疹不透，荨麻疹初期，疮疡初起，瘰疬等。炒炭用于吐血，衄血，便血，崩漏，产后血晕等。用量 4.5 ～ 9 克。

应 用

咽炎、扁桃体炎：荆芥、桔梗、生甘草。水煎服。

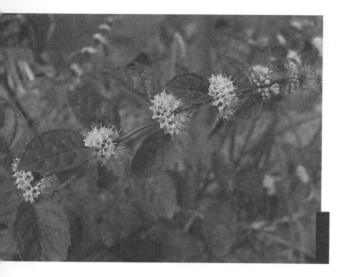

薄荷

性味功能

味辛，性凉。有疏散风热、清利咽喉、透疹的功能。

【基　　源】　本品为唇形科植物薄荷的地上部分。

【原植物】　多年生草本，揉搓后有特殊清凉香气。叶对生，长圆状披针形、椭圆形，基部楔形，具细锯齿，柔毛和腺点。轮伞花序腋生，花萼钟状，5齿裂；花冠淡紫色或白色；雄蕊4；子房4裂。小坚果长卵圆形，褐色。花期7～10月，果期10～11月。

【生境分布】　生于溪边草丛中、山谷、坡地、路旁阴湿处，有栽培。分布于河南、安徽、江苏、江西等省区。

【主治用法】　用于风热感冒，咽喉肿痛，头痛，目赤，口疮，皮肤瘙痒，风疹，麻疹，透发不畅等。用量3～6克。后下，不宜久煎。

应用

1.感冒，上呼吸道炎：薄荷、荆芥、防风、桔梗、甘草。水煎服。

2.麻疹初期，疹透不快：薄荷、升麻、葛根、蝉蜕。水煎服。

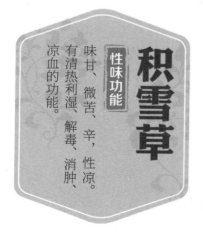

积雪草

性味功能

味甘、微苦、辛，性凉。有清热利湿、解毒、消肿、凉血的功能。

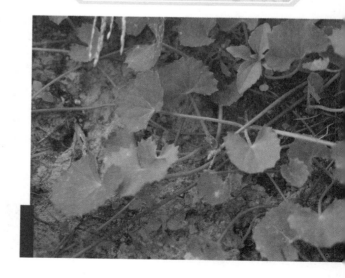

【基　　源】　本品为伞形科植物积雪草的干燥全草。

【原 植 物】　别名：铜钱草、半边碗、半边钱。多年生匍匐草本。单叶互生，圆形或肾形，边缘有粗锯齿。伞形花序单生或2～5个簇生叶腋；总苞片2，卵形，每个伞形花序有花3朵，花白色，萼齿不显；花瓣5，顶端微向内弯曲；雄蕊5；子房下位。双悬果扁圆形，侧面扁压，幼时有柔毛，成熟时光滑，主棱线形，有网状纹相连。花期5～6月，果期7～8月。

【生境分布】　生于路旁、田边、山坡等阴湿处。分布于我国江苏、安徽、浙江、江西、湖南、湖北、福建、台湾、广东、广西、陕西、四川、云南等省区。

【主治用法】　用于湿热黄疸，肝炎，胸膜炎，咽喉肿痛，痈疮肿毒，跌打损伤，毒蛇咬伤，疔疮溃疡。用量15～30克。

应　用

黄疸：鲜积雪草100克，天胡荽50克。水煎服。

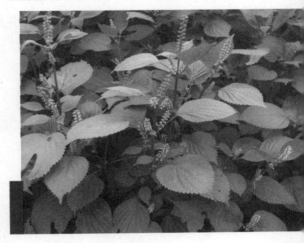

紫苏（紫苏叶）

性味功能

味辛，性温。有发散风寒、理气宽胸、解郁安胎、解鱼蟹毒的功能。

【基　　源】　本品为唇形科植物紫苏的干燥叶。

【原 植 物】　一年生草本，有特异香气。茎钝四棱形，绿色或绿紫色，密生长柔毛。叶对生，卵形或宽卵形，皱缩，先端尖，基部近圆形或阔楔形，边缘有粗锯齿，紫色，有柔毛。轮伞花序组成偏于一侧顶生或腋生总状花序；花冠白色或紫红色，二唇形；雄蕊4，2强；子房4裂，柱头2浅裂。小坚果近球形，灰褐色。花期6～8月，果期8～10月。

【生境分布】　生于村边、路旁或沟边。全国各地广泛栽培。

【主治用法】　用于外感风寒，头痛鼻塞，咳嗽，呕吐，鱼蟹中毒等。用量5～9克。气虚表虚者慎用。

应　用

1. 风寒感冒、恶心呕吐、腹泻：紫苏叶4.5克，川连3克。水煎服。
2. 鱼蟹中毒：紫苏叶30克。水煎服。

水苏

性味功能

味辛,性微温。有疏风解表、止血、消肿、解毒的功能。

【基　　源】　本品为唇形科植物水苏的全草。

【原植物】　别名:野紫苏。多年生草本,高达30厘米。茎直立呈方状,一般不分枝,四棱粗糙。叶对生有短柄;叶片呈长椭圆状披针形,先端钝尖,基部呈心脏形,或近圆形,边缘有锯齿,上面皱缩,脉有刺毛。花数层轮生,集成轮伞花序,顶端密集呈头状;萼如钟形,5齿裂,裂片先端锐尖刺,花冠淡紫红色,呈筒状唇形,上唇圆形,全缘,下唇向下平展,3裂,有红点,雄蕊4枚;花柱着生子房底,顶端2裂。小坚果呈倒卵圆形,黑色光滑。花期为夏季。

【生境分布】　生长于田边、水边潮湿地。分布于南方各省(区)。

【主治用法】　用于感冒,痧症,肺痿,肺痈,头风目眩,口臭,咽痛,痢疾,产后中风,吐血,衄血,血崩,血淋,跌打损伤。用量10～15克,水煎服。外用:可适量研末撒布或捣敷。

应　用

1. 吐血、下血:用水苏茎叶适量,煎汁服。
2. 吐血咳嗽:用水苏焙干研细,每服3克,米汤送下。

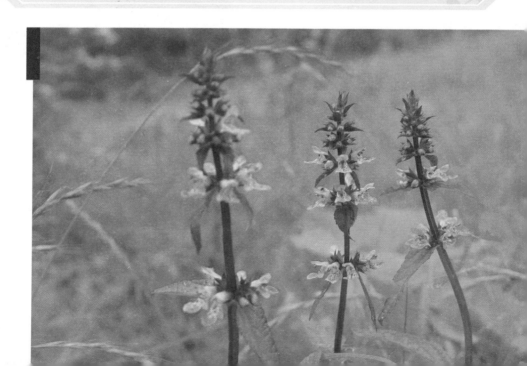

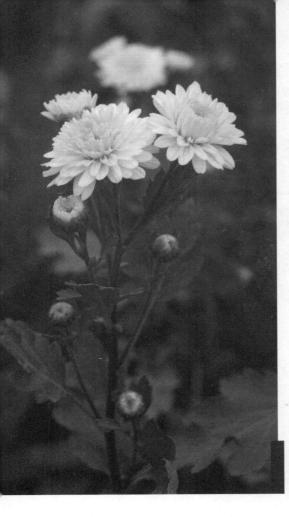

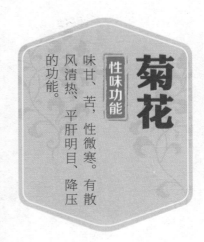

菊花

性味功能

味甘、苦，性微寒。有散风清热、平肝明目、降压的功能。

【基　源】　本品为菊科植物菊的花序。

【原植物】　别名：白菊花、杭菊、滁菊、怀菊、药菊、川菊。多年生草本，全株有白色茸毛。叶互生，卵圆形或卵状披针形，羽状浅裂，边缘有粗大锯齿或深裂。头状花序单生或数个顶生或腋生；总苞片3～4层半球形，外层苞片绿色，线形，中层苞片阔卵形，内层苞片干膜质长椭圆形；花托半球形；边缘舌状花雌性，花冠白色、黄色、淡红色或淡紫色；管状花黄色。花果期9～10月。

【生境分布】　主产于河北、河南、安徽、江苏、浙江等省区。

【主治用法】　用于风热感冒，头痛眩晕，耳鸣，目赤肿痛，眼花目昏，疔疮，肿毒，结膜炎，高血压等。用量6～18克。

应　用

1. 外感风热：菊花、桑叶、薄荷。水煎服。
2. 结膜炎：菊花、白蒺藜、木贼。水煎热气熏眼。
3. 高血压头痛：菊花、夏枯草、钩藤。水煎服。

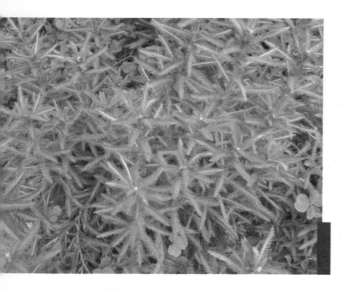

性味功能

蓍草

味辛、苦平；有小毒。有清热解毒、活血通经、消肿止痛的功能。

【基　　源】　本品为菊科植物蓍的全草。

【原植物】　别名：千叶蓍、洋蓍草。多年生草本，株高30～100厘米。根状茎匍匐状。茎直立，密生白色长柔毛。叶披针形、矩圆状披针形或近条形，二至三回羽状全裂，叶轴上部有1～2个齿，裂片及齿披针形或条形，顶端有软骨质小尖，被疏长柔毛或无毛。头状花序多数，密集呈复伞房状；总苞片3层，覆瓦状排列，绿色，龙骨瓣状，边缘膜质；舌状花白色、淡粉红色或紫红色；筒状花黄色。瘦果矩圆形，无冠毛。

【生境分布】　生于山坡湿草地。分布于东北、华北等省区。

【主治用法】　用于闭经腹痛，急性肠炎，阑尾炎，扁桃体炎，风湿疼痛，毒蛇咬伤等症。用量3～9克，外用适量。

应　用

1. 胃痛：蓍草0.9克，嚼服。
2. 跌打肿痛：鲜蓍草、生姜加酒炖热搽患处。

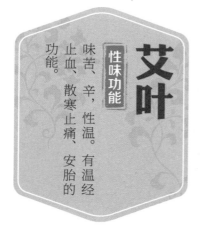

性味功能

艾叶

味苦、辛，性温。有温经止血、散寒止痛、安胎的功能。

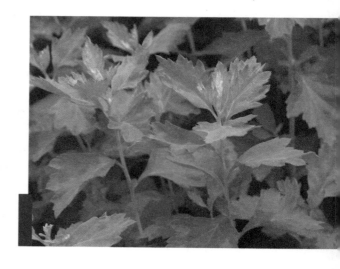

【基　源】　本品为菊科植物艾蒿的干燥叶。

【原植物】　多年生草本，密被灰白色茸毛。茎直立，基部木质化。叶互生，茎下部叶花时枯萎；茎中部叶具短柄，卵状椭圆形，羽状深裂，边缘具粗锯齿；上部叶无柄，全缘，披针形。头状花序顶生，多数排列呈复总状；总苞片4层，密被绵毛；花托扁平；花冠筒状，红色，5裂。瘦果长圆形。花期7～10月，果期9～11月。

【生境分布】　生于荒地林缘、路旁沟边。分布于我国东北、西南及甘肃等省区。

【主治用法】　用于功能性子宫出血，先兆流产，痛经，月经不调，吐血，鼻血，慢性气管炎，支气管哮喘，急性痢疾和湿疹等症。用量3～6克；水煎服；外用适量。

应用

感冒：艾叶、龙芽草各15克，薄荷9克。水煎服。

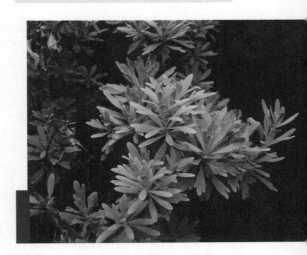

芙蓉菊

性味功能

味辛、苦，性微温。有祛风除湿、解毒消肿、止咳化痰的功能。

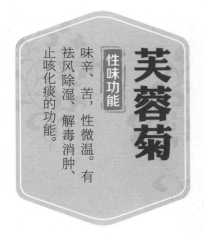

【基　源】　本品为菊科植物芙蓉菊的根、叶。

【原植物】　别名：千年艾、蜂菊、白芙蓉。半灌木，高达60厘米。茎多分枝，枝叶密生白色缙茸毛呈灰绿色。叶互生，形状多变，倒披针形、卵形或宽卵形，2～5深裂，部分裂片又再分裂，裂片长椭圆形，先端钝，基部偏斜；茎上部叶不裂，叶柄短。头状花序顶生，花小，异性，盘状；花黄绿色，全为管状花，边花雌性，中央花两性。瘦果5棱，顶端有撕裂状鳞片。

【生境分布】　生于山坡、海滩、分布于福建、广东、广东等省区。

【主治用法】　用于风寒感冒，麻疹，风湿关节疼痛，胃痛，支气管炎，百日咳，疔疮，乳腺炎。用量15～30克。

应用

乳腺炎：鲜芙蓉菊叶适量，捣烂外敷患处。

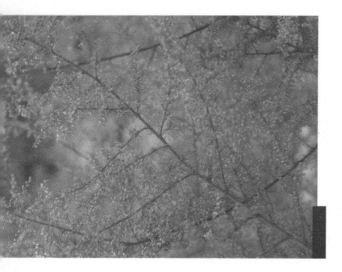

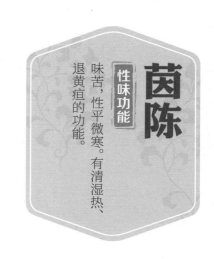

茵陈 性味功能

味苦，性平微寒。有清湿热、退黄疸的功能。

【基　源】　本品为菊科植物猪毛蒿的去根幼苗。

【原植物】　别名：滨蒿、臭蒿、绵茵陈。多年生草本。根单一，直生，纺锤形，茎单一，基部半木质化。全株幼时被灰白色绢毛，成长后高 40～100 厘米，基生叶有长柄，较窄，叶片宽卵形，裂片稍卵状，疏高；茎生叶，1～3 回羽状全裂。最线裂片线形，老时无毛，叶脉丝状。头状花序无梗或有短梗，偏侧着生成短穗，总苞片有宽膜质边缘。外层雌花 5～15 朵，以 10～12 朵为常见，中部两性花 3～9 朵。花期 8～9 月，果期 9～10 月。

【生境分布】　喜生于沙地、河岸及盐碱地。分布于我国东北及台湾、云南等地。

【主治用法】　用于黄疸尿少，湿疮瘙痒，传染性黄疸型肝炎，胆囊炎。用量 6～15 克。

应　用

急性黄疸型传染性肝炎、胆囊炎：茵陈蒿 50 克，栀子 12 克，大黄 9 克。水煎服。

青蒿 性味功能

味苦，性寒。有清热凉血、解暑、除蒸、截疟的功能。

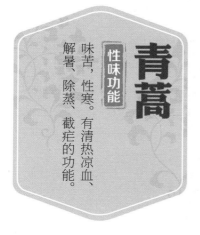

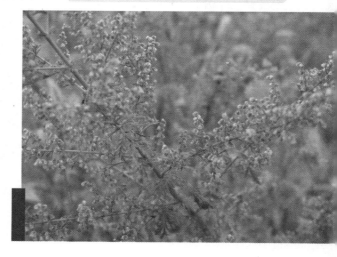

【基　源】　本品为菊科植物黄花蒿的干燥地上部分。

【原植物】　别名：臭蒿、臭青蒿、草蒿。一年生草本。具浓烈挥发性香气。茎直立，具纵沟棱，无毛，多分枝。下部叶花时常枯萎；中部叶卵形，2～3回羽状全裂，呈栉齿状，小裂片线形，先端锐尖，全缘或具1～2锯齿，密布腺点；上部叶小，常1～2回羽状全裂。头状花序，球形，极多数密集成扩展而呈金字塔形的圆锥状。花管状，黄色。花、果期8～10月。

【生境分布】　生于旷野、山坡、路边、河岸。分布于全国各地。

【主治用法】　用于暑邪发热，痢疾，骨蒸劳热，疟疾寒热，湿热黄疸。用量4.5～9克。

应　用

紫斑：青蒿、升麻、鳖甲、当归、生地黄。水煎服。

性味功能

全草：味苦、辛，性微寒。有活血调经、祛瘀生新、利尿消肿的功能。果实：味辛、苦，性微寒。有活血调经、清肝明目的功能。

益母草

【基　源】　本品为唇形科植物细叶益母草的地上部分。果实为茺蔚子。

【原植物】　别名：四美草、风葫芦、风车草。一年生或二年生草本，高达120厘米。茎直立，四棱形，有节，有倒生糙伏毛，多分枝。叶对生，全花冠粉红色至紫红色，掌状3裂，裂片线形。花冠较大，外有长柔毛，下唇短于上唇。花萼外面中部密生柔毛。花期7～9月，果期9～10月。

【生境分布】　分布于内蒙古、河北及陕西等地。

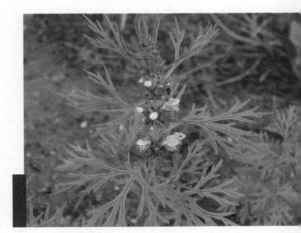

【主治用法】　全草：用于月经不调，痛经，产后瘀血腹痛，肾炎浮肿，小便不利，跌打损伤，疮疡肿毒。用量10～30克。外用鲜品适量捣敷患处。果实：用于月经不调，经闭，痛经，产后瘀血腹痛，目暗不明，头晕胀痛。用量4.5～9克。瞳孔扩大者慎用。

应　用

1. **月经不调：**益母草、当归、赤芍、木香。研末吞服。

2. **急性肾炎：**益母草，水煎服。

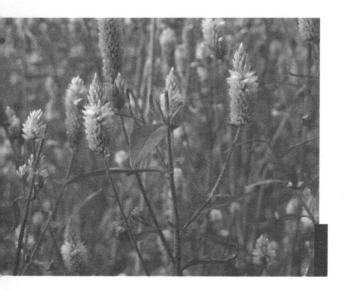

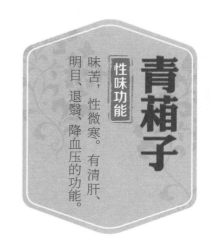

青葙子

性味功能

味苦，性微寒。有清肝、明目、退翳、降血压的功能。

【基　源】　本品为苋科植物青葙的干燥成熟种子。

【原植物】　别名：野鸡冠花、狼尾巴。一年生草本。叶互生，纸质，披针形或长圆状披针形，先端渐尖，基部狭，下延成叶柄。花多数，密生茎端或枝端呈塔状或圆柱状穗状花序。花被片5，初为淡白色，顶端淡红色，后变为银白色；胞果卵状椭圆形。种子多数，黑色。花期5～8月，果期6～10月。

【生境分布】　生于路旁干燥向阳处。分布于全国各地，有栽培。

【主治用法】　用于目赤肿痛，角膜炎，虹膜睫状体炎，视物昏花，肝火眩晕。用量9～15克。

应　用

1. **慢性葡萄膜炎**：青葙子、白扁豆各15克，元明粉4.5克（冲），酸枣仁、茯苓各12克，密蒙花、决明子各9克。水煎服。
2. **高血压**：青葙子50克。水煎服。

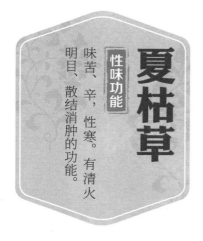

夏枯草

性味功能

味苦、辛，性寒。有清火明目、散结消肿的功能。

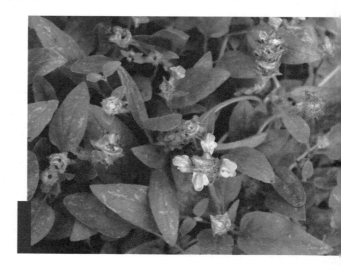

【基　　源】　本品为唇形科植物夏枯草的果穗。

【原 植 物】　别名：铁色草、大头花、夏枯头。多年生草本，被白色毛。茎四棱，淡紫红色，基部斜生。叶对生，卵状长圆形或卵圆形，全缘或有微波状齿。轮伞花序顶生聚成穗状；苞片宽心形，有硬毛，脉纹放射状，边缘有睫毛，浅紫色，每苞片内有花3朵。花萼唇形；花冠二唇形，上唇光端3短齿，紫色、蓝紫色或红紫色。小坚果4，黄褐色，三棱，椭圆形。花期4～6月，果期7～10月。

【生境分布】　生于荒坡、草地、溪边、林边及路旁。分布于全国各省区。

【主治用法】　用于目赤肿痛，羞明流泪，头痛眩晕，口眼歪斜，筋骨疼痛，肺结核，急性黄疸型传染性肝炎，血崩，带下，瘰疬，瘿瘤，甲状腺肿大，淋巴结结核，高血压症，乳腺增生等症。用量9～15克。水煎服。

应 用

淋巴结结核：夏枯草，何首乌，熬膏，早晚各服一匙。

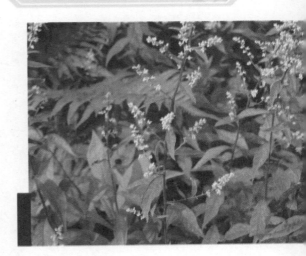

分布于江苏、安徽、浙江、江西等省区。

【主治用法】　用于中暑，头痛，肠炎，痢疾，经闭腹痛，产后血瘀，风湿疼痛，跌打损伤，痈肿；外用于创伤出血，乳腺炎。用量3～9克；外用适量捣敷或研末撒。

应 用

血气胀痛：南刘寄奴，研末，煎酒服。

南刘寄奴

性味功能　味辛，苦，性平。有清暑利湿、活血行瘀、通经止痛、敛疮消肿的功能。

【基　　源】　本品为菊科植物奇蒿的干燥全草。

【原 植 物】　多年生草本，被白色细茸毛。叶卵状椭圆形，先端渐尖或尾状渐尖，基部下延稍包茎，边缘具锯齿。头状花序钟状，密集呈圆锥花序；总苞棕黄色，膜质；花全部为管状。瘦果长圆形或椭圆形。花期7～9月，果期8～10月。

【生境分布】　生于旷野、杂草丛中。

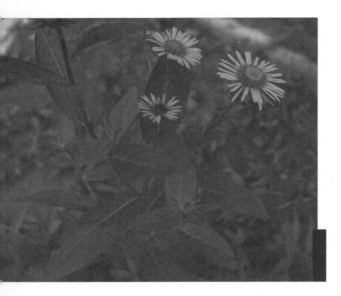

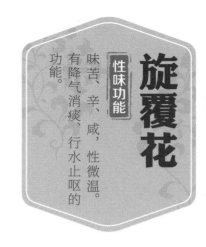

性味功能

旋覆花

味苦、辛、咸，性微温。有降气消痰、行水止呕的功能。

【基　源】　本品为菊科植物旋覆花的头状花序。

【原植物】　别名：金佛草、金佛花、黄熟花。多年生草木。叶互生，长圆形，先端尖，基部渐狭或急狭或有半抱茎小耳。头状花序较小，直径2.5～4厘米，单生或数个排成疏散伞房状；外层披针形，基部革质，内层苞片干膜质；舌状花黄色；管状花两性。瘦果圆柱形。花期7～10月，果期9～10。

【生境分布】　生于河滩、路边阴湿地。分布于全国大部分地区。

【主治用法】　用于风寒咳嗽，痰饮蓄结，胸膈痞满，咳喘痰多，呕吐噫气，心下痞硬。用量3～9克。包煎。

应　用

1. **脾胃虚寒所致呕吐、呃逆：** 旋覆花、党参、生姜各9克，代赭石9克，半夏、炙甘草各6克，水煎服。
2. **急慢性气管炎：** 旋覆花、桔梗、桑白皮、半夏、瓜蒌仁。水煎服。

性味功能

鸡冠花

味甘，性凉。有清热利湿、凉血、收涩止血、止带、止痢的功能。

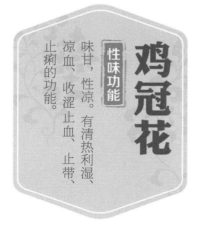

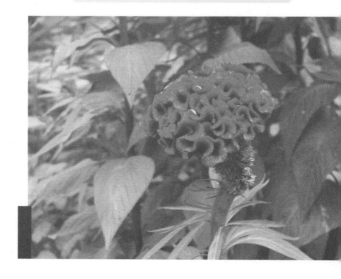

【基　源】　本品为苋科植物鸡冠花的干燥花序。

【原 植 物】　一年生草本。植株无毛。茎直立，粗壮。叶卵形或卵状披针形，顶端渐尖，基部渐狭，全缘。花多数，密生成扁平肉质鸡冠状、卷冠状或羽毛状的穗状花序，中部以下多花。苞片、小苞片和花被片红色、紫色、黄色、淡红色，干膜质，宿存。胞果卵形，包于宿存的花被内。花、果期7～10月。

【生境分布】　栽培于全国各地。

【主治用法】　用于吐血，崩漏，便血，痔漏下血，赤白带下，久痢不止。用量6～12克。

红花

性味功能

味辛，性温。有活血通经、散瘀止痛、抗癌的功能。

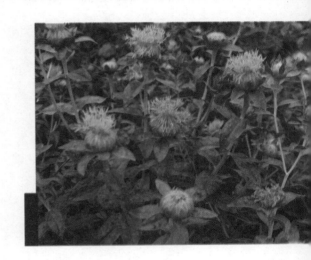

【基　源】　本品为菊科植物红花的干燥花序。

【原 植 物】　别名：草红花、刺红花。一年生草本。叶互生，稍抱茎，卵状披针形，先端尖，基部渐狭，齿端有尖刺。上部叶边缘不分裂，呈苞片状包围头状花序，边缘有针刺；总苞近球形，外2～3轮，边缘有针刺；内层数轮，透明膜质。花多数，全为管状花，线形，初开时黄色，渐变橘红色，成熟时变为深红色。瘦果椭圆形，4棱，白色。花期5～8月，果期7～9月。

【生境分布】　生于排水良好的砂质壤土。我国大部分地区有栽培。

【主治用法】　用于经闭，痛经，难产，死胎，产后恶露不行，癥瘕痞块，跌扑损伤，疮疡肿痛。用量3～6克。孕妇慎服。

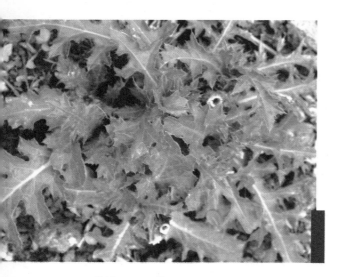

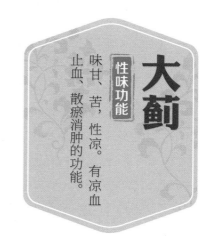

【基　　源】　本品为菊科植物蓟的地上部分或根。

【原　植　物】　别名：将军草、山萝卜、牛口刺。多年生草本。根长纺锤形或长圆锥形，簇生。茎直立，有细纵纹，被白色或黄褐色丝状毛。基生叶有柄，开花时不凋落，叶片倒披针形或倒卵状椭圆形，羽状深裂，裂片5～6对，边缘齿状，齿端具刺，上面疏生丝状毛，下面沿脉有丝状毛；中部叶无柄，基部抱茎，羽状深裂，边缘有刺；上部叶渐小。头状花序单一或数个生于枝端集成圆锥状；总苞钟状，被丝状毛；花两性，全部为管状花，花冠紫红色，瘦果长椭圆形。花期5～8月，果期6～8月。

【生境分布】　生于山坡、路边。分布于南方大部分地区。

【主治用法】　用于衄血，吐血，便血，尿血，崩漏，痈肿疮疖，肝癌，膀胱癌。用量9～15克。

【应　用】

吐血、咳血：大蓟、侧柏叶、白茅根、仙鹤草各9～15克。水煎服。

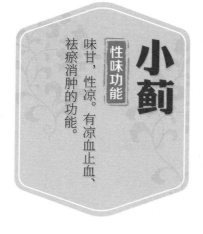

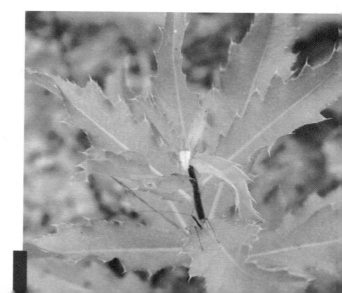

【基　　源】　本品为菊科植物刺儿菜的地上部分。

【原 植 物】　多年生草本。茎被蛛丝状绵毛。基生叶花时凋落，长椭圆形或长圆状披针形；茎生叶椭圆形或椭圆状披针形，先端短尖或钝，基部窄或钝圆，近全缘或有疏锯齿，边缘有小刺，两面有白色蛛丝状毛。头状花序顶生，雌雄异株；总苞钟状，苞片5裂，总苞片6层，顶端长尖，具刺；花冠紫红色，细管状。瘦果长椭圆形或卵形，冠毛羽状。

花期5～6月，果期5～7月。

【生境分布】　生于荒地、田间和路旁。分布于全国各地。

【主治用法】　用于吐血，衄血，尿血，崩漏，急性传染性肝炎，痈肿疮毒。用量4.5～9克，水煎服。外用捣烂敷患处。

応 用

传染性肝炎：鲜小蓟根状茎60克，水煎服。

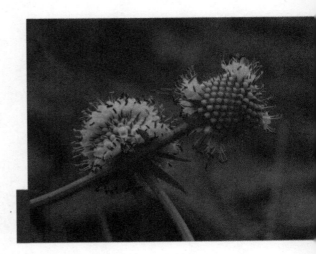

性味功能

续断

味苦、辛，性微温。有补肝肾、强筋骨、利关节、行血，止血，安胎的功能。

【基　　源】　本品为川续断科植物川续断的根。

【原 植 物】　多年生草本。主根圆柱形。茎具纵棱，棱上生刺毛。基生叶丛生，羽状深裂，有长柄；茎生叶对生，生短毛或刺毛。圆球形头状花序顶生，花萼浅盘状，4齿；花冠白色或淡黄色，4裂，外生刺毛。瘦果长倒卵形柱状，有4棱，淡褐色。花期8～9月，果期9～10月。

【生境分布】　生于山坡、草地、林缘或栽培。分布于浙江、江西、湖北、湖南及西南各省区。

【主治用法】　用于腰背酸痛，足膝无力，关节不利，胎动不安，尿频，痈疽溃疡等。用量9～15克。水煎服。

応 用

1. 先兆性流产，习惯性流产：续断15克。水煎服。
2. 腰背酸软无力：川续断、牛膝、当归、寄生、菟丝子各9克。水煎服。

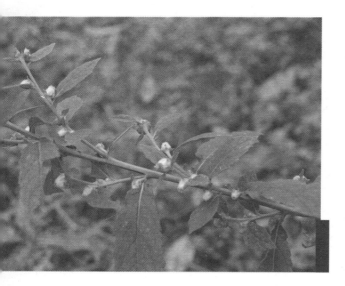

【基　源】　本品为菊科植物天名精的全草；鹤虱为其成熟果实。

【原植物】　多年生草木，有臭气，密生短柔毛。下部叶宽椭圆形或矩圆形，顶端尖或钝，边缘锯齿形或全缘；茎上部叶互生，向上渐小，矩圆形。腋生头状花序多数，近无梗；总苞钟形；苞片3层；全为管状花，黄色，外面为雌花，花冠管细长，先端3～5裂，中央为两性花，花冠管筒状，顶端5齿裂。瘦果条形，具细纵条，顶端有短喙，无冠毛，具腺点，黄褐色。花期6～8月，果期8～11月。

【生境分布】　生于山坡草丛、田野路旁。分布于全国各省区。

【主治用法】　用于咽喉肿痛，扁桃体炎，支气管肺炎胃炎，外用治创伤出血，无名肿毒。用量9～15克。鹤虱用于绦虫病、蛲虫病等。用量3～9克。

应　用

急性肾炎： 鲜天明精50克，捣烂，加红糖或食盐拌匀，外敷脐部。

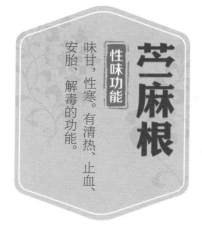

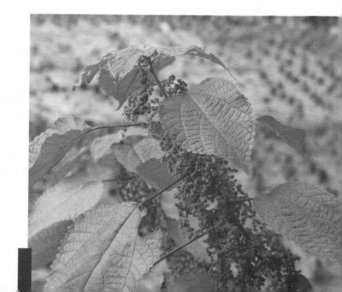

【基　　源】　本品为荨麻科植物苎麻的根。

【原植物】　别名：野麻、家麻、白麻。多年生草本，全体密被长柔毛。叶互生，阔卵形或近圆形，先端渐尖短尾状，基部圆形或阔楔形，边缘有粗锯齿。花单性，雌雄同株，圆锥花序腋生，雌花序在雄花序之上；雄花黄白色；雌花淡绿色，簇生呈球形。瘦果集成小球状，细小，椭圆形，压扁状，密生短毛，花被宿存。花期5～8月，果期8～10月。

【生境分布】　生于荒地或山坡上。分布于山东、江苏、安徽、浙江、江西、福建、台湾、湖北、云南等省区。

【主治用法】　用于痢疾，吐血，下血，胎动不安、先兆流产、尿血；外治痈肿初起，跌打损伤，外伤出血，骨鲠。用量9～30克；外用适量，捣烂敷患处。

应　用

痢疾：苎麻根、野麻草各30克。水煎服。

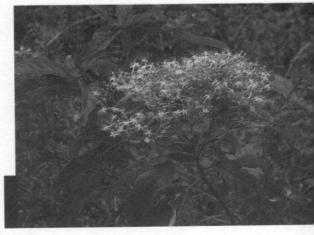

大青

性味功能

味苦，性寒。有清热利湿、消炎、镇痛、凉血的功能。

【基　　源】　本品为马鞭草科植物路边青的根和叶。

【原植物】　别名：大青、山靛、野靛青。灌木或小乔木。叶对生，纸质，椭圆形或长圆形，先端渐尖或急尖，基部圆形或宽楔形，全缘，下面常有腺点。伞房状聚伞花序，花小，有橘香味；萼杯状，外被黄褐色短绒毛，顶端5裂；花冠白色，外面疏生细毛和腺点，花冠管细长，5裂。果实球形或倒卵形，蓝紫色，为红色的宿萼所托。花果期6月至次年2月。

【生境分布】　生于平原、山地林下。分布于华东、中南及云南等省区。

【主治用法】　用于感冒高烧，流脑，乙脑，偏头痛，高血压，肠炎痢疾，风湿性关节炎，外用于痈疖丹毒，毒虫咬伤，肿痛等。用量15～30克。

应　用

风湿性关节炎：大青根50克，酒、水各半炖服。

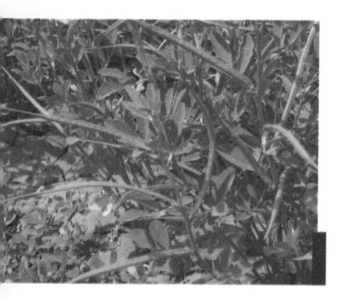

胡芦巴

性味功能 味苦，性温。有温肾阳、逐寒湿、止痛的功能。

【基　源】　本品为豆科植物胡芦巴的种子。

【原植物】　别名：苦豆、芦巴子、香豆子。一年生草本，全株有香气。叶互生，三出羽状复叶，小叶片长卵形，先端钝圆，基部楔形，上部边缘有锯齿，下部全缘，疏柔毛生。花1～2朵生于叶腋，花萼筒状，有白色柔毛；花冠蝶形，淡黄白色或白色；基部稍带紫色。荚果条状圆筒形，先端呈尾状，被疏柔毛，具纵网脉。种子长圆形，黄棕色。花期4～7月，果期7～9月。

【生境分布】　全国大部分地区有栽培。

【主治用法】　用于肾脏虚冷，小腹冷痛，小肠疝气，寒湿脚气，阳痿等症。用量3～10克。孕妇慎用。

应　用

高山反应： 胡芦巴叶晒干研细粉，炼蜜为丸。

牛蒡子

性味功能 味辛、苦，性寒。有疏散风热、宣肺透疹、消肿、解毒、利咽的功能。

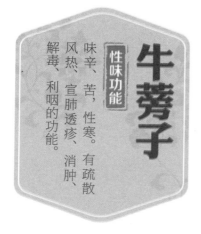

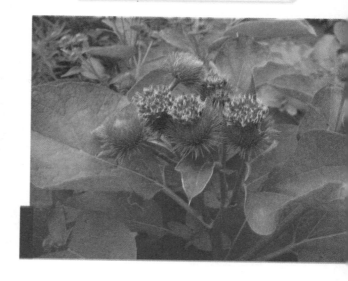

【基　　源】　本品为菊科植物牛蒡的干燥成熟果实。

【原 植 物】　别名：大力子。二年生草本。基生叶丛生，被疏毛；茎生叶互生，卵形，下面密生灰白色短柔毛。头状花序簇生枝顶或排成伞房状；苞片覆瓦状排列，先端有软骨质倒钩刺，花紫红色，全为管状花，花冠先端5浅裂。瘦果长圆形或倒卵形，稍扁，微弯，灰褐色，有多数细小黑斑及纵棱，果皮硬。

花期6～8月，果期8～10月。

【生境分布】　生于山坡、林缘、荒地等。分布于全国大部分地区。

【主治用法】　用于风热感冒，咳嗽痰多，麻疹，风疹，荨麻疹，咽喉肿痛，腮腺炎，痈肿疮毒。用量4.5～9克。水煎服。

应　用

疮疹：牛蒡子15克。研末调敷患处。

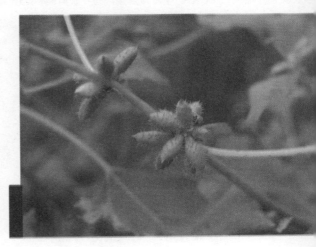

苍耳子
性味功能
味辛、苦，性温；有小毒。有散风湿、通鼻窍的功能。

【基　　源】　本品为菊科植物苍耳带总苞的果实。

【原 植 物】　别名：老苍子、刺儿棵、苍耳蒺藜。一年生草本。全体密生白色短毛。叶互生，卵状三角形或心形，先端尖，基部浅心形，边缘有不规则锯齿或3浅裂，贴伏短粗毛。花单性，雌雄同株；头状花序顶生或腋生；雄花序球状，生于上部叶腋，小花管状，5齿裂。雌花序卵形，总苞片2～3列，密生钩刺。瘦果2，纺锤形，包在有刺的总苞内。花

期7～10月，果期8～11月。

【生境分布】　生于荒坡、草地、路旁或村落旷地。分布于全国各地区。

【主治用法】　用于风寒头痛，鼻炎，鼻窦炎，过敏性鼻炎，鼻渊流涕，风疹瘙痒，湿痹拘挛，麻风等。用量3～9克。

应　用

1. 慢性鼻窦炎、鼻炎：苍耳子15克，辛夷、金银花、菊花各9克，茜草6克。水煎，砂糖送服。

2. 外感风邪所致头痛：苍耳子、防风、藁本。水煎服。

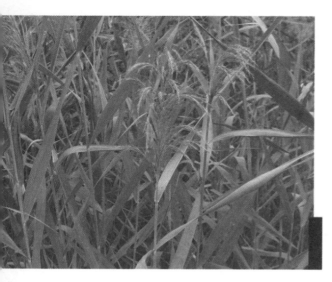

芦根

性味功能

味甘，性寒。有清热生津、止呕、利小便的功能。

【基　　源】　本品为禾本科植物芦苇的新鲜或干燥根茎。

【原　植　物】　多年生水生或湿生高大草草。具粗壮的匍匐根状茎；节下通常具白粉。叶二列，互生；叶鞘圆筒形；叶舌有毛；叶片窄长形，长 15 ～ 45 厘米，宽 1 ～ 3.5 厘米。圆锥花序，顶生，疏散，稍下垂，下部枝腋具白柔毛。颖果，长圆形。花、果期 7 ～ 11 月。

【生境分布】　生于池沼地、河边、湖边、湿地等。分布于全国各地。

【主治用法】　用于热病烦渴，胃热呕哕，肺热咳嗽，肺痈吐脓，热淋涩痛，吐血、衄血等。用量 15 ～ 30 克；鲜用量 30 ～ 60 克，或捣汁用。

应　用

1. **解河豚毒：** 鲜芦根 500 克。捣汁服，或水煎频服。
2. **热病咳嗽，痰黄稠黏：** 芦根、杏仁、枇杷叶各 9 克。水煎服。

豨莶草

性味功能

味苦，性寒。有祛风除湿、清热解毒、降压的功能。

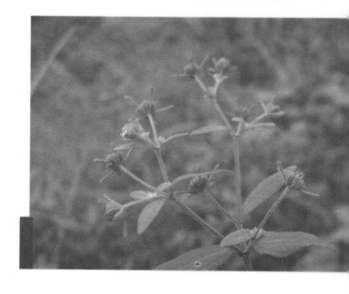

【基　　源】　本品为菊科植物豨莶的干燥全草。

【原植物】　别名：东方豨莶草、肥猪菜。一年生草本。茎上部复二歧状分枝。密生短柔毛。叶对生，三角状卵形或卵状披针形，两面被毛，下面有腺点，边缘有不规则的锯齿，顶端渐尖，基部浅裂，并下延成翅柄。头状花序，被紫褐色头状有柄腺毛；舌状花黄色；管状花两性。瘦果稍膨胀而常弯曲，无冠毛。花期5～7月，果期7～9月。

【生境分布】　生于山坡、路边、林缘。分布于秦岭和长江流域以南。

【主治用法】　用于急性黄疸型肝炎、疟疾，高血压，中暑，急性胃肠炎，风湿性关节痛，腰膝无力，四肢麻木，神经衰弱，疮疖肿毒等症。用量9～12克。外用适量。

> **应　用**
>
> 1. 风湿性关节痛：豨莶草、忍冬藤各30克，络石藤、鸡血藤、土牛膝各15克。水煎服。
> 2. 疟疾：豨莶草30克。水煎服。

麻黄

性味功能

味辛、苦，性温。有发汗散寒、宣肺平喘、利水消肿的功能。

【基　　源】　本品为麻黄科植物木贼麻黄的干燥草质茎。

【原植物】　别名：木麻黄、山麻黄。小灌木。木质茎粗壮。叶二裂。雄球花单生或3～4个集生于节上，雄蕊6～8；花丝结合，稍外露。雌球花2个对生于节上，雌花1～2朵。果熟时红色，肉质，卵球形，种子1。花期6～7月，果期8～9月。

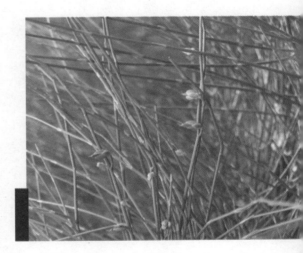

【生境分布】　生于干旱砾质山地。分布于西北及华北等地区。

【主治用法】　用于风寒感冒，胸闷喘咳，浮肿，支气管炎等。用量1.5～9克。

> **应　用**
>
> **肺炎、急性支气管炎**：麻黄4.5克，杏仁9克，生石膏18克，甘草3克。水煎服。

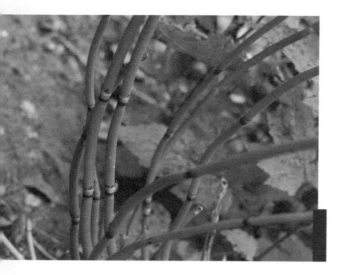

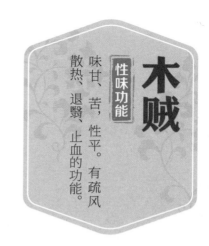

木贼

性味功能

味甘、苦，性平。有疏风散热、退翳、止血的功能。

【基　源】　本品为木贼科植物木贼的地上部分。

【原植物】　别名：锉草、笔头草、擦草。多年生常绿草本。根茎黑色，地上茎直立，单一不分枝或于基部簇生，节间中空，茎表面有纵沟棱，手摸粗糙。叶鞘筒贴于茎上，顶部与基部有2黑色圈。鞘齿顶部尾尖早落，成钝头，鞘片背面有棱脊2条，形成浅沟。孢子囊穗生于茎顶，长圆形，无柄，具小尖头，由多数轮状排列的六角形盾状孢子叶组成，沿孢子叶边缘生数个孢子囊；孢子圆球形，有2条弹丝，十字形着生，卷绕在孢子上。

【生境分布】　生于林下湿地，山谷溪边。分布于东北及河北、山西、内蒙古、陕西、甘肃、新疆和四川等地。

【主治用法】　用于目赤肿痛，目生云翳，迎风流泪，喉痛，痈肿，便血，血痢，脱肛，崩漏，外伤出血。用量3～9克。水煎服。

<hr>应　用</hr>

目生云翳，多泪：木贼、谷精草、决明子各9克，蝉蜕3克。水煎服。

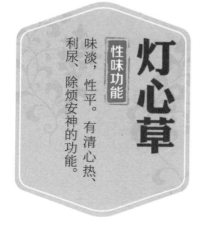

灯心草

性味功能

味淡，性平。有清心热、利尿、除烦安神的功能。

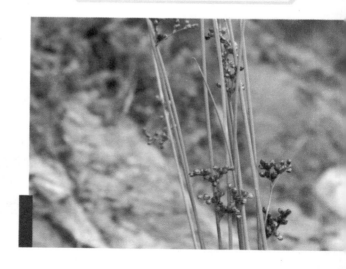

【基　源】　本品为灯心草科植物灯心草的茎髓。

【原植物】　多年生草本。茎丛生，直立，圆柱状，具纵条纹；髓部白色，下部鞘状叶数枚，红褐色或淡黄色，上部的绿色，有光泽；叶退化呈刺芒状。花序聚伞状，假侧生，多花，密集或疏散；花小，淡绿色，具短柄；花被片6，2轮，边缘膜质；雄蕊3；子房上位。蒴果卵状三棱形或椭圆形，3室，顶端钝或微凹。种子多数，卵状长圆形，褐色。花期5～6月，果期6～7月。

【生境分布】　生于湿地、沼泽边、溪边、田边等潮湿地带。分布于全国各地。

【主治用法】　用于小便灼热，刺痛，失眠，心烦口渴，口舌生疮，疟疾等症。用量0.9～3克，外用适量。

应用

小儿因心热而烦躁、夜啼：灯心草。水煎服。

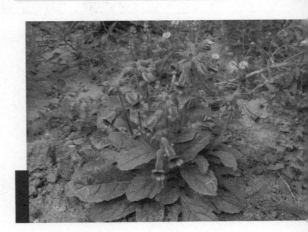

地黄

性味功能

味甘、苦，性寒。有清热、滋阴、凉血、生津的功能。

【基　源】　本品为玄参科植物地黄的块根。

【原植物】　别名：蜜蜜罐、野生地黄。多年生草本，密生灰白色长柔毛及腺毛。根肥厚肉质，圆柱形或纺锤形；叶倒卵状披针形，边缘有钝齿。1～3丛生总状花序；花冠宽筒状，外暗紫色，内带黄色，有紫纹，先端5浅裂，稍二唇状。蒴果球形或卵圆形，宿存花萼。花期4～5月，果期5～6月。

【生境分布】　生于荒坡、田埂等处。河南、山东、陕西、河北等省份有栽培。

【主治用法】　用于热病热盛，烦躁口渴，发斑发疹，吐血，衄血，尿血，咽喉肿痛。用量12～30克。生地：用于热病烦躁，发斑发疹，阴虚低热，消渴，吐血，衄血，尿血，崩漏。用量9～15克。熟地：用于阴虚血少，头昏耳鸣，腰膝酸软，消渴，遗精，经闭，崩漏。用量9～15克。水煎服或入丸服。

应用

舌绛、口渴、便秘、失眠：生地黄、麦冬各24克，玄参30克。水煎服。

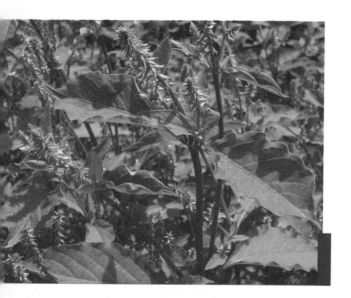

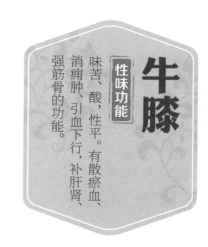

牛膝

味苦、酸，性平。有散瘀血、消痈肿、引血下行，补肝肾、强筋骨的功能。

【基　源】　本品为苋科植物牛膝的干燥根。

【原植物】　多年生草本。根圆柱形，土黄色。茎四棱，近无毛，具对生的分枝。叶椭圆形或椭圆披针形，先端尾尖，基部楔形，有毛。穗状花序腋生或顶生，花在后期反折。苞片宽卵形，小苞片刺状，顶端弯曲。花被片5，披针形。胞果椭圆形，长约2毫米。种子长圆形，黄褐色。花期7～9月，果期9～10月。

【生境分布】　生于山野路旁，主要栽培于河南，野生分布于山西、陕西、山东、江苏、浙江、江西、湖南、湖北、四川、贵州等省区。

【主治用法】　用于腰膝酸痛，筋骨无力，经闭，尿血等。并可用于宫颈癌，及骨肉瘤或骨肿瘤转移等。用量4.5～9克。孕妇忌服。

应　用

1. **跌打损伤**：牛膝9克。水煎服。
2. **尿道炎**：牛膝、当归、黄芩各2克。研末，水煎服。

紫菀

味辛、苦，性温。有润肺、祛痰、止咳的功能。

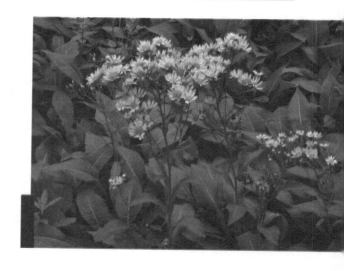

【基　　源】　本品为菊科植物紫菀的根及根茎。

【原　植　物】　多年生草本。根茎粗短，簇生多数细长根。基生叶丛生，有长柄，匙状长椭圆形，先端钝尖，基部下延长，两面有短硬毛；茎生叶互生，长椭圆形或披针形，先端短尖，基部下延，边缘有不整齐粗锯齿。头状花序多数，伞房状排列；总苞半球形，绿色带紫色，先端及边缘膜质；花序周围为舌状花，雌性，蓝紫色；管状花两性，黄色。瘦果倒卵状长圆形，扁平，宿存白色冠毛。花期8～9月，果期9～10月。

【生境分布】　生于山地、河边草地潮湿处。分布于东北、华北及陕西、甘肃、青海、安徽、浙江等省区。

【主治用法】　用于气逆咳嗽，痰吐不利，肺虚久咳，痰中带血，支气管炎等。用量6～9克。

应　用

肺炎、气管炎：紫菀9克。水煎服。

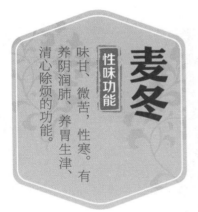

麦冬

性味功能

味甘、微苦，性寒。有养阴润肺，养胃生津、清心除烦的功能。

【基　　源】　本品为百合科植物麦冬的块根。

【原　植　物】　别名：麦门冬、寸麦冬、地麦冬。多年生草本，茎短，具膨大纺锤形肉质块根。叶丛生，狭长线形，基部有多数纤维状老叶残基，先端尖，基部稍扩大，边缘有膜质透明叶鞘。花茎比叶短，总状花序顶生，穗状，膜质小苞片腋生1～3朵；花微下垂，不展开，淡紫色或白色。果实浆果状球形，黑蓝色。花期5～8月，果期7～9月。

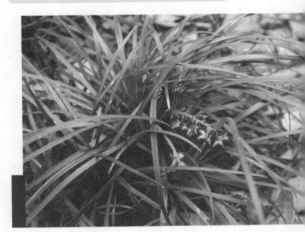

【生境分布】　生于山坡阴湿处、林下或溪沟岸边。分布于河北、陕西及华东、中南、西南等地区。

【主治用法】　用于肺燥干咳，肺痨咳嗽，津伤口喝，心烦失眠，内热消渴，肠燥便秘，咽白喉，肺结核咯血。用量6～12克。

应　用

热病后期之津亏便秘、虚热烦渴：麦冬、生地黄各24克，玄参30克。水煎服。

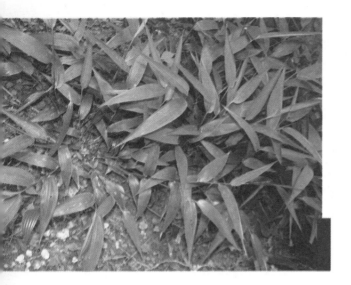

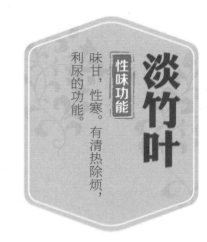

淡竹叶

【基　　源】　本品为禾本科植物淡竹叶的地上部分。

【原　植　物】　多年生草本。根状茎粗短，中部可膨大呈纺锤形块根。茎丛生，中空，节明显。叶互生，广披针形，先端渐尖，基部窄缩成柄状，全缘。圆锥花序顶生，分枝较少；小穗条状披针形，排列稍偏于穗的一侧，脱节于颖下；不育外稃互相紧包并渐狭小，顶端具短芒成束而似羽冠。颖果深褐色。花期7～9月，果期10月。

【生境分布】　生于荒地、田间和路旁。分布于长江以南各省区。

【主治用法】　用于热病心烦，咽喉炎，口腔炎，牙龈肿痛，尿少色黄，尿道炎等症。用量3～15克，水煎服。

应　用

1. 发热、心烦、口渴：淡竹叶9～15克。水煎服。

2. 暑热而出现心火症状：淡竹叶、木通各12克，生地黄18克，甘草梢6克。水煎服。

冬葵子

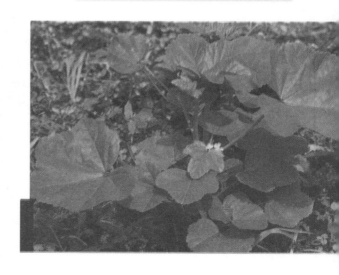

【基　源】　本品为锦葵科植物野葵的干燥成熟种子。

【原　植　物】　别名：冬葵。一年或多年生草本，被星状柔毛。叶互生，掌状5～7裂，近圆形，基部心形，裂片卵状三角形，边缘有锯齿。花数朵簇生叶腋，淡粉色；萼5齿裂；花瓣5，三角状卵形；雌蕊联合呈短柱状。蒴果扁球形，生于宿萼内，由10～11心皮组成，熟后心皮彼此分离并与中轴脱离，形成分果。花期4～5月，果期7月。

【生境分布】　生于村边、路旁草丛。分布于吉林、辽宁、河北、陕西、云南等省份。

【主治用法】　用于尿路感染，尿闭，水肿，大便不通，乳汁不通。用量3～9克。

应　用

血淋，虚劳尿血：冬葵子，水煎服。

锦灯笼

性味功能　味苦、酸，性寒。有清热解毒、利咽化痰的功能。

【基　源】　本品为茄科植物挂金灯的宿萼。

【原　植　物】　别名：酸浆、红姑娘、挂金灯。多年生草本，有节稍膨大，下部带紫色。茎下部叶互生或对生，广卵形或卵形，先端尖，基部圆或广楔形下延至叶柄上部，边缘波状或缺刻。单花腋生，花萼钟状；花冠白色，5裂。浆果包于宿萼囊中，球形，橙红色或朱红色；宿萼阔卵形囊状。种子多数，黄色。花期6～10月，果期7～11月。

【生境分布】　生于旷野、山坡、

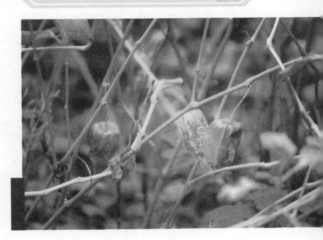

林缘等地。分布于全国大部分地区。

【主治用法】　用于咽喉肿痛，肺热咳嗽，感冒发热，湿热黄疸，风湿关节炎，天疱疮，湿疹等。孕妇忌服。浆果可作水果。用量4.5～9克。水煎服或蒸蛋。外用水煎洗，研末调敷或捣烂外敷。

应　用

1.尿血：鲜锦灯笼、大蓟各50克。水煎服。

2.咽喉肿痛：锦灯笼15克，甘草6克。水煎服。

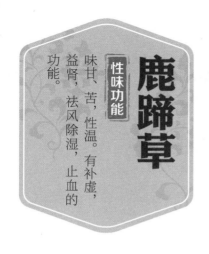

鹿蹄草

性味功能

味甘、苦，性温。有补虚，益肾，祛风除湿，止血的功能。

【基　源】　本品为鹿蹄草科植物鹿蹄草的干燥全草。

【原植物】　别名：鹿含草、鹿衔草、破血丹。多年生草本。4～7叶基部丛生，薄革质，卵状圆形至圆形，先端圆，基部圆形至宽楔形。花茎由叶丛中抽出，总状花序有花9～13朵；花萼5深裂，先端尖；花冠广钟状，花瓣5。蒴果扁球形，具5棱，胞背开裂，种子多数。花期4～6月，果期6～9月。

【生境分布】　生于山谷林下或阴湿处。分布于全国大部分省区。

【主治用法】　用于肺虚咳嗽，劳伤吐血，风湿关节痛，崩漏，白带，外伤出血，痈肿疮毒，蛇咬伤。用量9～15克。外用适量，煎水洗、捣烂或研末敷患处。

应　用

1. **毒蛇咬伤，痈肿疮毒：**鲜鹿蹄草30克。水煎洗患处，并捣烂敷患处。
2. **慢性风湿性关节炎，类风湿性关节炎：**鹿蹄草、白术各12克，泽泻9克。水煎服。

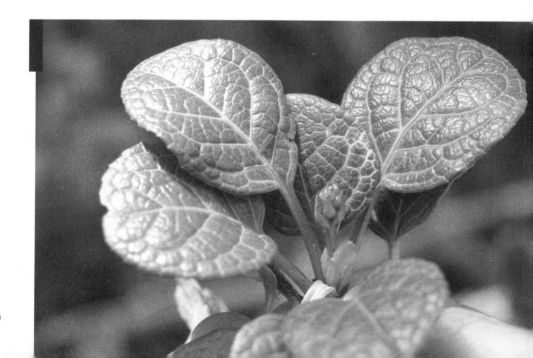

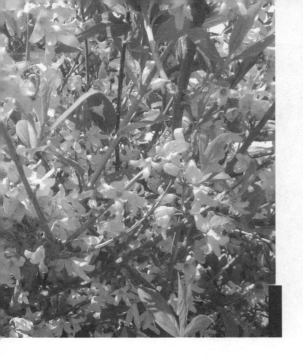

迎春花

性味功能

味苦、微辛，性平。有清热解毒，活血消肿的功能。

【基　　源】　本品为木犀科植物迎春花的花。

【原 植 物】　别名：金腰带、清明花、金梅花。叶灌木，直立或匍匐，高0.3～5米。小枝四棱形，棱上多少具狭翼。叶对生，三出复叶，小枝基部常具单叶；叶轴具狭翼；叶柄长3～10毫米；小叶片卵形、长卵形或椭圆形、狭椭圆形，稀倒卵形，先个端锐尖或钝．具短尖头．基部楔形，叶缘反卷；顶生小叶片较大，长1～3厘米，宽0.3～1.1厘米，无柄或基部延伸成短柄，侧生小叶片长0.6～2.3厘米，宽0.2～1厘米，无柄或基部延伸成短柄；单叶为卵形或椭圆形，有时近圆形。花单生于去年生小枝的叶腋，稀生于小枝顶端；苞片小叶状，披针形、卵形或椭圆形；花便长2～3毫米；花萼绿色，裂片5～6枚，窄披针形，先端锐尖；花冠黄色，直径2～2.5厘米，花冠管长0.8～2厘米，宽3～6毫米，向上渐扩大，裂片5～6枚，长圆形或椭圆形，长0.8～1.3厘米，宽3～6毫米，先端锐尖或圆钝；雄蕊2，着生于花冠筒内；子房2室。花期4～5月。

【生境分布】　生于山坡灌丛。分布于陕西、甘肃、四川、云南、西藏。各地有栽培。

【主治用法】　用于发热头痛，咽喉肿痛，小便热痛，恶疮肿毒，跌打损伤。内服：煎汤，10～15克；或研末。外用：适量，捣敷或调麻油搽。

应　用

1. 发热头痛：迎春花15克，煎水服。
2. 小便热痛：迎春花15克，车前草15克，煎水服。

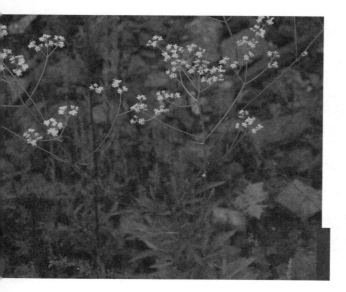

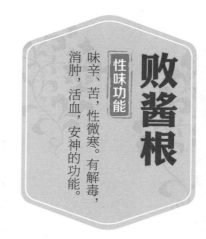

败酱根

性味功能

味辛、苦，性微寒。有解毒，消肿，活血，安神的功能。

【基　源】　本品为败酱科植物黄花败酱的根茎及根，地上部分亦供入药。

【原植物】　别名：黄花龙芽、野黄花、土龙草。多年生草本，有特殊臭气。基生叶丛生，有长柄，叶片卵形或长卵形，边缘有粗锯齿；茎生叶对生，有短柄或近无柄，叶片羽状深裂或全裂，裂片5～11枚，上部叶较狭小，常仅3裂，顶裂片较大。聚伞圆锥花序；花冠黄色。瘦果长方椭圆形。花期7～9月，果期9～10月。

【生境分布】　生于山坡、沟谷灌丛边、半湿草地。分布于全国各地。

【主治用法】　用于阑尾炎、痢疾、肠炎、肝炎、眼结膜炎、产后瘀血腹痛、痈肿疔疮、神经衰弱失眠。用量9～15克。

应用

阑尾脓肿：败酱草、金银花、紫花地丁、马齿苋、蒲公英、制大黄各15克。水煎服。

款冬花

性味功能

味辛、甘，性温。有润肺止咳，化痰平咳的功能。

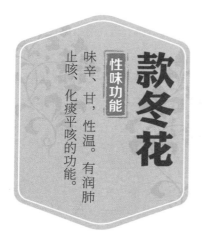

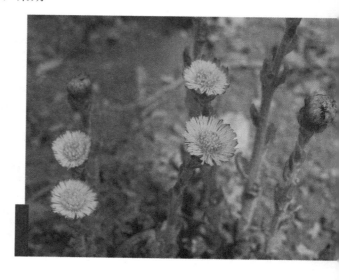

【基　　源】　本品为菊科植物款冬的花蕾。

【原 植 物】　别名：冬花。多年生草本。叶由根茎部生出。叶柄有白色茸毛。叶阔心形或肾形，先端近圆形或钝尖，基部心形，边缘有波状疏锯齿。花先叶开放，黄色；花茎数个，白色茸毛；有鳞片状苞叶 10 多片，椭圆形，有茸毛；雌性花舌状；中央管状花两性，先端 5 裂。瘦果长椭圆形，冠毛淡黄色。花期 2 ～ 3 月，果期 4 月。

【生境分布】　生于河边，沙地。栽培或野生。分布于华北、西北及河南、湖北、湖南、四川、西藏等省、自治区。

【主治用法】　用于急、慢性支气管炎，肺结核，咳嗽，喘咳痰多，劳嗽咯血等症。用量 10 ～ 15 克。

应　用

1. 哮喘：款冬花制成醇浸膏，内服。
2. 支气管炎，咳嗽气喘：款冬花。水煎服。

决明子

性味功能

味苦，性寒。有消炎、止痛、健胃的功能。

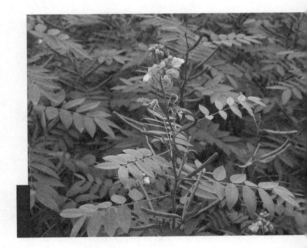

【基　　源】　本品为豆科植物槐叶决明的种子。

【原 植 物】　别名：茳茫决明、豆瓣叶、望江南、野苦参。与望江南很接近，但本种的叶较小，有 5 ～ 10 对，椭圆状披针形，顶端急尖或短渐尖。荚果较短，长 5 ～ 10 厘米，初时扁而稍厚，成熟时近圆筒形而多少膨胀。花期 7 ～ 9 月，果期 10 ～ 12 月。

【生境分布】　生于村边、路旁。分布于我国中部、东南部、南部及西南各省区。

【主治用法】　用于痢疾，胃痛，肺脓疡，喉炎，淋巴腺炎。用量 10 ～ 15 克。外用于阴道滴虫，烧烫伤，外用适量，煎水熏洗。

应　用

喉炎，淋巴腺炎：决明子 15 克。水煎服。

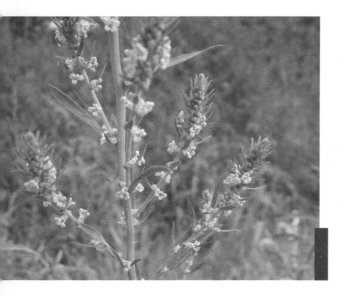

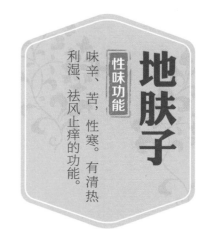

性味功能

地肤子

味辛、苦，性寒。有清热利湿、祛风止痒的功能。

【基源】　本品为藜科植物地肤的干燥成熟果实。

【原植物】　别名：扫帚子、扫帚草、扫帚苗。一年生草本。茎直立，多分枝，幼时具白色柔毛，后变光滑，秋天常变为红紫色。叶互生，稠密，无柄，叶狭圆形或长圆状披针形，长2～5厘米，宽3～7毫米，全缘，无毛或有白色短柔毛；茎上部叶较小，无柄。穗状圆锥花序，花小，黄绿色，无梗，1朵或数朵生于叶腋。胞果扁球形，包于宿存花被内。

种子卵形，黑褐色，有光泽。花期6～9月，果期7～10月。

【生境分布】　生于山野荒地、田野、路旁或庭院栽培，分布几遍全国。

【主治用法】　用于小便不利，风疹，湿疹，皮肤瘙痒。用量9～15克。

应用

1. 小便不利，湿热淋症：地肤子、猪苓、萹蓄各9克，木通6克。水煎服。
2. 热淋，水肿：地肤子、猪苓、通草。水煎服。

性味功能

王不留行

味苦，性平。有活血通经、催生下乳、消肿敛疮的功能。

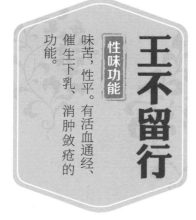

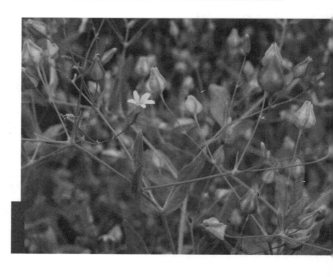

【基　源】　本品为石竹科植物麦蓝菜的干燥成熟种子。

【原　植　物】　别名：王不留行、不留子。二年生草本。茎直立，圆筒状，中空，节膨大，上部二叉状分枝。叶无柄，卵状披针形或披针形，基部圆形或近心形，微抱茎，顶端急尖，二歧聚伞花序呈伞房状，稀疏。苞片着生花梗中上部；花萼卵状圆锥形，后期微膨大呈球形，棱绿色，棱间绿白色，近膜质，萼齿小，三角形，顶端急尖，边缘膜质；花瓣淡红色。蒴果卵形。

【生境分布】　生于路旁、荒地，尤以麦田中最多。分布于全国大部分地区。

【主治用法】　用于乳汁不下，经闭，痛经，乳痈肿痛。用量 4.5 ～ 9 克。

应　用

1.乳汁不通：王不留行、当归各12 克，猪蹄炖服。

2.乳腺炎，乳房结块：王不留行、蒲公英各 15 克，瓜蒌仁 12 克，夏枯草 9 克。水煎服。

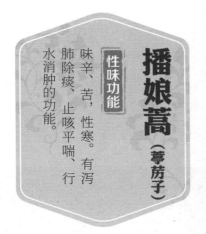

播娘蒿（葶苈子）

性味功能　味辛、苦，性寒。有泻肺除痰，止咳平喘、行水消肿的功能。

【基　源】　本品为十字花科植物播娘蒿种子，习称南葶苈子。

【原　植　物】　别名：眉毛蒿、婆婆蒿、麦蒿。一年生草本。叶三回羽状深裂，末端裂片条形或长圆形，下部叶具柄，上部叶无柄。花序伞房状，果期伸长；花瓣黄色；长角果细圆柱形，成熟时果实稍呈念珠状。花期 4 ～ 6 月，果期 5 ～ 8 月。

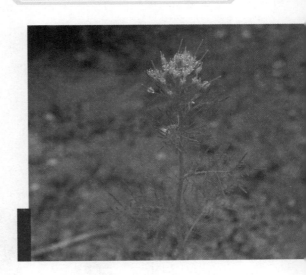

【生境分布】　生于山坡、田野及农田。全国大部分地区均有分布。

【主治用法】　用于痰饮喘咳，面目浮肿，肺痈，胸腹积水。用量 3 ～ 9 克。

应　用

1.咳嗽实喘，气急，痰多：葶苈子、杏仁、大枣各 9 克，炙麻黄 3 克。水煎服。

2.胸腹水肿，小便不利：葶苈子、防己、大黄各 9 克。水煎服。

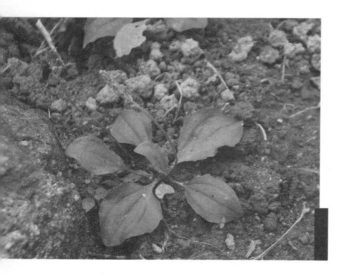

车前子

性味功能

味甘，性寒。有清热利尿、渗湿通淋、清肝明目、止咳化痰的功能。

【基　　源】　本品为车前草科植物车前的种子。

【原 植 物】　多年生草本。须根多数。叶基出，直立或外展；椭圆形或卵圆形，有 5 或 7 条弧形脉。穗状花序顶生，花疏生，绿白色；花冠管 4 裂，淡绿色。蒴果卵状椭圆形或卵形，周裂。种子椭圆形，腹面明显平截，黑褐色。花期 6～9 月，果期 7～10 月。

【生境分布】　生于沟旁、路边或田野。分布于全国各地。

【主治用法】　用于淋病尿闭，暑湿泄泻，目赤肿痛，痰多咳嗽，视物昏花。用量 9～15 克。水煎服。孕妇忌服。

应　用

老年性白内障：车前子、当归、熟地黄、枸杞子、菟丝子。水煎服。

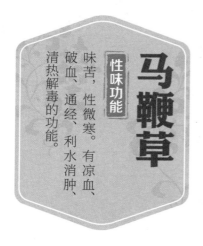

马鞭草

性味功能

味苦，性微寒。有凉血、破血、通经、利水消肿、清热解毒的功能。

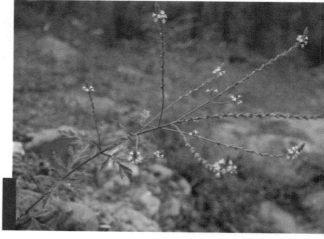

【基　　源】　本品为马鞭草科植物马鞭草的地上部分。

【原 植 物】　别名：铁马鞭、马板草。多年生草本。棱及节有硬毛。茎四棱形，叶对生，卵圆形、倒卵形或长圆状披针形，基生叶边缘有粗齿，茎生叶3深裂，穗状花序细长，顶生和腋生，每花下有卵状钻形苞片1枚；花萼管状，膜质，有硬毛，裂齿5；花冠淡紫色或蓝色，5裂，裂片近二唇形。蒴果长圆形，包于萼内，成熟时裂成四个小坚果。花期6～8月，果期7～11月。

【生境分布】 生于林边路旁、山坡、田野、溪旁等处。分布于山西、西南等地区。

【主治用法】 用于经闭，腹部肿块，水肿腹胀，湿热黄疸，痢疾，疟疾，白喉，咽喉肿痛，痈肿，疮毒。用量4～9克。孕妇忌服。

应 用

跌打扭伤： 鲜马鞭草，捣烂敷患处。或黄酒调匀敷患处。

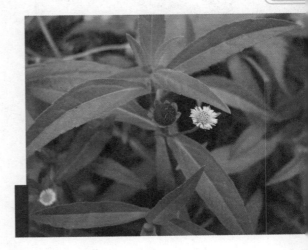

墨旱莲

性味功能 味甘、酸，性微寒。有补益肝肾、凉血止血的功能。

【基　　源】 本品为菊科植物鳢肠的地上部分。

【原 植 物】 别名：旱莲草。一年生草本，全株被白色茸毛。茎圆柱形，有纵棱及分枝。茎叶折断后，即变蓝黑色。叶对生，几无柄，披针形或条状披针形，全缘或有细锯齿。头状花序腋生或顶生，花梗细长；总苞2层，绿色；花杂性，外围为舌状花2层，白色，雌性，发育；中央为管状花，黄绿色，两性，全育。管状花的瘦果较短粗，三棱形，舌状花的瘦果扁四棱形，黄黑色。花期7～9月，果期9～10月。

【生境分布】 生于路旁、田间等较阴湿处。分布于全国大部分地区。

【主治用法】 用于肝肾阴亏，头晕目眩，鼻衄，吐血，咯血，牙龈出血，尿血，便血，崩漏，腰膝酸软，外伤出血。用量6～12克。外用适量，煎水洗或鲜品捣烂敷患处。

应 用

1. **痢疾：** 墨旱莲200克，糖50克。水煎服。
2. **水田皮炎：** 墨旱莲搓烂，涂擦患处。

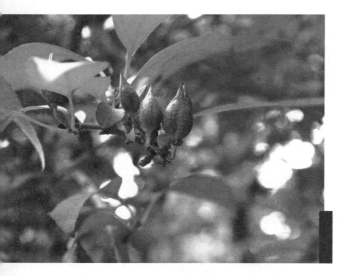

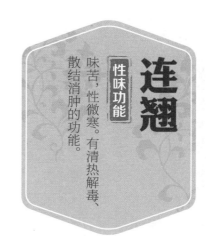

性味功能

连翘

味苦，性微寒。有清热解毒、散结消肿的功能。

【基　　源】　本品为木犀科植物连翘的果实。

【原植物】　别名：空壳，黄花条，青翘，老翘。落叶灌木。小枝节间中空，有髓。1～3三出复叶，卵形，有锐锯齿。花先叶开放，1～6花簇生叶腋。花萼基部合生成管状，4深裂；花冠金黄色，4裂。蒴果狭卵形，木质，生瘤点，顶端2裂。花期3～5月，果期7～8月。

【生境分布】　生于山坡灌丛、山谷疏林或草丛。多栽培。分布于全国大部分省区。

【主治用法】　用于风热感冒，温病初起，咽喉肿痛，斑疹，丹毒，痈结肿毒，淋巴结结核，高烧烦渴，神昏发斑，瘰疬，尿路感染等症。用量6～15克。

应用

1. 急性肾炎：连翘18克。水煎服。
2. 血小板减少性出血性紫癜，过敏性紫癜：连翘18克。水煎服。
3. 视网膜出血：连翘18克。水煎服。

性味功能

白接骨

味淡，性凉。有清热解毒、散瘀止血、利尿的功能。

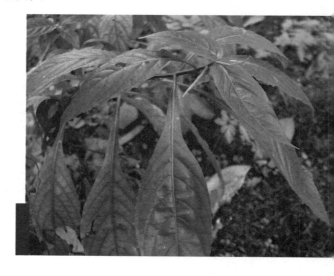

【基　　源】　本品为爵床科植物白接骨的全草或根状茎。

【原 植 物】　别名：接骨草、玉接骨、金不换、白龙骨。多年生直立草本，根状茎肉质，白色。茎四棱形，节部膨大。叶对生，长卵形或长椭圆形，基部渐窄呈楔形下延至叶柄或近圆形，先端尖，光滑。穗状花序或基部有分枝，顶生；常偏于一侧；花萼5裂达基部，有腺毛；花冠淡紫红色，端部漏斗状，5裂；蒴果长椭圆形，熟时2瓣裂，种子4粒。花期7～8月。

【生境分布】　生于山谷阴湿处。分布于江苏、浙江、江西、河南、湖北、湖南、广西等省区。

【主治用法】　用于肺结核，咽喉肿痛，糖尿病，腹水；外用于外伤出血，扭伤，疖肿。用量30～60克。

应用

1. **咽喉肿痛**：白接骨、野玄参各30克，用木器捣烂绞汁漱口咽服。
2. **外伤出血**：白接骨适量，研粉末，撒敷伤口。

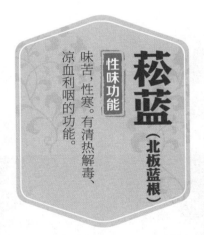

菘蓝（北板蓝根）

性味功能　味苦，性寒。有清热解毒、凉血利咽的功能。

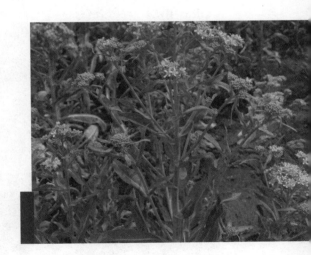

【基　　源】　本品为十字花科植物菘蓝的干燥根；其干燥叶为大青叶。

【原 植 物】　二年生草本。主根圆柱形。基生叶莲座丛状，全缘，蓝绿色；茎生叶长圆状披针形，叶耳锐形，抱茎。总状花序圆锥状，黄色。花瓣具细长爪。短角果，不开裂，长圆形。花、果期4～6月。

【生境分布】　多为栽培，分布于全国各地。

【主治用法】　用于温病热盛烦渴，急性肝炎，菌痢，急性胃肠炎，肺炎，痈疽肿毒，发斑发疹，痄腮，喉痹等。用量9～15克。

应用

1. **急性传染性肝炎**：板蓝根、茵陈各50克，栀子9克。水煎服。
2. **病毒性脊髓炎**：板蓝根60克。水煎服。

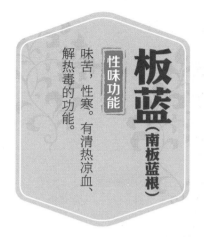

板蓝（南板蓝根）

性味功能

味苦，性寒。有清热凉血、解热毒的功能。

【基　源】　本品为爵床科植物板蓝的根茎及根；大青叶为其干燥叶。

【原 植 物】　别名：马蓝。多年生草本。叶对生，卵状长圆形，先端渐尖，基部稍狭，边缘有粗齿，幼叶脉上有柔毛。穗状花序；花萼5裂；花冠筒状漏斗形，淡紫色，近中部弯曲，先端5裂，蒴果棒状，稍有4棱。种子4扁平，卵形，褐色。花期9～11月，果期11～12月。

【生境分布】　生于林下阴湿地。分布于浙江、江苏、福建、广东、广西、湖南、湖北、云南、四川等省区。

【主治用法】　用于流行性乙型脑炎，流行性感冒，流行性腮腺炎，咽喉肿痛，肺炎，急性传染性肝炎，温病发热，发斑，丹毒，蛇咬伤等症。用量9～30克。煎服。

应　用

1. **乙型脑炎：**板蓝根、生地黄、生石膏各30克，大青叶、金银花、连翘、玄参各15克，黄芩12克。水煎服。
2. **急性传染性肝炎：**板蓝根、茵陈各50克，栀子9克。水煎服。

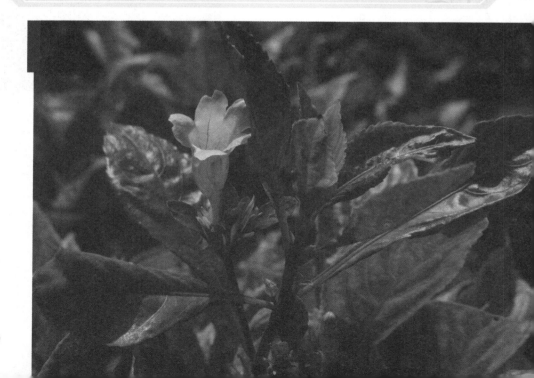

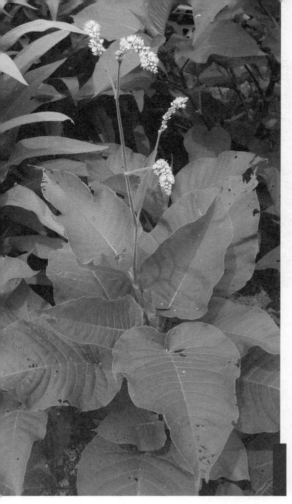

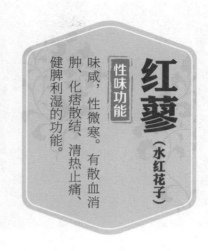

红蓼（水红花子）

性味功能 味咸，性微寒。有散血消肿、化痞散结、清热止痛、健脾利湿的功能。

【基　　源】　本品为蓼科植物红蓼的干燥成熟果实。

【原　植　物】　别名：蓼子实。一年生草本。单叶互生，宽椭圆形或卵形，先端长尖，基部近圆形或心形，全缘或浅波状。总状花序顶生或腋生，单一或数个花序集成圆锥状，花淡红色或白色。瘦果近圆形，扁平，黑棕色，有光泽。花期7～8月，果期8～10月。

【生境分布】　生于田间、村边或水边。多栽培。分布于全国各地。

【主治用法】　用于癥瘕痞块，肝脾肿大，食积不消，胃脘胀痛，颈淋巴结结核。用量15～30克。

应　用

1.痞块腹胀：水红花子30克。水煎服。

2.慢性肝炎，肝硬化腹水：水红花子15克，大腹皮12克，黑丑9克。水煎服。

3.风湿疼痛：水红花子30克。水煎服。

4.瘰疬：水红花子6克。一半微炒，一半生用，同研末，酒调服。

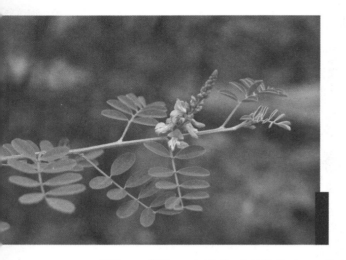

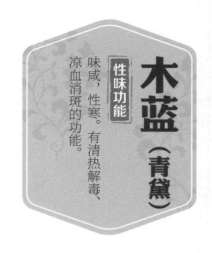

木蓝（青黛）

性味功能

味咸，性寒。有清热解毒、凉血消斑的功能。

【基　　源】　本品为豆科植物木蓝的叶或茎叶的加工品。

【原 植 物】　灌木。茎直立，幼枝有棱，有白色短毛。单数羽状复叶，互生；小叶 7 ～ 15，对生；小叶倒卵状椭圆形，先端钝圆，有小尖头，基部楔形，全缘，两面有丁字毛；叶干时带蓝黑色。总状花序，腋生；花萼较小，斜形，有毛，上部 5 齿裂；花冠蝶形，红黄色，旗瓣宽倒卵形，背面有毛，翼瓣卵圆形，龙骨瓣匙形，爪上有距。荚果条状圆柱形，稍弯曲，棕黑色，无毛。花期 5 ～ 6 月，果期 7 ～ 8 月。

【生境分布】　生于山坡草丛或灌丛中。分布于中国福建、台湾、云南等省区。

【主治用法】　用于肺热咳嗽，咽疮喉肿，流行性腮腺炎，病毒性肝炎，高热惊痫，热毒发斑，衄血，吐血，咯血，疮肿，丹毒等。用量1.5～3克。外用适量，干撒或调敷。

应 用

乙型脑炎：青黛50克。水煎服。

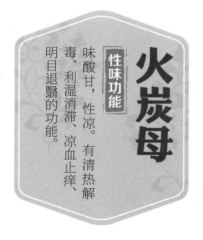

火炭母

性味功能

味酸甘，性凉。有清热解毒、利湿消滞、凉血止痒、明目退翳的功能。

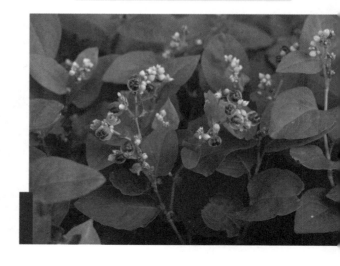

【基　　源】　本品为蓼科植物火炭母的干燥全草。

【原植物】　多年生蔓生草本。茎伏地节处生根，嫩枝紫红色。单叶互生，矩圆状卵形或卵状三角形，先端尖，基部截形、浑圆或近心形，枝上部叶心形，常有紫黑色"V"形斑块，托叶鞘膜质，小花白色或淡红色生于枝顶，头状花序再组成圆锥状或伞房状，花被5深裂，裂片在果时稍增大。瘦果卵形，具三棱，黑色，光亮。花期8～10月。

【生境分布】　生于向阳草坡、林边、路旁。分布于广西、四川及贵州等省区。

【主治用法】　用于痢疾，肠炎，消化不良，肝炎，感冒，扁桃体炎，咽喉炎，白喉，角膜云翳，阴道炎，乳腺炎，疖肿，小儿脓疱疮，湿疹，毒蛇咬伤。用量15～30克；水煎服。

应　用

赤白痢：火炭母、海金沙各15克，水煎服。

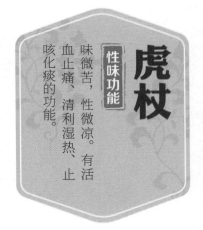

虎杖

性味功能

味微苦，性微凉。有活血止痛、清利湿热、止咳化痰的功能。

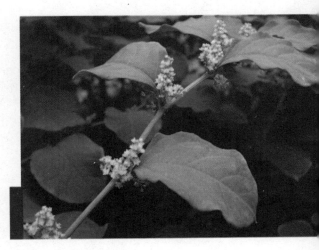

【基　　源】　本品为蓼科植物虎杖的干燥根茎和根。

【原植物】　多年生草本或亚灌木。根粗壮，常横生，黄色。茎有紫红色斑点。叶卵形、卵状椭圆形或近圆形，全缘。叶柄紫红色。花单性，雌雄异株，圆锥花序腋生或顶生。花梗细长，近下部具关节，上部具翅。瘦果倒卵形，3棱，红棕色，具光泽，包于翅状宿存花被内。花期7～9月，果期8～10月。

【生境分布】　生于湿润山坡、溪谷、路旁、灌丛。分布于河北、河南及长江以南各省区。

【主治用法】　用于关节疼痛，经闭，湿热黄疸，慢性气管炎，高脂血症。外用于烫火伤，跌扑损伤，痈肿疮毒。用量9～15克。孕妇慎服。

应　用

1. 胆囊结石：虎杖30克。水煎服。
2. 阑尾炎：鲜虎杖100克。水煎服。

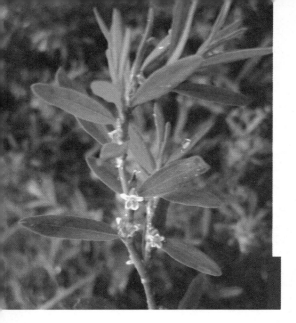

萹蓄

味苦，性平。有清热利尿、解毒杀虫、止痒的功能。

【基　源】　本品为蓼科植物萹蓄的干燥地上部分。

【原植物】　一年生草本。茎本卧或直立。叶窄椭圆形、长圆状倒卵形，先端钝尖，基部楔形，全缘，两面白色透明，具脉纹，无毛。花生于叶腋，1～5朵簇生。花被5裂，裂片具窄的白色或粉红色边缘。瘦果三棱状卵形，具明显浅纹，果稍伸出宿存花被。花期5～7期，果期8～10月。

【生境分布】　生于田野、路旁、湿地。分布于全国大部分地区。

【主治用法】　用于膀胱热淋，小便短赤，淋沥涩痛，皮肤湿疹，阴痒带下，肾炎，黄疸。用量9～15克。孕妇禁服。

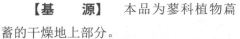

应用

1. **乳糜尿：** 萹蓄18克，木通9克，石苇、海金沙、小蓟各15克，川萆薢、茅根各30克，六一散24克。水煎服。

2. **蛲虫病：** 萹蓄30克。水煎服。

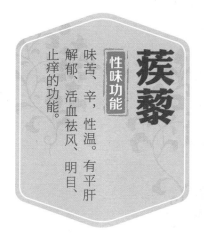

蒺藜

味苦、辛，性温。有平肝解郁、活血祛风、明目、止痒的功能。

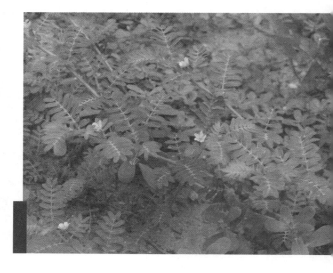

【基　　源】　本品为蒺藜科植物蒺藜的干燥成熟果实。

【原 植 物】　别名：刺蒺藜、硬蒺藜。一年生草本。茎平卧，被长柔毛或长硬毛，枝长 20～60 厘米，偶数羽状复叶，小叶对生，矩圆形或斜短圆形，先端锐尖或钝，基部稍偏斜，被柔毛，花腋生花黄色；萼片 5，宿存；花瓣 5；基部有鳞片状腺体，子房 5 棱，柱头 5 裂，每室 3～4 胚珠。果有分果瓣 5，无毛或被毛，中部边缘及下部各有锐刺 2 枚。

【生境分布】　生于沙地、荒地、山坡等。全国各地均有分布。

【主治用法】　用于头痛眩晕，胸胁胀痛，乳汁不下，目赤翳障，皮肤瘙痒，经闭。用量 6～9 克。孕妇慎用。

应　用

急性结膜炎：蒺藜 12 克，菊花 6 克，青葙子、木贼、决明子各 9 克。水煎服。

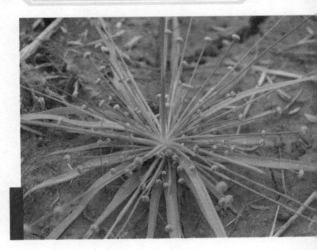

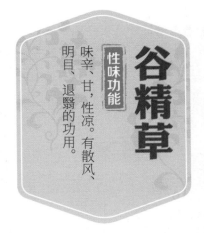

谷精草

性味功能

味辛、甘，性凉。有散风、明目、退翳的功用。

【基　　源】　本品为谷精草科植物谷精草带花茎的头状花序。

【原 植 物】　别名：文星草、移星草、谷精珠。一年生小草本。叶基部簇生，长披针状线形，无毛。花茎多数，鞘筒状。头状花序近半球形，草黄色；苞片膜质，背面的上部及边缘密生白色短毛。雄花生于花托中央，外轮花被片合生成佛焰苞状，3 浅裂；内轮花被片合生成筒状；雌花生于花序周围，几无花梗，外轮花被片合生成椭圆形佛焰苞状，先端 3 小裂，蒴果 3 裂。花期 6～8 月，果期 8～11 月。

【生境分布】　生于湖沼地、田边潮湿处。分布于我国南方大部分省区。

【主治用法】　用于风热目赤，急性结膜炎，角膜云翳，眼干燥症、夜盲症等。用量 4.5～9 克。

应　用

风热头痛，目肿刺痛：谷精草、生地黄、赤芍各 9 克，红花 4.5 克，龙胆草 3 克。水煎服。

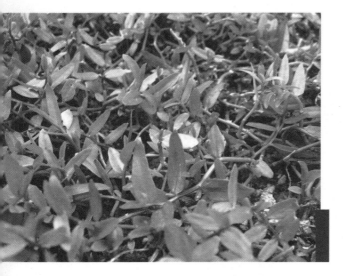

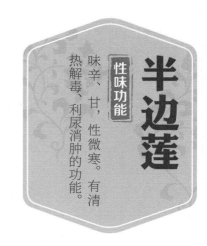

性味功能

半边莲

味辛、甘，性微寒。有清热解毒、利尿消肿的功能。

【基　源】　本品为桔梗科植物半边莲的全草。

【原　植　物】　别名：长虫草、细米草、小急解锁。多年生矮小匍匐草本，有乳汁。叶互生，狭小，披针形或线状披针形。小花腋生，花萼5裂，花冠筒状，淡红色或淡红紫色，5裂片向一边开裂，中央3裂片较浅，两侧裂片深裂达基部。蒴果熟时三瓣开裂，有宿萼。花期5～8月，果期8～10月。

【生境分布】　生于水田边、沟边、湿草地。分布于中南及安徽、四川等地区。

【主治用法】　用于晚期血吸虫病腹水，肝硬化水肿，毒蛇咬伤，肾炎水肿等。用量9～15克，水煎服。外用适量，研末调敷或鲜品捣敷。孕妇或患严重胃肠病者慎用。

应　用

1. 肝硬化腹水：半边莲30克，车前草、白马骨、大蓟根各15克。水煎服。
2. 水肿：半边莲30克。水煎服。

性味功能

紫花地丁

味苦，性寒。有清热解毒、凉血消肿的功能。

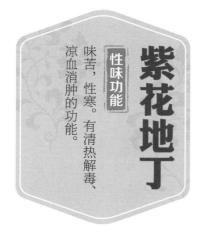

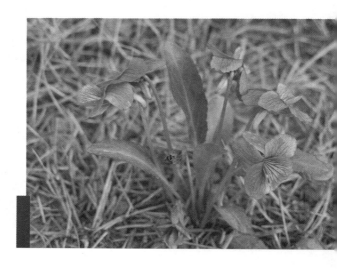

【基　源】　本品为堇菜科植物紫花地丁的干燥全草。

【原植物】　别名：辽堇菜、犁铧草。多年生草本。无地上茎，根茎粗短。叶舌形、长圆形或长圆状披针形，先端钝，基部截形或楔形，叶缘具圆齿；果期叶大，基部微心形。花瓣5，紫堇色或紫色；花距细管状。蒴果，长圆形，无毛。花期4～5月，果期5～8月。

【生境分布】　生于路边、林缘、草地、荒地。分布于除西北外的各地。

【主治用法】　用于疔疮肿毒，痈疽发背，黄疸，丹毒，瘰疬，痢疾，腹泻，喉痹，毒蛇咬伤。用量15～30克。

应　用

疔疮肿毒：鲜紫花地丁。捣汁服。

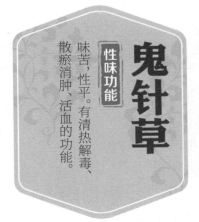

味苦，性平。有清热解毒、散瘀消肿、活血的功能。

性味功能

鬼针草

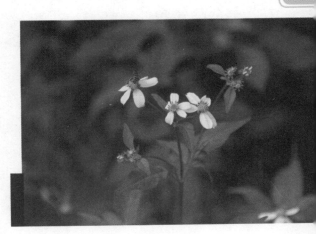

【基　源】　本品为菊科植物鬼针草的全草。

【原植物】　别名：鬼针草、鬼叉草。一年生草本。茎直立，四棱形，上部多分枝，稍带淡紫色。中、下部叶对生，2回羽状深裂，裂片披针形或卵状披针形，先端尖或渐尖，边缘有不规则的细尖齿或钝齿，两面稍有短毛，有长柄；上部叶互生，较小，羽状分裂。头状花序，有梗；总苞杯状，苞片线状椭圆形，先端尖或钝，有细短毛；花托托片椭圆形，花杂性，边缘舌状花黄色，中央管状花黄色，两性，全育，裂片5。瘦果长线形；顶端冠毛芒状，3～4枚。花期8～9月，果期9～11月。

【生境分布】　生于山坡、草地或路旁。分布于全国各地。

【主治用法】　用于疟疾、腹泻、痢疾、急性黄疸型传染性肝炎、上呼吸道感染、急性肾炎、胃痛、肠痈、咽喉肿痛、跌打损伤、蛇虫咬伤等。用量15～30克。外用适量。

应　用

疟疾：鲜鬼针草250克。加鸡蛋煮汤服。

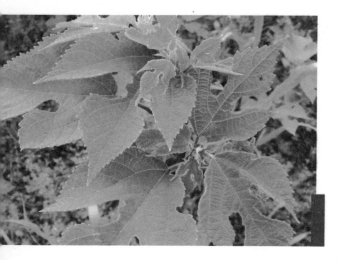

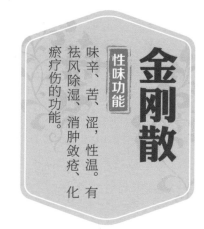

性味功能 味辛、苦、涩，性温。有祛风除湿、消肿敛疮、化瘀疗伤的功能。

【基　　源】　本品为葡萄科植物三裂叶蛇葡萄的根或根皮。

【原植物】　别名：见肿消、红赤葛、大接骨丹。藤本。茎粗0.7～1厘米，光滑，具细条纹与圆形皮孔，嫩枝被柔毛。卷须与叶对生。叶互生，多数3全裂。中间小叶长椭圆形至宽卵形，先端渐尖，基部楔形或圆形，有短柄或无柄，侧生小叶极偏斜，斜卵形；少数成单叶3裂，宽卵形，长宽5～12厘米，先端渐尖，基部心形，上面深绿色，光滑，下面灰绿色，脉上被锈毛。聚伞花序与叶对生；花小，绿色；花瓣5；雄蕊5，花丝很短；花盘杯状，与子房离生，花柱细长。浆果暗蓝色，圆形至扁圆形；种子2枚。花期5月，果期8～9月。

【生境分布】　生长于低山、丘陵地区的路旁、林边、河边，或为栽培。分布于云南、贵州、四川、陕西等地。

【主治用法】　用量9～15克，煎服，或作酒剂。外用：鲜品捣敷或干粉调敷。

应　用

水火烫伤：金刚散研细，加入鸡蛋清调匀外敷。

性味功能 味辛、苦，性微寒。有清热解毒、消肿排脓、活血祛瘀、宁心安神的功能。

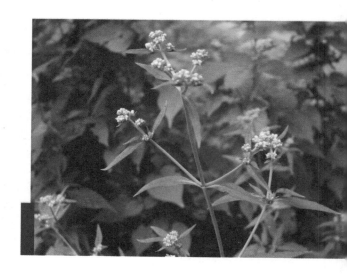

【基　　源】　本品为败酱科植物攀倒甑的根状茎和根或全草。

【原植物】　别名：白花败酱。多年生草本。根茎细长，有特殊臭气。茎密生白色倒粗毛。基生叶丛生。呈聚伞花序或伞房状圆锥花丛顶生，花冠5裂；瘦果膜质，有翅状苞片。花期7～8月，果期8～9月。

【生境分布】　生于灌丛、山坡及路旁。分布于全国大部分省区。

【主治用法】　用于阑尾炎，痢疾，眼结膜炎，产后瘀血腹痛，痈肿疔疮。用量9～15克（鲜者60～120克）。水煎服。外用适量，捣烂敷。

应　用

痢疾：败酱草、龙芽草各15克，广木香3克。水煎服。

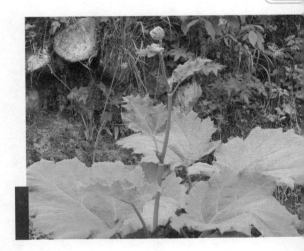

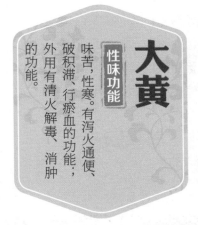

大黄

性味功能

味苦，性寒。有泻火通便、破积滞、行瘀血的功能；外用有清火解毒、消肿的功能。

【基　　源】　本品为蓼科植物药用大黄的根茎及根。

【原植物】　别名：南大黄。多年生草本，根状茎粗壮。基生叶近圆形，掌状5浅裂，裂片呈大齿形或宽三角形，基部心形；托叶鞘筒状，膜质。花序大，圆锥状；花较大，黄白色；花蕾椭圆形。果枝开展，果翅边缘不透明，瘦果有3棱。沿棱生翅，红色。

【生境分布】　生于山地林缘或草坡上，有栽培。分布于陕西南部、河南西部、湖北西部，贵州、四川、云南西北部等省区。

【主治用法】　用于实热便秘，谵语发狂，瘀血闭经，产后瘀阻，黄疸，水肿，热淋，食积痞满腹痛，泻痢里急后重，目赤，牙龈肿痛，口舌生疮。用量3～12克。外用于跌打损伤，痈肿疮毒，烫伤。

应　用

1.热积便秘：大黄12克（后下），厚朴6克，枳实9克。水煎服。

2.湿热黄疸,急性黄疸传染性肝炎：大黄、栀子、茵陈、厚朴、枳实等。水煎服。

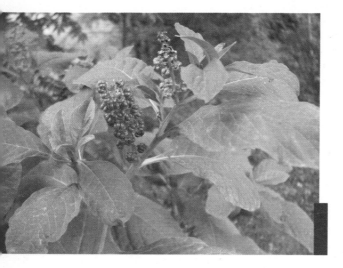

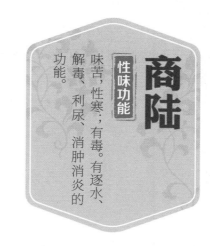

性味功能

商陆

味苦,性寒,;有毒。有逐水、解毒、利尿、消肿消炎的功能。

【基　　源】　本品为商陆科植物商陆的干燥根。

【原　植　物】　多年生草本,肉质,根粗壮。圆锥形。单叶互生,椭圆形或长卵状椭圆形,先端急尖,基部狭楔形,全缘,总状花序顶生或与叶对生,直立;苞片线形,膜质;花白色、淡黄绿色或带粉红色;花药淡红色。肉质浆果扁球形,紫黑色。种子肾形,黑褐色。花期4～7月,果期7～10月。

【生境分布】　生于山沟边、林下、林缘、路边。分布于全国大部分地区。

【主治用法】　用于水肿胀满,尿少,便秘;外用于痈肿疮毒。用量3～9克。孕妇忌服。

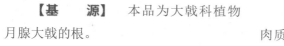

应　用

慢性肾炎水肿:商陆、泽泻、杜仲各3克。水煎服。

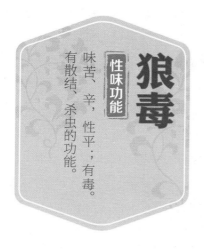

性味功能

狼毒

味苦、辛,性平,;有毒。有散结、杀虫的功能。

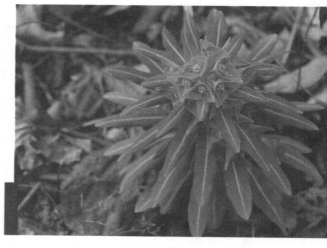

【基　　源】　本品为大戟科植物月腺大戟的根。

【原　植　物】　多年生草本。根肥厚,肉质,有黄色乳汁。叶生,无柄,茎下部叶小，长圆状披针形，先端钝，基楔形，全缘。总花序腋生或顶生，基部具卵状披针形的叶状苞片5，每伞梗再二叉状分枝，分枝处有三角卵形苞片2，分枝先端具2片较小苞片及1杯状聚伞花序；杯状总苞具5裂片，先端浅裂，腺体4，半月形，小花梗与花丝有节。雌花1，雌蕊1，伸出总苞下垂；花柱3，2裂。蒴果无毛。花期4～6月，果期5～7月。

【生境分布】　生于山坡、草地或林下。分布于河南、山东、陕西、江苏、安徽、浙江、湖北、湖南、四川等省区。

【主治用法】　用于水肿腹胀，食积、虫积，心腹疼痛，慢性气管炎，咳嗽，气喘，淋巴结、结核，痔瘘。用量1.5～2.4克。

应　用

结核病： 狼毒、大枣3：4制成狼毒枣，服枣10粒。

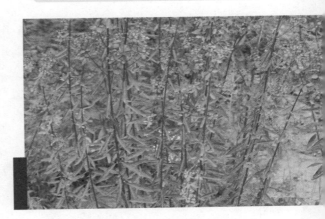

大戟

性味功能

味苦，性寒；有毒。有泻水逐饮、消肿散结的功能。

【基　源】　本品为大戟科植物大戟的根。

【原植物】　别名：京大戟，红芽大戟，紫大戟，将军草。多年生草本。高30～80厘米，全株含乳汁。根细长，圆锥状。茎直立，上部分枝，被白色短柔毛，基部稍紫色。叶互生，近无柄，长圆状披针形或披针形，长3～8厘米，宽0.5～1.4厘米，先端尖，基部稍狭，全缘，边缘反卷。伞形聚伞花序顶生，常有5伞梗，伞梗顶端着生1杯状聚伞花序，基部有卵形或卵状披针形苞片，5片轮生，较宽大，杯状花序总苞坛形，先端4裂，腺体4，椭圆形；

雄花多数，雄蕊1；花丝细柱形；雌蕊1，子房球形，3室，顶端2浅裂，伸出总苞外而下垂。花期4～5月，果期6～7月。

【生境分布】　生于山坡、路旁、荒地、草丛、林缘及疏林下。除新疆及西藏外，分布几遍全国。

【主治用法】　用于水肿胀满，痰饮积聚，胸膜炎积水，气逆喘咳，二便不利，晚期血吸虫病腹水，肝硬化腹水及精神分裂症；外治疔疮疖肿。用量：醋制品1.5～3克；研粉吞服0.3～1克；外用适量，研末调敷。孕妇忌服，体弱者慎用。不宜与甘草同用。

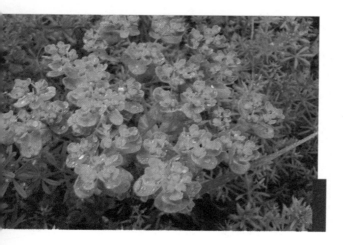

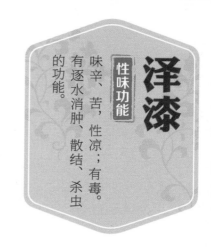

泽漆

性味功能

味辛、苦，性凉；有毒。
有逐水消肿、散结、杀虫
的功能。

【基　源】　本品为大戟科植物泽漆的全草。

【原植物】　别名：猫眼草、五凤草、五朵云。一年或二年生草本。肉质，富含乳汁，光滑无毛。茎分枝多而倾斜，下部淡紫红色，上部淡绿色。叶互生，无柄，倒卵形或匙形，先端钝圆或微凹，基部广楔形或突然狭窄而呈短柄状，边缘在中部以上有细锯齿。多歧聚伞花序顶生，有5伞梗，每伞梗再生3小伞梗，每小伞梗又分为2叉；杯状花序钟形，黄绿色，总苞顶端4浅裂，裂间有4腺体；子房3室，花柱3。蒴果无毛。种子卵形，表面有凸起的网纹。

【生境分布】　生于路旁，沟边等处。分布于宁夏、山东、江苏等省区。

【主治用法】　用于水肿，肝硬化腹水，细菌性痢疾等；外用于淋巴结结核，结核性瘘管，神经性皮炎。用量3～9克；外用适量。

应　用

流行性腮腺炎：泽漆15克，水煎服。

甘遂

性味功能

味苦、甘，性寒；有毒。
有泻水饮、破积聚、通二
便的功能。

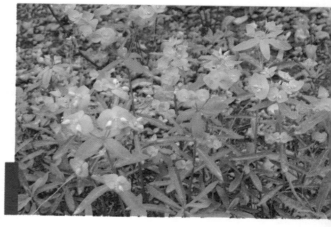

【基　源】　本品为大戟科植物甘遂的根。

【原植物】　别名：猫儿眼、胜于花。多年生草本，全体含乳汁。根部

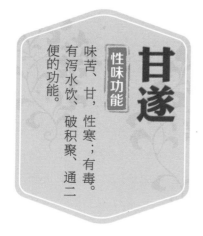

分呈连珠状或棒状，棕褐色。叶互生，狭披针形，先端钝，基部阔楔形，全缘。杯状聚伞花序成聚伞状排列，5～9枚簇生于茎端，基部苞片轮生叶状，从茎上部叶腋抽出1花枝，先端再生出1～2回聚伞式3分枝，萼状总苞先端4裂，腺体4枚，新月形；花单性，雄花仅有雄蕊1，雌花位于花序中央，雌蕊1。蒴果圆形。花期6～9月。

【生境分布】 生于山荒。分布于河北、陕西、山西、甘肃等省区。

【主治用法】 用于水肿满，留饮，结胸，癫痫，噎膈，癥瘕，二便不通等症。甘遂有大毒。加工及使用应慎重。

应 用

腹水胀满，二便不通：甘遂1克，牵牛子4.5克，红枣5个。水煎服。

续随子

性味功能

味辛，性温；有毒。有行水消肿、破血消瘀的功能。

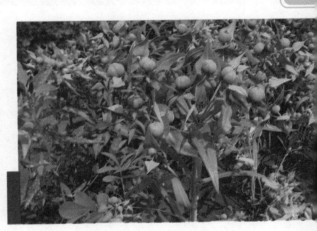

【基　源】 本品为大戟科植物续随子的种子。

【原植物】 别名：千金子、千两金、菩萨豆。二年生草本。高达1米，全株含白色乳汁，幼时有白粉。根短，圆锥状稍弯曲。茎直立粗壮，圆柱形，基部稍木化，稍带红色。单叶对生，茎下部叶无柄，线状披针形；茎上部叶有短柄；披针形，长5～15厘米，宽0.6～1.5厘米，先端锐尖，基部近心形，全缘。总花序顶生，聚伞状；总花序基部有2～4伞梗，每梗再分枝，两侧分枝有长梗；基部有卵状披针形苞片2；总苞杯状，先端4～5裂，内弯，腺体4，新月形，两端伸长呈角状；花单性，无花被；雄花每花有雄蕊1，花粉囊稍叉开；雌花位于花序中央，子房3室，每室胚珠1，花柱3裂；雌花梗受粉后总苞下垂；蒴果近球形，无毛。种子长圆形。花期4～7月，果期7～8月。

【生境分布】 生于向阳山坡，多栽培。分布于东北及河北、四川等省区。

【主治用法】 用于水肿，痰饮，积滞胀满，二便不通，血瘀经闭；外治顽癣，疣赘。用量1～2克。去壳，去油用，多入丸散服。外用适量，捣烂敷患处。

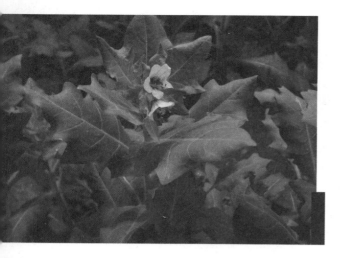

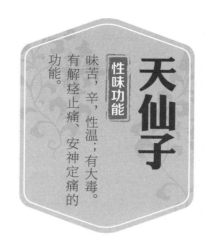

天仙子

性味功能

味苦，辛，性温；有大毒。有解痉止痛、安神定痛的功能。

【基　　源】　本品为茄科植物莨菪的种子。

【原　植　物】　别名：天仙子、铃铛草、牙痛子。二年生草本。基部木质化，有莲座状叶丛。叶互生，上部叶无柄，基部下延抱茎，叶卵形或长圆形，先端钝或渐尖，边缘有波状齿或羽状浅裂。花单生叶腋，偏向一侧；花萼钟形，5浅裂，果期增大呈壶状；花萼钟状，黄色，有紫色网纹，5浅裂。蒴果藏于宿萼内，长卵圆形，盖裂。种子小，多数扁肾形，有网纹。花期5月，果期6月。

【生境分布】　生于村边、路旁等处。有栽培。分布于东北、四川、西藏等省区。

【主治用法】　用于胃痉挛疼痛，咳喘，癫狂等。用量0.06～0.6克。心脏病，心动过速，青光眼患者及孕妇忌服。

应　用

骨痛：天仙子0.6克，研末，温开水送服。

常山

性味功能

味苦，性微寒；有小毒。有截疟、解热、祛痰的功能。

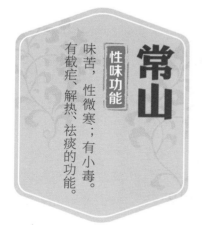

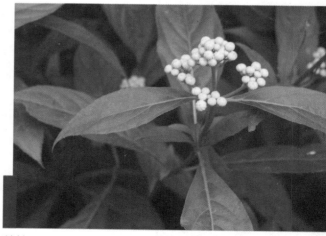

【基　　源】　本品为绣球花科植物常山的根。

【原　植　物】　别名：黄常山、鸡骨常山。灌木。主根圆柱形，木质，常弯曲，黄棕色或灰棕色。茎枝有节，幼时有棕黄色短毛。叶对生，椭圆形、宽披针形，先端渐尖，基部楔形，边缘有锯齿，幼时两面疏生棕黄色短毛。伞房状圆锥花序着生于枝顶或上部叶腋，花瓣5～6，蓝色，展开后向下反折；浆果球形，蓝色，有宿存萼和花柱。花期6～7月，果期8～9月。

【生境分布】 生于山谷、溪边或林下阴湿处。分布于陕西、甘肃南部、河南及长江以南各省区。

【主治用法】 用于疟疾，痰饮，呼吸困难。用量4.5～9克。孕妇忌服，老年体弱慎用。

应 用

肝癌：常山、龙葵各10克，茵陈15克，与鳖甲共煮。水煎服。

藜芦

性味功能

味苦、辛，性寒；有毒。有吐风痰、杀虫疗疮的功能。

【基　源】 本品为百合科植物藜芦的干燥根及根茎。

【原植物】 多年生草本。高1米，粗壮，基部的鞘枯死后残留为具网眼的黑色纤维网。基生叶椭圆形、宽卵状椭圆形、卵状披针形，无柄；茎上叶具柄。圆锥花序，密生黑紫色花；侧生总状花序近直立伸展，通常具雄花；顶生总状花序上，全部着生两性花。蒴果，卵状三角形，成熟时3裂，具多数种子。花期7～8月，果期8～10月。

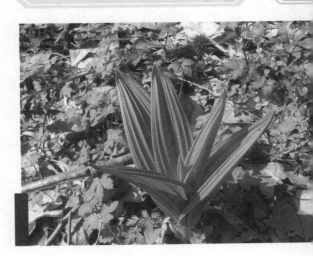

【生境分布】 生于山谷、山地阴坡或灌木林下。分布于东北及河北、山西、内蒙古、河南、山东、江西、陕西、甘肃、新疆、四川等地。

【主治用法】 用于卒中痰壅，喉痹不通，癫痫等症；外治疥癣，灭蝇蛆。用量0.3～0.9克。

应 用

1. 疟疾：藜芦、皂荚、巴豆，捣碎，制丸服。
2. 黄疸：藜芦，捣为末，水冲服。

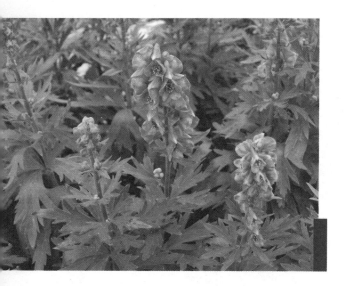

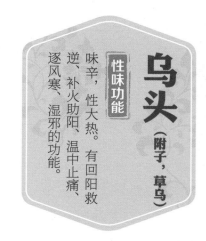

乌头（附子，草乌）

性味功能 味辛，性大热。有回阳救逆、补火助阳、温中止痛、逐风寒、湿邪的功能。

【基　　源】　本品为毛茛科植物乌头子根；草乌为其干燥母根。

【原　植　物】　块根2个连生。叶互生，革质，卵圆形，掌状三裂几达基部，两侧裂片再2裂，中央裂片菱状楔形，上部再3浅裂，边缘有粗齿或缺刻。总状花序窄长；花青紫色，上萼片盔形，侧瓣近圆形；雄蕊多数；心皮3～5，离生。果长圆形。花期6～7月，果期7～8月。

【生境分布】　生于山地、丘陵地、林缘。分布于辽宁、河南、山东、江苏、安徽、浙江、江西、广西、四川等地区。

【主治用法】　附子用于亡阳虚脱，肢冷脉微，阳痿，宫冷，阴寒水肿，寒湿痹痛。草乌用于风寒痹痛，关节疼痛，心腹冷痛，麻醉止痛。本品有毒，需炮制后用，用量1.5～4.5克。

应用

风湿性关节炎、类风湿性关节炎，腰腿痛：制草乌6克，制川乌、制何首乌各15克，追地风、千年健各9克，白酒浸2日，内服。

关附子

性味功能 味辛，性大温；有小毒。有祛风痰、逐寒湿、镇痉的功能。

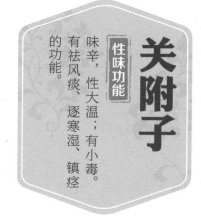

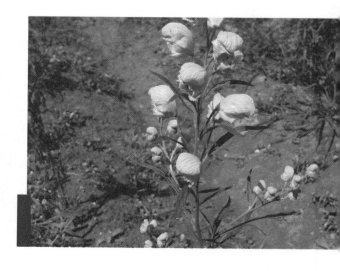

【基　源】　本品为毛茛科黄花乌头的干燥块茎。

【原植物】　别名：山喇叭花、乌拉花。多年生草本。块根倒卵形或纺锤形，二个连生在一起。叶互生，3～5掌状全裂，裂片再二回羽状分裂，最终裂片线形，先端锐尖。总状花序顶生，花萼淡黄色，内带紫色网纹；灰瓣帽状，侧瓣扁圆形；花瓣退化为蜜腺。果3～5，被白毛。种子在棱处具翅。花期8～9月，果期10月。

【生境分布】　生于荒山坡的灌木丛。分布于东北及河北、山东等省。

【主治用法】　用于中风痰壅，口眼歪斜，偏头痛，破伤风，淋巴结结核，痈肿。毒性大，一般炮制后使用，用量3～6克；外用生品适量，捣烂，熬膏或研末以酒调敷患处。

> **应　用**
>
> 疯犬咬伤：关附子研粉，搽伤处。

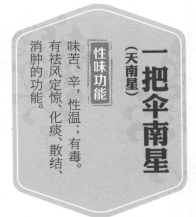

一把伞南星（天南星）

性味功能　味苦、辛，性温；有毒。有祛风定惊、化痰、散结、消肿的功能。

【基　源】　本品为天南星科植物一把伞南星的干燥块茎。

【原植物】　别名：山苞米、一把伞。多年生草本，块茎扁球形。放射状分裂，裂片7～20，轮生于叶柄顶端，披针形，末端长尾状，雌雄异株，肉穗花序生于叶柄鞘部；佛焰苞紫色或绿紫色，先端线形尾尖；肉穗花序轴先端附属器棍棒状；浆果红色；种子球形。花期5～8月，果期8～9月。

【生境分布】　生于林下灌丛中或

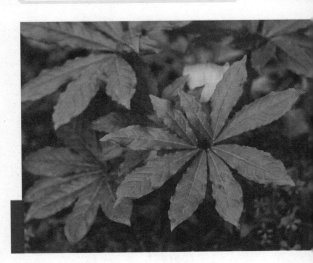

林下。分布除东北、内蒙古、新疆、山东、江苏、海南外，全国各省区。

【主治用法】　用于痰多咳嗽，卒中，面部神经麻痹，半身不遂，口眼歪斜，破伤风，癫痫。炮制后用。用量3～9克。生用外治痈肿，疔疮肿毒，毒蛇咬伤。适量捣烂外敷。孕妇忌服。

> **应　用**
>
> 类风湿性关节炎肿痛：生南星、老姜、生菖蒲各适量，捣烂敷患处。

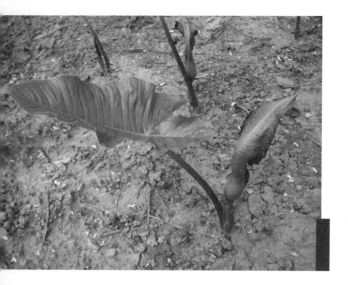

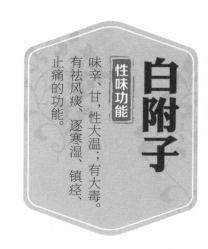

白附子

性味功能 味辛、甘，性大温；有大毒。有祛风痰、逐寒湿、镇痉、止痛的功能。

【基　　源】　本品为天南星科植物独角莲的块茎。

【原植物】　别名：禹白附、牛奶白附、红南星。多年生草本。块茎卵形、卵状椭圆形，叶基生，叶柄肉质肥大；叶戟状箭形或箭状戟形，长而大，全缘或波状。花序从块茎处生出，有紫色纵条斑纹；肉穗花序顶生，雌雄同株，中间为中性花，浆果卵圆形，红色。花期6～7月，果期8～9月。

【生境分布】　生于林下或山涧湿处。分布于河南、河北、山西、宁夏、陕西、甘肃、山东、湖南等省份。有栽培。

【主治用法】　用于卒中，口眼歪斜，半身不遂，面部神经麻痹，偏头痛，破伤风。用量3～4.5克，一般炮制后用，水煎服。外用于淋巴结结核，痈肿，适量捣烂。

应用

脑血管意外后口眼歪斜，半身不遂：制白附子6克，僵蚕4.5克，全蝎3克。水煎服。

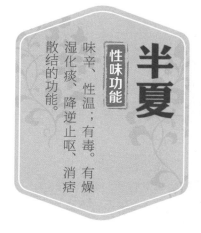

半夏

性味功能 味辛、性温；有毒。有燥湿化痰、降逆止呕、消痞散结的功能。

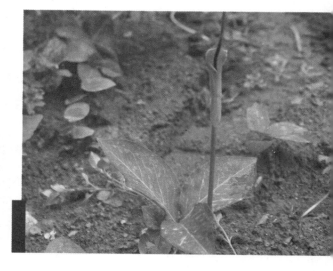

【基　源】　本品为天南星科植物半夏的块茎。

【原植物】　别名：三叶半夏、三步跳、地雷公。多年生草本。块茎圆球形，叶柄下部及叶片基部生一个白色或紫色珠芽。幼苗为单叶，卵状心形；2～3年生叶为3全裂，长椭圆形，先端锐尖，基部楔形，全缘。花单性同株；肉穗花序，先端附属器淡紫色，稍呈"之"字形弯曲，伸出佛焰苞外。浆果绿色。

花期5～7月，果期8～9月。

【生境分布】　生于草地、田边、荒地。分布于全国大部分省区。

【主治用法】　用于痰多咳喘，眩晕，恶心呕吐，胸脘痞闷，痈疽。用量3～9克。生用于治痈肿痰咳，须炮制；反乌头。

应　用

皮癣，痈肿疮毒：生半夏，醋磨汁，外涂患处。

七叶一枝花（重楼）

性味功能

味苦，性微寒。有小毒。有清热解毒、消肿止痛、解痉定惊的功能。

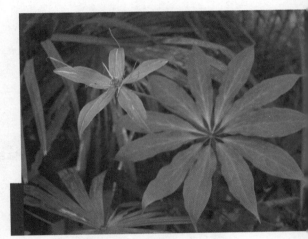

【基　源】　本品为百合科植物七叶一枝花的根茎。

【原植物】　多年生草本。根肥厚圆柱形，黄褐色，粗糙，结节明显，生多数须根。茎直立，青紫色或紫红色，基部有1～3片膜质叶鞘包茎。叶5～8轮生茎顶，通常7片，叶倒卵状披针形或长圆状披针形，先端急尖或渐尖，基部楔形，全缘。单花从茎顶抽出；外轮花被片绿色，叶状；内轮花被片黄绿色，线形；花瓣丝状，常等长或长于萼片，

上部非窄匙形。蒴果球形，黄褐色，瓣裂。种子多数，鲜红色，卵形。花期4～7月，果期8～11月。

【生境分布】　生于山坡林下或溪边阴湿处。分布于四川、西藏等省区。

【主治用法】　用于咽喉肿痛，小儿惊风，白喉，痈疮，瘰疬，无名肿毒，毒蛇咬伤，腮腺炎。用量6～9克。

应　用

毒蛇咬伤，外伤出血：鲜重楼3克。研粉或酒醋磨汁敷处。

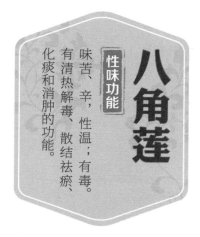

八角莲

性味功能

味苦、辛，性温；有毒。有清热解毒、散结祛瘀、化痰和消肿的功能。

【基　　源】　本品为小檗科植物八角莲的根状茎。

【原 植 物】　多年生草本。根状茎横走，粗壮，结节状，少分枝，须根粗壮。茎直立。茎生叶2片，在近茎顶处相接而生，叶柄盾状着生；叶片长圆形或近圆形，5～9浅裂，裂片宽三角状卵形，边缘有针状细齿。花5～8朵，簇生于2茎生叶柄交叉处，下垂；萼片6，卵状或椭圆状长圆形；花瓣6，紫红色，2轮排列，外轮3枚椭圆形，内轮3枚倒卵形，先端有皱波状纹。浆果近球形，黑色。花期5～6月，果期9～10月。

【生境分布】　生于山谷或山坡杂木林下阴湿处。分布于我国陕西、安徽、浙江、江西、福建、台湾、湖北、湖南、广西、广东、四川、云南、贵州、西藏等省区。

【主治用法】　用于毒蛇咬伤，跌打损伤，痈疮肿毒，淋巴结核，腮腺炎。用量3～10克。外用适量，研末调敷患处。

应　用

肿毒初起：八角莲，加红糖或酒糟适量，共捣烂敷贴。日换2次。

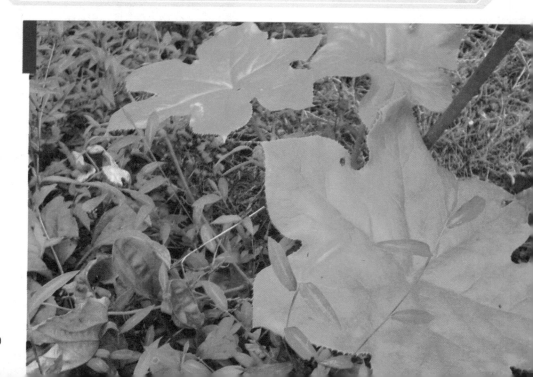

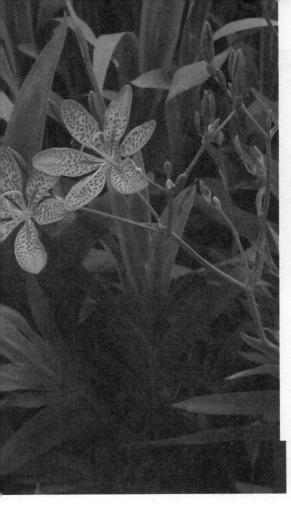

射干

性味功能

味苦，性寒。有清热解毒、消炎、利咽、散血消肿的功能。

【基　　源】　本品为鸢尾科植物射干的根茎。

【原 植 物】　别名：乌扇、蝴蝶花、老鸦扇。多年生草本。根茎横生，结节状，鲜黄色，生多数须根。茎直立，基部生叶，2列，嵌叠状排列，宽剑形，基部抱茎，全缘。伞房状聚伞花序顶生，橘黄色，散生暗红色斑点。蒴果倒卵形至长椭圆形，3瓣裂。种子黑色，有光泽。花期7～9月，果期8～10月。

【生境分布】　生于山坡、草原及林缘处。分布于全国各地区。

【主治用法】　用于咽喉肿痛，闭经，乳腺炎，恶性肿瘤等。外用于水田皮炎，跌打损伤等。用量3～9克。外用煎水洗或捣敷患处。

应　用

1. **风热咳嗽，痰涎壅塞：** 射干、前胡、杏仁、贝母。水煎服。
2. **咽喉肿痛：** 射干9克，水煎服。或射干、山豆根各6克，桔梗、金银花、玄参各9克。水煎服。
3. **病毒性咽喉炎：** 射干6克。水煎服。
4. **水田皮炎：** 射干、食盐适量，热温擦患部。

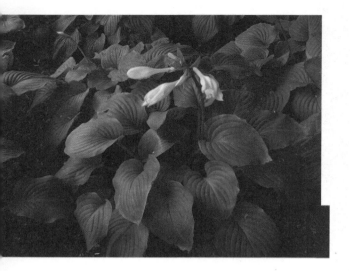

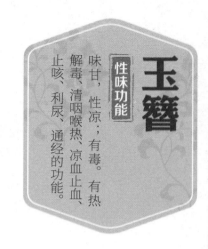

玉簪

性味功能

味甘，性凉；有毒。有热解毒、清咽喉热、凉血止血、止咳、利尿、通经的功能。

【基　源】　本品为百合科植物玉簪的全草。

【原植物】　多年生草本。根状茎粗壮，下生多数须根。叶基生成丛，通常无翅；叶片卵形至心状卵形，先端急尖，基部心形，脉多条平行纵列，明显。花大，白色芳香，花葶超叶，下部具叶状苞片1片；总状花序顶生；花梗基部常有膜质大小苞片各1片，花被管状漏斗形，裂片短于管部，近直立或稍外展。蒴果细长。花期夏秋季。

【生境分布】　生于阴湿地，多见于人工栽培。南方各省区有少数野生，其他地区均为栽培。

【主治用法】　根：外用治乳腺炎，中耳炎，颈淋巴结结核，疮痈肿毒，烧烫伤。叶：外用治下肢溃疡。花：用于治咽喉肿痛，小便不利，痛经；外用治烧伤。用量3～6克。鲜品适量捣烂敷患处，或捣烂取汁滴耳中。

应　用

颈淋巴结结核：玉簪花根捣烂成泥，贴敷患处。

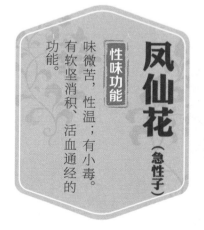

凤仙花（急性子）

性味功能

味微苦，性温；有小毒。有软坚消积、活血通经的功能。

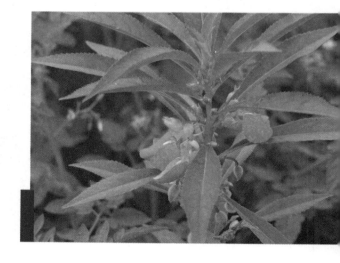

【基源】 本品为凤仙花科植物凤仙花的干燥成熟种子。

【原植物】 别名：指甲花。一年生草本。茎肉质，节部带紫红色。叶互生，披针形，先端渐尖，基部楔形，边缘有尖锐锯齿。花腋生，红色、粉红色、白色或紫红色。蒴果椭圆形，有白色短茸毛，果皮有弹力，果熟时开裂，弹出种子。种子多数，稍扁球形，赤褐色或棕色，粗糙而有短条纹。花期7～9月，果期9～10月。

【生境分布】 多栽培观赏。全国各地均有栽培。

【主治用法】 用于经闭，难产，腹部肿块，骨鲠咽喉，噎膈。用量6～9克。孕妇忌服。

应 用

1. 催产：急性子1.5克。研末，温开水冲服。
2. 消化道癌：急性子、石风穿、半枝莲各30克，红枣10枚。水煎服。

性味功能

羊踯躅（闹羊花，八厘麻）

花味辛，性温；有大毒。有祛风除湿、散瘀定痛、杀虫的功能。果味苦，性温。有大毒；有祛风止痛、止咳平喘的功能。

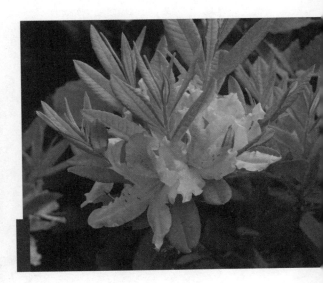

【基源】 本品为杜鹃花科植物羊踯躅的花；八厘麻为其果实。

【原植物】 落叶灌木。叶互生，长椭圆形至披针形，全缘，边缘具缘毛。伞形总状花序，花冠，金黄色，先端5裂，上面1片大，有淡绿色斑点；雄蕊5，花药孔裂，花丝稍伸出花冠之外。蒴果长椭圆形，深褐色。花期4～5月，果期6～7月。

【生境分布】 生于丘陵灌木丛中。全国大部分地区有栽培。

【主治用法】 花用于风湿痹痛，皮肤顽癣，龋齿痛。果用于跌打损伤，风湿关节痛。用量0.6～1.2克。

应 用

1. 皮肤顽癣、疥癣：闹羊花，捣烂搽敷患处。
2. 龋齿痛：闹羊花，煎水含漱。

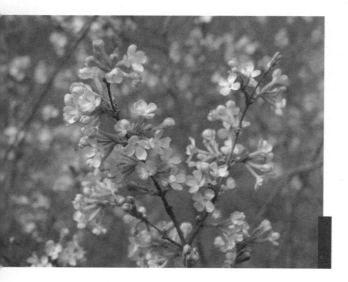

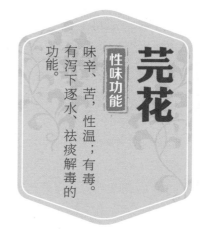

性味功能

味辛、苦，性温；有毒。有泻下逐水、祛痰解毒的功能。

芫花

【基　　源】　本品为瑞香科植物芫花的花蕾。

【原 植 物】　别名：南芫花、闷头花。落叶灌木。枝条稍带紫褐色，幼时有绢状柔毛。叶对生，偶为互生，椭圆形至长椭圆形，稍革质，全缘，先端尖，叶柄短，密布短柔毛。花先叶开放，淡紫色，3～7簇生于顶端叶腋。核果革质，白色。花期3～4月。

【生境分布】　生于路旁，山坡，或栽培于庭园。分布于河北、陕西、河南、山东、安徽、福建、浙江、江苏、湖北、湖南、四川等省区。

【主治用法】　用于痰饮癖积，喘咳，水肿，胁痛，心腹症结胀痛，痈肿、肺癌结块。用量1.5～3克，水煎或入丸、散。

应　用

1. **肝硬化腹水，肾炎水肿：**醋炒芫花。水煎服。或配白蜜煎服。
2. **冻疮：**芫花、甘草。水煎，外洗。

性味功能

味辛，性温；有毒。有利湿、退黄、消肿、止痛、截疟、杀虫的功能。

毛茛

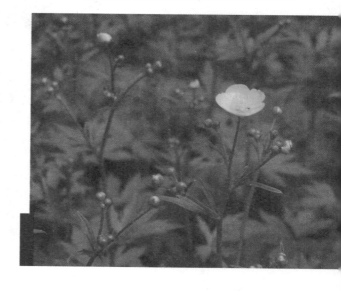

【基　　源】　本品为毛茛科植物毛茛的全草或根。

【原植物】　多年生草本，全株有白色长毛。根须状，多数。基生叶有长柄，近五角形，基部心形，3深裂，中央裂片宽菱形或倒卵形，3浅裂，边缘疏生锯齿，侧生裂片不等2裂；茎中部叶有短柄；上部叶无柄，3深裂，裂片线状披针形，上端浅裂成数齿。花序有数花或单生；萼片5，淡绿色，船状椭圆形，外生柔毛；花瓣5，黄色，基部有蜜槽。聚合果近球形。花期4～5月，果期7～8月。

【生境分布】　生于山野、田间、路旁、溪涧、水沟或山坡草地。分布于全国大部分地区。

【主治用法】　用于黄疸，肝炎，哮喘，风湿关节痛，恶疮，牙痛。一般仅作外用，适量，外敷穴位。

应　用

1. 慢性血吸虫病：毛茛研粉压片，口服。
2. 风湿性关节痛、关节扭伤：毛茛，研碎，捣烂外敷。

菟丝子

性味功能

味辛、甘，性平。有滋补肝肾、固精缩尿、安胎、明目的功能。

【基　　源】　本品为旋花科植物菟丝子的干燥成熟种子。

【原植物】　别名：豆寄生、无根草。缠绕一年生寄生植物。纤细，黄色，无叶。花簇生，苞片鳞片状；花萼杯状，5裂，花冠白色，长于蒴果，壶状或钟状，顶端5裂，裂片向外反曲；花柱2。蒴果近球形，全为宿存花冠包围，成熟时整齐周裂。种子淡褐色，粗糙。花期7～8月，果期8～9月。

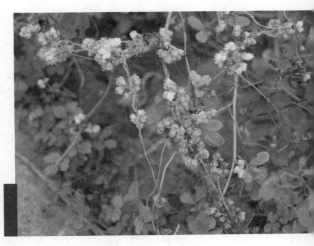

【生境分布】　寄生于豆科、菊科、藜科等植物上。全国各地均有分布。

【主治用法】　用于阳痿遗精，尿频，腰膝酸软，目昏耳鸣，肾虚胎漏，胎动不安，止泻。外治白癜风。用量6～12克。

应　用

肾虚腰背酸痛，阳痿，遗精，遗尿，小便频数：菟丝子、桑螵蛸、金樱子各9克，五味子3克。水煎服。

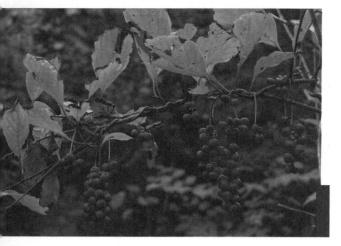

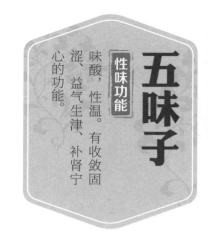

五味子

味酸，性温。有收敛固涩、益气生津、补肾宁心的功能。

【基　源】　本品为木兰科植物五味子的干燥成熟果实。

【原植物】　别名：辽五味、北五味子、山花椒。多年生落叶木质藤木。单叶互生，叶片薄，稍膜质，边缘有腺状细齿。花单性，雌雄异株，生于叶腋，花梗细长而柔弱；花被6～9片，乳白色或黄色，芳香。穗状聚合果，肉质浆果球形，紫红色。种子肾形，淡橙色，有光泽。花期5～6月，果期8～9月。

【生境分布】　生于山坡杂木林下，常缠绕在其他植物上。分布于东北及河北、山西、内蒙古、陕西等省区。

【主治用法】　用于肺虚咳喘，久泻不止，自汗，盗汗，津伤口渴，短气脉虚，心悸失眠及无黄疸型肝炎等症。用量1.5～6克。

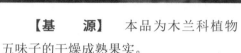

应　用

老年慢性气管炎，肺气肿，支气管扩张：五味子、干姜。水煎服。

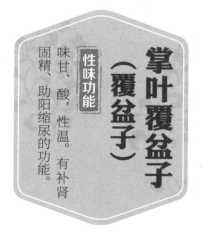

掌叶覆盆子（覆盆子）

味甘、酸，性温。有补肾固精、助阳缩尿的功能。

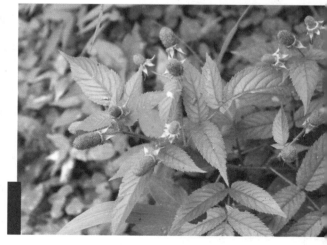

【基　源】　本品为蔷薇科植物掌叶覆盆子的干燥聚合果。

【原植物】　别名：华东覆盆子、种田泡。落叶灌木。茎直立，枝条细长，红棕色；幼枝绿色，具白粉，有倒生弯曲皮刺。单叶互生，近圆形，掌状5深裂，中裂片菱状卵形，基部近心形，边缘有重锯齿，两面脉上有白色短柔毛；花单生于短枝顶端；萼片5，卵形；花瓣5，白色。聚合果卵球形，红色，下垂；小核果密生灰白色柔毛，果肉柔嫩多汁，可食。花期4～5月，果期6～7月。

【生境分布】 生于溪边或山坡灌丛、林缘及乱石堆中。分布于安徽、江苏、浙江、江西、福建、湖南、湖北等省份。

【主治用法】 用于肾虚遗精、阳痿、遗尿、尿频。用量6～12克。

应 用

尿频、夜尿、男性不育症: 覆盆子、桑螵蛸、益智仁、芡实。水煎服。

蛇莓

性味功能

味甘、酸，性寒；有小毒。有清热解毒、散瘀消肿的功能。

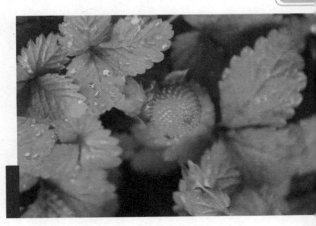

【基　　源】 本品为蔷薇科植物蛇莓的全草。

【原植物】 别名：鸡冠果、野杨梅、蛇蘑、地莓、蚕莓、三点血、龙壮珠、狮子尾、疗疮药、蛇蛋果、地锦、三匹风、三皮风、蛇泡草、三爪龙、三匹草、龙球草、落地杨梅、红顶果、蛇葡萄、蛇果藤、蛇枕头、蛇含草、蛇盘草、蛇婆、蛇龟革等。多年生草本。根茎粗壮，匍匐茎多数，有柔毛。三出复叶基生或互生，小叶菱状卵形，先端钝，基部宽楔形，边缘具钝齿，散生柔毛或上面近无毛。花单生于叶腋；花萼2轮，内轮萼片5，较小，外轮萼片较宽，先端3浅裂；花冠黄色，花瓣5。瘦果多数，生在膨大球形花托上，聚合成卵状球形的聚合果。花期春末。

【生境分布】 生于草丛、路旁。分布于除东北和西北外的各省区。

【主治用法】 用于痢疾肠炎，感冒发热，咽喉肿痛，白喉，颈淋巴结结核，黄疸型肝炎，水火烫伤，疗疮肿毒，毒蛇咬伤等症。用量9～30克。

应 用

急性细菌性痢疾: 鲜蛇莓全草60～120克。水煎服。

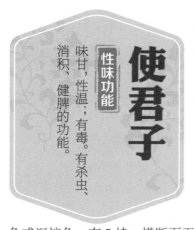

使君子

味甘，性温，有毒。有杀虫、消积、健脾的功能。

【基　源】　本品为使君子科植物使君子的果实。

【原植物】　别名：留球子、索子果。落叶藤状灌木，高2～8米。叶对生，薄纸质；叶柄下部有关节，有毛，基部棘状；叶长椭圆状披针形，先端渐尖，基部圆形或微心形，全缘，两面有黄褐色短柔毛。10余朵花成穗状花序顶生，下垂；花瓣5，初放时白色，后渐转紫红色。果实橄榄状，稍木化，黑褐色或深棕色，有5棱，横断面五角星状。花期5～9月，果期6～10月。

【生境分布】　生于山坡、林缘或灌木丛中，亦有栽培。分布于我国江西、福建、台湾、湖南、广东、广西、贵州、四川、云南等省区。

【主治用法】　用于虫积腹痛，小儿疳积，乳食停滞，腹胀，泻痢等症。用量9～12克。捣碎入煎剂。小儿减半。

应　用

1. **蛔虫病：**使君子9克，槟榔4.5克。水煎，空腹服。
2. **疳积：**使君子、胡黄连、芜荑。水煎服。
3. **蛲虫病：**使君子适量。炒熟，于饭前半小时嚼食。

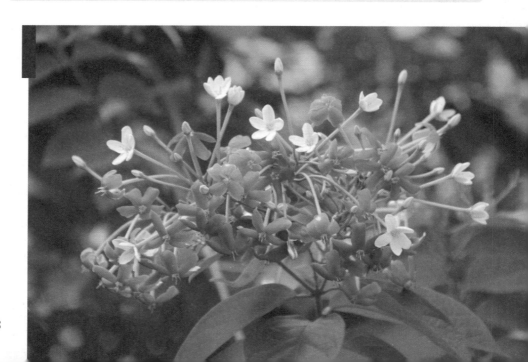

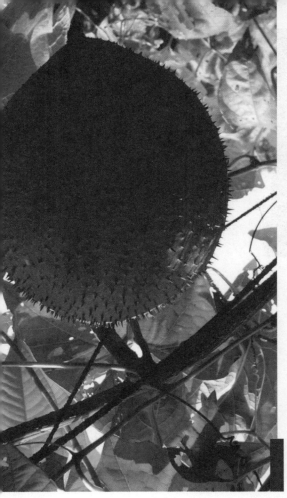

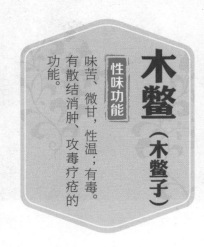

木鳖（木鳖子）

性味功能

味苦、微甘，性温；有毒。有散结消肿、攻毒疗疮的功能。

【基　源】　本品为葫芦科植物木鳖的种子。

【原植物】　别名：木别子、木鳖瓜、藤桐子。多年生草质藤本。茎有棱线；卷须单一。叶互生，圆形至阔卵形，3～5掌状浅裂至深裂，近叶柄两侧处各有1～2个较大的腺体。花雌雄异株或单性同株，单生，花冠钟状，浅黄色，5裂，果实宽椭圆形至卵状球形，先端有1短喙，基部近圆形，成熟时橙黄色或红色，有肉质刺状突起。种子多数，稍似鳖甲状。花期6～8月，果期9～11月。

【生境分布】　生于山坡灌丛、林缘、河岸。分布于四川、江西、湖南、广东、广西、海南等省份。

【主治用法】　用于疮疡肿毒，乳痈，瘰疬，痔漏，干癣，秃疮，颈淋巴结结核，乳腺炎，关节疼痛，拘挛。用量0.6～1.2克。外用适量，研末醋调，敷患处。孕妇及体虚者忌服。

应　用

1. 痈疮肿痛，炎症不消：木鳖子适量。醋磨调敷。
2. 牙痛：木鳖子，醋磨，以棉花湿敷。
3. 外痔：木鳖子1克。焙干研粉水煎洗。

119

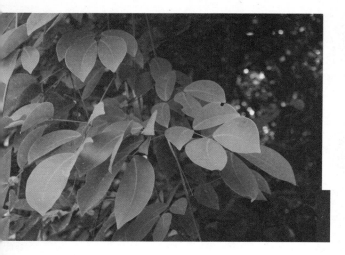

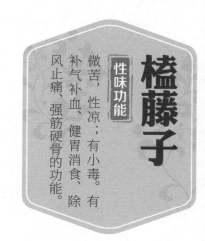

性味功能

微苦，性凉；有小毒。有补气补血、健胃消食、除风止痛、强筋硬骨的功能。

榼藤子

【基　　源】　本品为豆科植物榼藤子的干燥成熟种子。

【原植物】　别名：合子、榼子、眼镜豆、木腰子。常绿木质藤本。二回羽状复叶，叶轴顶端有卷须，羽片 4～6 个，各有小叶 6～8 枚；小叶椭圆矩形，先端圆，基部楔形，革质。花黄色，芳香，穗状花序单生或排列为圆锥状，花序轴密生黄色茸毛，苞片线形，外有短柔毛；萼阔钟状，萼齿 5；花瓣 5，矩形；雄蕊 10，花丝丝状；子房有短柄，花柱丝状，柱头凹下。荚果扁，木质，无毛，10～13 节，每节有种子 1 粒。种子扁，近圆形，木质。花期 3～4 月，果熟期 8 月。

【生境分布】　生于灌木丛、山坡。分布于我国广东、广西、台湾、云南等地。

【主治用法】　用于水血不足，面色苍白，四肢无力，脘腹疼痛，纳呆食少；风湿肢体关节疼痛，性冷淡。用量 10～15 克，水煎服。

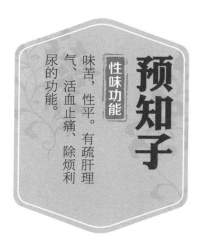

性味功能

味苦，性平。有疏肝理气、活血止痛、除烦利尿的功能。

预知子

【基　　源】　本品为木通科植物五叶木通的成熟果实。

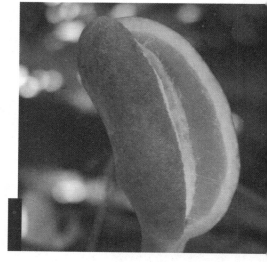

【原植物】　别名：木通。落叶或半常绿缠绕藤本，高达 3 米以上。枝

灰色，有条纹，茎具圆形突起皮孔。掌状复叶，常5叶簇生于短枝顶端；小叶5枚，革质，倒卵形至椭圆形，先端短尖或微凹，基部宽楔形或圆形，全缘，下面稍呈粉白色。总状花序腋生，花紫色，单性，雄花密生于花序上部；雌花1～2朵生于花序下部。浆果状果，长椭圆形或略呈肾形，成熟时紫色，沿腹缝线裂开。花期4～5月，果期5～8月。

【生境分布】　生于山坡、溪旁等处。分布于山东、陕西、广西等省区。

【主治用法】　用于胸胁疼痛，肝胃气痛，痛经，疝气，小便不利，赤白痢疾，腰痛，胃热食呆，烦渴，子宫下坠等症。用量3～9克。

应用

输尿管结石：预知子、薏苡仁各60克。水煎服。

马兜铃

【性味功能】　味辛、苦，性寒。青木香有行气止痛、消肿祛湿的功能马兜铃有清肺祛痰，止咳平喘，消痔的功能。

【基　源】　青木香为马兜铃科植物马兜铃的根；果实为马兜铃；干燥地上部分为天仙藤。

【原植物】　别名：南马兜铃多年生草本。叶互生，三角状长圆形或卵状披针形，全缘。花单生于叶腋；花被绿暗紫色，基部膨大作球形，中部收缩呈管状，略弯曲，上部花被片展开呈斜喇叭状，先端渐尖，通常有纵脉五条直达尖端。蒴果球形或长圆形，淡灰褐色，基部室间开裂，果柄6裂；花期7～8月，果期9～10月。

【生境分布】　生于林下及路旁。

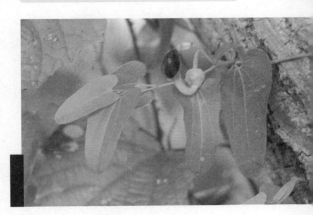

分布于河南、山东、江苏、安徽、浙江、江西、湖北、湖南、四川等省区。

【主治用法】　青木香用于中暑发痧腹痛、胃痛、疝痛、高血压症、疮肿疮毒、湿疹、蛇虫咬伤。马兜铃用于肺热喘咳，痰中带血，痔疮肿痛。用量3～9克。天仙藤用于脘腹刺痛，关节痹痛，用量4.5～9克。

应用

1. 急性咽喉炎，急性支气管炎：马兜铃（蜜炙）、杏仁、苏子、款冬花。水煎服。
2. 肺热咳嗽：马兜铃（蜜炙）、甘草、桑白皮各6克。

121

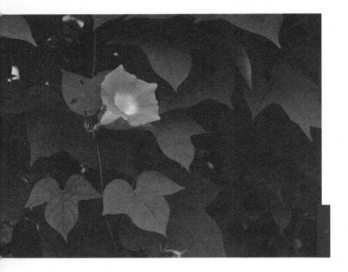

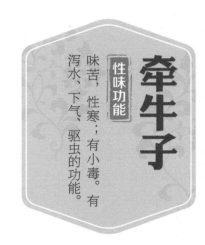

牵牛子

性味功能

味苦，性寒；有小毒。有泻水、下气、驱虫的功能。

【基　　源】　本品为旋花科植物裂叶牵牛的种子。黑色的称"黑丑"，淡黄白色者称"白丑"，两种混合者称"二丑"。

【原　植　物】　一年生缠绕草本。茎左旋，被倒生短毛。叶互生，阔卵形，3裂，基部心形，中裂片较长，长卵形，侧裂片底部阔圆，先端长尖，基部心形不收缩。花1～3朵腋生，花萼5深裂，先端尾状长尖，基部有长毛；花冠漏斗状，紫色、淡红色、淡蓝色或蓝紫色，上部色深，下部色浅或为白色，早晨开放，中午花冠收拢。蒴果球形，为宿存花萼所包被。

种子卵状三棱形，黑色或淡黄白色，平滑。花期6～9月，果期7～10月。

【生境分布】　生于灌丛、墙边或栽培。分布于东北、华北、山东等省区。

【主治用法】　用于水肿，喘满，痰饮，脚气，虫积，大便秘结。用量3～6克。水煎服。胃弱气虚及孕妇忌用。不宜与巴豆同用。

应　用

肝硬化腹水：牵牛子（研末）24克，大黄15克，明粉12克，枳实9克。水煎服。

凌霄

性味功能

味甘、酸，性寒。有行血祛瘀、凉血祛风的功能。

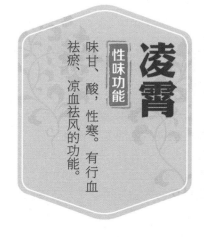

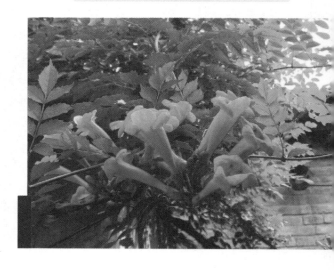

【基　　源】　本品为紫葳科植物凌霄的花。

【原 植 物】　攀援藤本。单数羽状复叶对生，小叶 7 ～ 9，卵状披针形，先端渐尖，基部不对称，边缘有粗锯齿。圆锥花序顶生，花萼筒钟形，绿色，有 5 条凸起纵脉，5 裂至中部，花大，漏斗状，花冠橙红色或深红色，质厚。雄蕊 4，二强；子房上位。蒴果细长，种子多数。花期 6 ～ 8 月，果期 7 ～ 11 月。

【生境分布】　攀援于树上或石壁上。河北、陕西、河南、山东及长江以南各省区多有栽培。

【主治用法】　用于月经不调，小腹胀痛，风疹发红，皮肤瘙痒等症。用量 5 ～ 10 克。

应　用

1. 大便下血：凌霄花，浸酒饮服。
2. 荨麻疹：凌霄花 30 克，土茯苓 20 克，生地黄、白鲜皮、蒲公英各 15 克，地肤子、防风、连翘、栀子、金银花各 12 克，蝉蜕 9 克，甘草 6 克。水煎服。

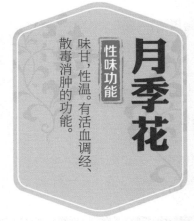

月季花

性味功能

味甘，性温。有活血调经、散毒消肿的功能。

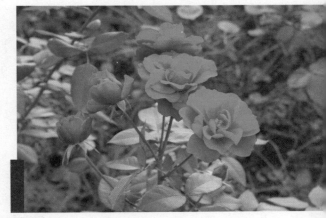

【基　　源】　本品为蔷薇科植物月季的干燥花。

【原 植 物】　灌木。茎、枝具钩状皮刺。单数羽状复叶互生；叶柄和叶轴有腺毛及皮刺，基部有明显披针形托叶，小叶宽卵形至卵状长圆形，先端渐尖，基部宽楔形或圆形，边缘有尖锯齿。花数朵簇生，花苞 2，披针形，先端长尾状，被毛；萼片 5，边缘有腺毛。花冠红色或玫瑰红色，多数为重瓣；雄蕊多数；子房上位，有毛，花柱外伸。聚合果卵圆形或梨形，熟时红色。花期 5 ～ 9 月，果期 8 ～ 11 月。

【生境分布】　生于山坡或路旁。全国各省区普遍栽培。

【主治用法】　用于肝郁不舒、经脉阻滞，月经不调，痛经，胸腹胀痛。用量 3 ～ 6 克。

应　用

肺虚咳嗽咯血：月季花和冰糖炖服。

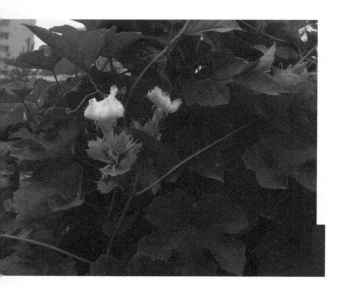

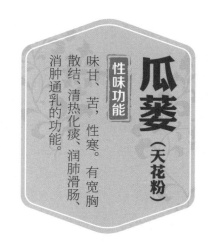

瓜蒌（天花粉）

性味功能 味甘、苦，性寒。有宽胸散结、清热化痰、润肺滑肠、消肿通乳的功能。

【基　　源】　本品为葫芦科植物栝楼的根。

【原 植 物】　多年生草质藤本。块根肥厚，圆柱形，淡棕黄色。卷须2～3歧。叶互生，宽卵状心形，3～5裂，常再裂。花单性，雌雄异株；雄花3～8朵成总状花序；花冠白色，先端流苏。瓠果椭圆形，橙黄色。种子椭圆形，扁平，有棱线。花期6～8月，果期9～10月。

【生境分布】　生于山坡、草丛。分布于华北及陕西、甘肃、河南、山东、江苏、安徽、浙江、江西、湖南、湖北等省区。

【主治用法】　用于热病口渴，消渴，肺热燥咳，黄疸，乳痈，痔瘘等。用量9～30克。孕妇忌服。

应　用

1. **天疱疮：** 天花粉、滑石等份，研末，水调搽敷患处。
2. **虚热咳嗽：** 天花粉50克，人参9克，研末，每服3克，米汤送服。

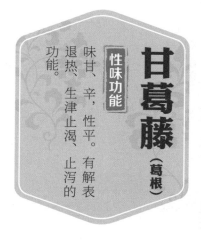

甘葛藤（葛根）

性味功能 味甘、辛，性平。有解表退热、生津止渴、止泻的功能。

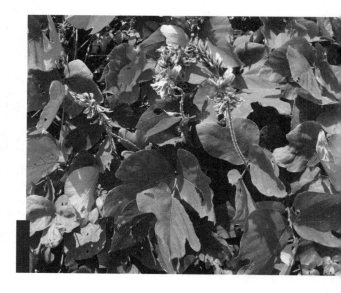

【基　源】　本品为豆科植物甘葛藤的根。

【原植物】　别名：粉葛。藤本，被黄褐色短毛或杂有长硬毛。根肥大，粉性大。三出复叶，具长柄；托叶盾状；小叶片常3裂，总状花序腋生；花萼钟状，萼齿5，披针形，较萼筒长，被黄色长硬毛；花冠紫色，长2厘米。荚果长扁平，密被黄褐色长硬毛。种子肾形或圆形。花期6～9月，果期8～10月。

【生境分布】　生于山野灌木丛中或疏林中。有栽培。分布于广东、广西、四川、云南等省区。

【主治用法】　用于表证发热，无汗，口渴，头痛项强，麻疹不透，泄泻，痢疾。用量5～10克。退热生用，止泻煨用。

应　用

1. 高血压，心绞痛，心肌梗死，心律失常：葛根9克。水煎服。
2. 饮酒过度，头痛，烦渴，胃胀，呕吐：葛根、葛花。水煎服。
3. 荨麻疹：葛根。水煎服。

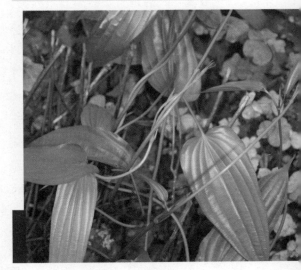

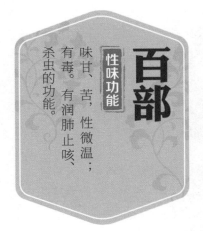

百部

性味功能

味甘、苦，性微温；有毒。有润肺止咳、杀虫的功能。

【基　源】　本品为百部科植物百部的块根。

【原植物】　别名：蔓生百部。多年生缠绕草本。块根成束，肉质，长纺锤形，淡灰白色。叶3～5片轮生，有长柄。卵状披针形，先端渐尖，基部圆形或宽楔形，边缘微波状。花单生或数朵排成聚伞花序，总花梗完全贴生于叶片中脉上；花被开放后外卷。蒴果卵状，稍扁。种子深紫褐色。花期5月，果期7月。

【生境分布】　生于阴坡林下、竹林下或路旁等地。分布于华东地区及陕西、河南、湖北等省区。

【主治用法】　用于寒热咳嗽，肺结核咳嗽，百日咳；外用于头虱，蛲虫病，阴痒等症。用量3～9克。

应　用

肺结核：百部、白及、沙参、党参、川贝、瓜蒌、麦冬、杏仁，制丸服。

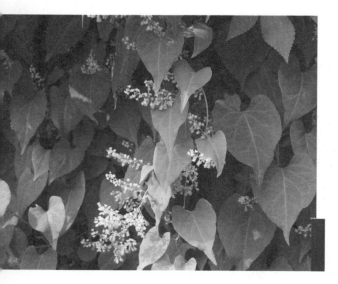

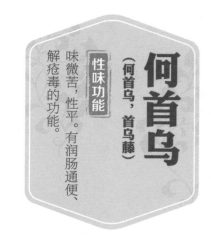

何首乌
（何首乌，首乌藤）

性味功能

味微苦，性平。有润肠通便、解疮毒的功能。

【基　源】　本品为蓼科植物何首乌的干燥块根；首乌藤为其干燥藤茎。

【原植物】　多年生藤本。块根肥大。茎缠绕，中空。叶卵状心形，全缘。圆锥花序顶生或腋生，白色，小花2～4朵；花被5深裂。瘦果3有棱，黑色。花期6～9月，果期8～10月。

【生境分布】　生于山坡、石缝、林下。分布于河北、河南、山东以及长江以南各省区。

【主治用法】　生首乌：用于瘰疬疮痈，阴血不足引起的大便秘结，高脂血症。

制首乌：用于阴虚血少，眩晕，失眠多梦，头发早白，腰膝酸软，风湿痹痛等。用量6～15克。

应　用

1. 高血压、动脉硬化、冠心病：何首乌、银杏叶、钩藤。水煎服。
2. 降低血胆固醇：何首乌。水煎服。
3. 血虚发白：何首乌、熟地黄各15克。水煎服。

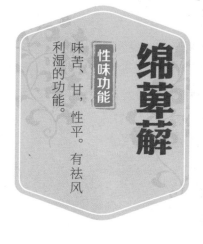

绵萆薢

性味功能

味苦、甘，性平。有祛风利湿的功能。

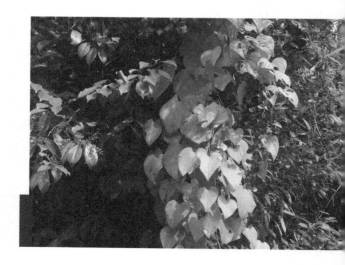

【基　　源】　本品为薯蓣科植物绵薯蓣或福州薯蓣的干燥根茎。

【原 植 物】　别名：萆薢、大萆薢。多年生缠绕草质藤本。根状茎横走，分枝少，粗大，质地疏松，灰黄色，生多数细长须根。茎左旋。单叶互生，多为三角状心形，全缘或微波状，被白色粗毛，基部为掌状心形，边缘5～9深裂、中裂或浅裂，至顶部为三角状心形，不裂，叶干后不变黑。雄花为圆锥花序，腋生；花橙黄色，疏生，单生或间为2朵成对着生；能育雄蕊6；雌花序圆锥状，下垂，腋生。蒴果宽倒卵形，干后棕褐色。种子有薄膜状翅。花期6～8月，果期7～10月。

【生境分布】　生于山坡疏林或灌丛中。分布于浙江、江西、广西等省区。

【主治用法】　用于淋病白浊，白带过多，湿痹，腰膝疼痛，湿热疮毒。用量9～15克。

应用

皮肤病天疱疮： 绵萆薢，水煎，洗患处。

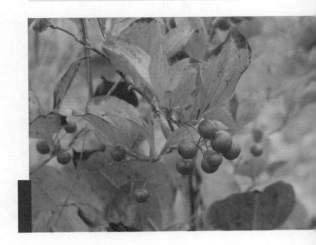

菝葜

性味功能

味甘、酸，性平。有发汗祛风、除湿利尿、益肝肾、强筋骨、解毒消肿的功能。

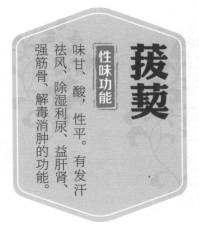

【基　　源】　本品为百合科植物菝葜的根茎。

【原 植 物】　落叶攀援状灌木。根茎横走，粗大，坚硬，木质，膨大部分呈不规则的菱角状，疏生须根，棕色。茎有疏刺。叶互生，片革质，有光泽，干后红褐色或古铜色，宽卵形或椭圆形，先端短尖或圆形，基部近圆形或心形，全缘，光滑，下面微白。伞形花序腋生于小枝上；花单性，雌雄异株，绿黄色，花被裂片6。浆果球形，红色，种子1～3粒。花期4～5月，果期6～8月。

【生境分布】　生于山坡林下、灌丛中。分布于我国南方大部分省区。

【主治用法】　用于胃肠炎，风湿性关节痛，跌打损伤，痢疾，糖尿病，癌症，急性淋巴结炎等症。用量15～30克。

应用

糖尿病： 菝葜120克，猪胰脏，水煎服。或菝葜叶，水煎代茶饮。

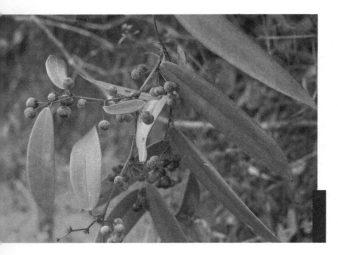

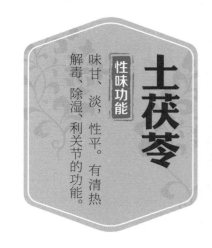

性味功能

土茯苓

味甘、淡，性平。有清热解毒、除湿、利关节的功能。

【基　　源】　本品为百合科植物光叶菝葜的干燥根茎。

【原植物】　别名：羊舌藤、千尾根、山遗粮。常绿攀援状灌木。根状茎短粗，不规则块状，具明显节结，暗褐色，坚硬。茎与枝光滑无刺。叶互生，具鞘和卷须，叶片薄革质，狭椭圆状披针形至狭卵状披针形，先端渐尖，基部圆形或楔形，全缘，下面常绿色，有时带苍白色。花单性，雌雄异株，绿白色，六棱状球形，10余朵组成伞形花序腋生；花序托膨大，具多枚宿存小苞片；花被裂片6。浆果球形，紫黑色，具粉霜。花期7～8月，果期9～10月。

【生境分布】　生于林中、灌丛中。分布于长江流域及以南各省区。

【主治用法】　用于风湿性关节炎，消化不良，腹泻，肾炎，膀胱炎，钩端螺旋体病，梅毒，热淋，湿热疮毒。用量10～60克。

应　用

1. 小儿疳积：土茯苓、野棉花根等量，研末，冲服。
2. 牛皮癣：鲜土茯苓60克。水煎服。

性味功能

白鼓

味苦、甘、辛，性凉。有清热解毒、消痈散结、生肌止痛的功能。

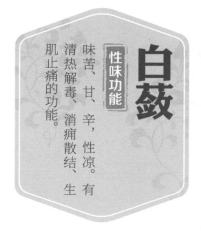

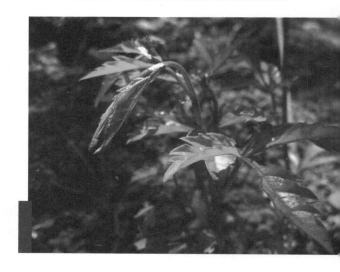

【基　　源】　本品为葡萄科植物白蔹的干燥块根。

【原 植 物】　别名：猫儿卵、山地瓜。木质藤本。块根纺锤形。卷须与叶对生，枝端卷须常渐变成花序。叶为掌状复叶，小叶3～5，羽状分裂或缺刻；叶轴和小叶柄有狭翅，裂片基部有关节，无毛。聚伞花序，花序梗细长；花小，黄绿色；花萼5浅裂，花瓣5。浆果球形，蓝色或白色，有凹点。花期6～7月。

【生境分布】　生于荒山灌木丛中。分布于全国大部分省区。

【主治用法】　用于痈肿疮毒，发背，疔疮，瘰疬，烫伤，扭伤，血痢，肠风。用量4.5～9克。

应 用

扭挫伤，肿痛： 白蔹加食盐。捣烂外敷。

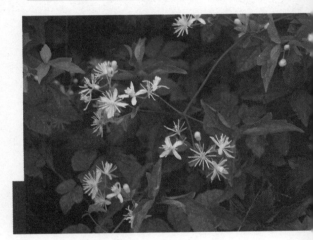

性味功能
味辛，性温，有小毒。有消炎消肿、利尿通乳的功能。

女萎

【基　　源】　本品为毛茛科植物女萎的干燥茎藤或全株。

【原 植 物】　别名：小木通、白木通、粗糠藤。多年生攀援藤本，茎长达10米，有纵棱近方形，紫色，密被白色细毛。叶对生，为三出复叶，小叶卵形，不明显3浅裂或不分裂，边缘有粗锯齿；上面近无毛，下面疏生短柔毛；叶柄长1.5～6厘米。聚伞花序排成圆锥状，腋生；花白色，萼片4，外面密生短柔毛；无花瓣；雄蕊多数，无毛。瘦果窄卵形，长约2毫米，有短柄，羽状花柱长约1.2厘米。花期8月。

【生境分布】　生于村头，地旁，丘陵，山坡，林边、灌丛中。分布于我国江苏、安徽、浙江、福建、台湾等地。

【主治用法】　用于肠炎，痢疾，甲状腺肿大，风湿关节痛，尿路感染，乳汁不下，筋骨疼痛，泻痢脱肛。用量9～15克。

应 用

乳汁不下： 女萎15克，通草6克，沙参9克。炖猪脚服。

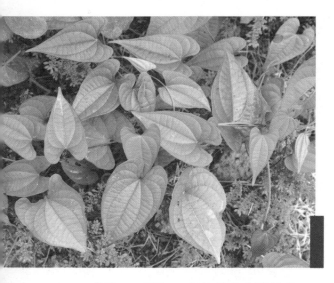

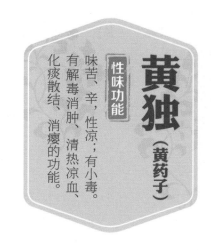

黄独（黄药子）

性味功能 味苦、辛，性凉；有小毒。有解毒消肿、清热凉血、化痰散结、消瘿的功能。

【基　　源】　本品为薯蓣科植物黄独的块茎。

【原 植 物】　多年生草木野生藤本。块茎卵圆形至长圆形。单叶互生；宽卵状心形或卵状心形，边缘全缘或微波状，叶腋内生胚芽；雄花序穗状下垂，生于叶腋，有时基部花序延长呈圆锥状；花被片紫色；雌花序与雄花序相似，常2至数个丛生叶腋。蒴果反折下垂，三棱状长圆形。花期7～10月，果期8～11月。

【生境分布】　多生于河谷边、山谷阴沟或杂木林边缘。分布于全国大部分省区。

【主治用法】　用于甲状腺肿大，淋巴结结核，咽喉肿痛，吐血，咯血，百日咳；痈肿疮毒，疮疖，蛇虫咬伤。用量3～6克；外用适量，捣烂或磨汁涂敷患处。

应　用

慢性气管炎：黄药子注射液，肌肉注射。

威灵仙

性味功能 味辛、咸，性温；有小毒。有祛风湿、通经络、止痛的功能。

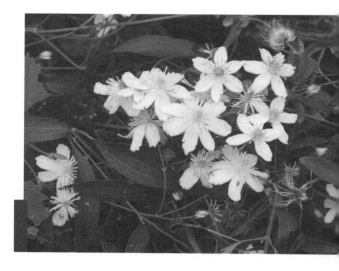

【基　　源】　本品为毛茛科植物威灵仙的根及根茎。

【原　植　物】　别名：老虎须。攀援藤本。根丛生，细长圆柱形。根茎圆柱形，淡黄色，皮部脱落呈纤维状。叶对生，1回羽状复叶；小叶5，狭卵形或三角状卵形，先端尖，基部宽楔形，全缘，主脉3条。圆锥花序顶生或腋生，总苞片线形，密生细毛，萼片4或5，花瓣状，白色或绿白色，外生白色毛；雄蕊多数；子房及花柱上密生白毛。瘦果扁狭卵形，有短毛，花柱宿存，延长呈白色羽毛状。花期5～6月，果期6～7月。

【生境分布】　生于山坡林边或灌丛中。分布于全国大部分省区。

【主治用法】　用于风湿痹痛，关节不利，四肢麻木，跌打损伤，骨鲠咽喉，扁桃体炎，黄疸型性肝炎，丝虫病；外用于牙痛，角膜溃烂。用量6～10克；外用适量。

【应　用】

扁桃体炎：鲜威灵仙，水煎当茶饮。

茜草

性味功能

味苦，性寒。有凉血、止血、活血祛瘀、通经活络、止咳化痰的功能。

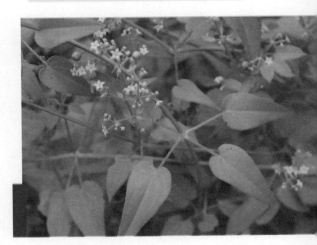

【基　　源】　本品为茜草科植物茜草的根及根茎。

【原　植　物】　别名：小活血、拉拉秧。多年生草本。根丛生，紫红色。茎四棱形，具多数倒生小刺。4叶轮生，三角状卵形，先端急尖，基部心形，中脉及叶柄生倒钩刺。聚伞花序圆锥状腋生或顶生，花小，淡黄白色；花冠辐状。浆果球形，肉质，红色。花期6～9月，果期8～10月。

【生境分布】　生于路旁、田边。分布于全国大部分地区。

【主治用法】　用于吐血，衄血，尿血，便血，崩漏，经闭腹痛，风湿关节痛，跌打损伤，慢性气管炎，神经性皮炎。用量6～9克。水煎服。外用适量，研粉调敷或煎水洗患处。

【应　用】

血热经闭：茜草30克，酒水各半煎服。

131

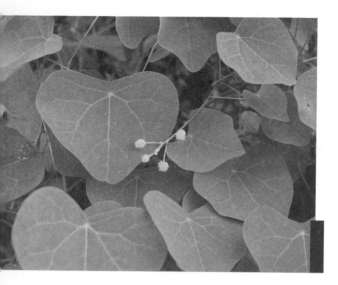

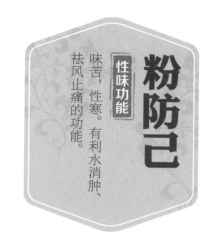

【基　源】　本品为防己科植物粉防己的根。

【原植物】　别名：石蟾蜍、汉防己、金丝吊鳖。多年生缠绕藤本。根圆柱形，外皮具横行纹理。茎柔弱，有扭曲的细长纵条纹。叶互生，叶柄盾状着生，叶片薄纸质，三角宽卵形，先端钝，具细小突尖，基部截形，上面绿色，下面灰绿色至粉白色，两面均被短柔毛，面较密，全缘，掌状脉5条。雌雄异株，雄花聚集成头状聚伞花序，呈总状排列；雌花成缩短的聚伞花序，核果球形，熟时红色。花期5～6月，果期7～9月。

【生境分布】　生于山坡、草丛及灌木林。分布于南方大部分省区。

【主治用法】　用于水肿、小便不利、风湿痹痛、下肢湿热。用量4.5～9克。

应　用

四肢浮肿，脚气：粉防己、黄芪各12克，白术9克，甘草梢4.5克。水煎服。

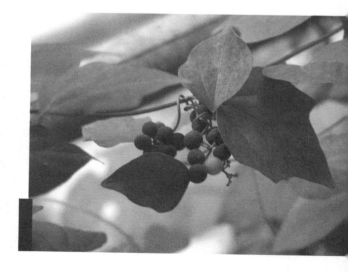

【基　　源】　本品为防己科植物木防己的根。

【原植物】　缠绕藤本。根圆柱形，黄褐色，断面黄白色，有放射状纹理。小枝纤细而韧，有纵线纹和柔毛。叶互生，宽卵形或卵状长圆形，基部楔形或略呈心形，全缘或3浅裂，中央裂片较长，两面被短柔毛。圆锥聚伞花序腋生，小花淡黄色，雌雄异株；花萼6片，二轮；花瓣6片，二轮，较花萼小，先端2裂。核果近球形，蓝黑色，有白粉。花期7～8月，果期9～10月。

【生境分布】　生于山坡草地及灌木丛中。我国大部分省区均有分布。

【主治用法】　用于风湿关节痛，肋间神经痛，急性肾炎，尿路感染，高血压病，风湿性心脏病、水肿；外用治毒蛇咬伤。用量6～15克。

应　用

毒蛇咬伤：木防己适量，捣烂外敷患处。

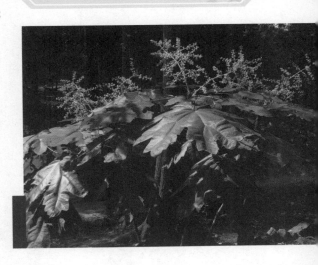

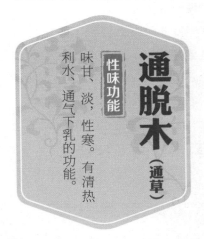

性味功能

通脱木（通草）

味甘、淡，性寒。有清热利水、通气下乳的功能。

【基　　源】　本品为五加科植物通脱木的干燥茎髓。

【原植物】　别名：大通草、通花五加。灌木或小乔木。茎髓大，纸质。叶大，集生于茎顶，近圆形，掌状5～11裂，再分裂为2～3小裂片，先端渐尖，基部心形，边缘具疏锯齿，有星状毛。圆锥花序大型，由多数球状聚伞花序集成，密生白色星状茸毛，花黄白色。核果状浆果，球形，紫黑色。花期10～12月，果期次年1～2月。

【生境分布】　生于山坡向阳处。分布于我国黄河以南各省区。

【主治用法】　用于小便不利，尿路感染，乳汁不下，水肿等。用量3～6克。水煎服。

应　用

尿赤，小便不利：通草、滑石、生地黄、淡竹叶。水煎服。

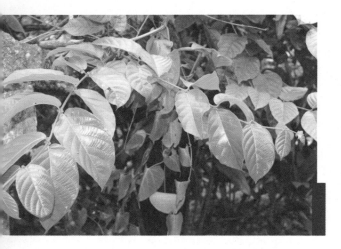

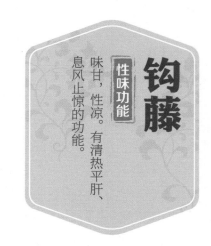

性味功能

钩藤

味甘，性凉。有清热平肝、息风止惊的功能。

【基　源】　本品为茜草科植物钩藤的带钩茎枝。

【原植物】　别名：双钩藤、钓藤、圆钩藤。木质藤本。钩与枝光滑无毛。钩状变态枝生于叶腋，钩尖向下弯曲，似鹰爪。叶对生，纸质，椭圆形；托叶2深裂，裂片线状锥形，多脱落。头状花序腋生或顶生的总状花序，花黄色；花冠合生，管状，先端5裂，外被粉状柔毛，喉部内具短柔毛。蒴果倒卵状椭圆形，疏被柔毛，花萼宿存。花期6～7月，果期10～11月。

【生境分布】　生于山谷、灌丛中。分布于我国南方大部分省区。

【主治用法】　用于小儿高热，惊厥抽搐，小儿夜啼，高血压病，头晕目眩等。入煎剂宜后下。用量6～15克。

应用

高血压：钩藤100～125克。水煎10～20分钟，饮服。

性味功能

乌蔹莓

味酸、苦，性寒。有清热解毒、凉血消肿、利尿的功能。

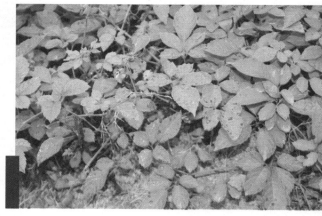

【基　源】　本品为葡萄科植物乌蔹莓的全草或单用根及叶。

【原植物】　别名：乌蔹草、五叶藤、五爪龙、母猪藤。多年生草质藤本。茎带紫红色，有纵棱；卷须二歧分叉，与叶对生。鸟趾状复叶互生；小叶5，膜质，椭圆形、椭圆状卵形至狭卵形，长2.5～8厘米，宽2～3.5厘米，先端急尖至短渐尖，有小尖头，基部楔形至宽楔形，边缘具疏锯齿，两面脉上有短柔毛或近无毛，中间小叶较大而具较长的小叶柄，侧生小叶较小；叶柄长可达4厘米以上；托叶三角状，早落。聚伞花序呈伞房状，通常腋生或假腋生，具长梗，有或无毛；花小，黄绿色；花萼不明显；花瓣4，先端无小角或有极轻微小角；雄蕊4，与花瓣对生；花盘肉质，浅杯状；子房陷于4裂的花盘内。浆果卵圆形，径6～8毫米，成熟时黑色。花期5～6月，果期8～10月。

【生境分布】 生长于旷野、山谷、林下、路旁。分布于我国山东、福建等省。

【主治用法】 用于咽喉肿痛、疖肿、痈疽、疔疮、痢疾、尿血、白浊、跌打损伤、毒蛇咬伤。用量15～30克，鲜者加倍，煎服。外用适量。

应　用

化脓性感染：取新鲜全草或茎叶洗净，捣烂如泥，敷于患处；或取叶、根研成细末，和凡士林调成20%的软膏；或取其原汁烘干碾粉外用，每日换药1次。

络石藤

性味功能

味苦，性平。有祛风通络、凉血消肿的功能。

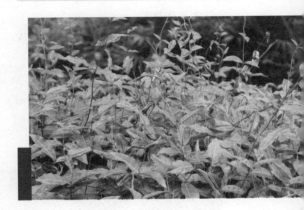

【基　源】 本品为夹竹桃科植物络石的带叶藤茎。

【原植物】 别名：爬墙虎、石龙藤、感冒藤。常绿木质藤本，具乳汁。茎褐色，多分枝，嫩枝被柔毛。叶对生，卵状披针形或椭圆形，先端短尖或钝圆，基部宽楔形或圆形，全缘，被细柔毛。聚伞花序腋生或顶生；花白色，高脚碟状；花冠反卷，5裂，右向旋转排列，有柔毛。果长圆形，近于水平展开。种子线形而扁，褐色，顶端具种毛。花期4～5月，果期10月。

【生境分布】 生于山野、荒地，攀援附生于其他植物上。分布于全国大部分省区。

【主治用法】 用于风湿性关节痛，腰膝酸疼，扁桃体肿大等。用量5～10克。

应　用

关节炎：络石藤、五加皮、牛膝各9克。水煎服，白酒引。

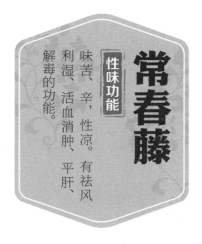

常春藤

性味功能

味苦、辛，性凉。有祛风利湿、活血消肿、平肝、解毒的功能。

【基　　源】　本品为五加科植物常春藤的茎、叶。

【原 植 物】　常绿攀援灌木，有气生根；嫩枝有锈色鳞片。单叶互生，革质，二型，营养枝上叶为三角状卵形或三角状长圆形，花枝上叶椭圆状卵形至椭圆状披针形，先端渐尖，基部楔形。伞形花序1～7个顶生，总状排列或伞房状排列成圆锥花序，有花5～40朵，淡黄白色或淡绿白色，芳香；萼密生棕色鳞片；花瓣5。果实球形，红色或黄色。花期9～11月，果期次年3～5月。

【生境分布】　攀援于林缘、林下、岩石和房屋壁上，有栽培。分布华中、华南、西南及甘肃和陕西等省区。

【主治用法】　用于风湿性关节炎，肝炎，头晕，腰痛，跌打损伤，急性结膜炎，肾炎水肿，闭经。外用于痈肿疮毒，荨麻疹，湿疹，外伤出血，骨折。用量9～15克。

应　用

1. 肝炎：常春藤、败酱草。煎水服。
2. 皮肤瘙痒：常春藤500克。水煎洗。

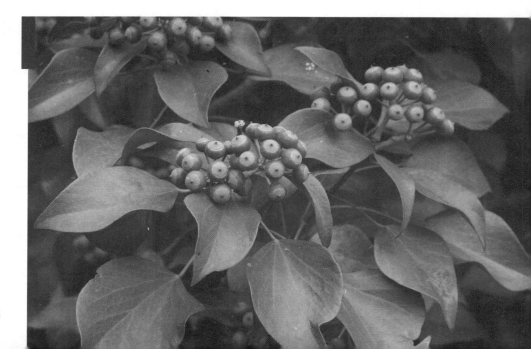

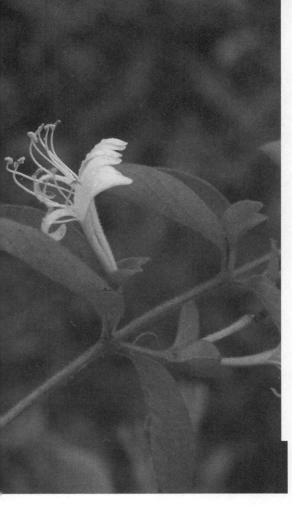

忍冬（金银花）

性味功能

味甘，性寒。有清热解毒、凉散风热的功能。

【基　　源】　本品为忍冬科植物忍冬的花蕾及初开的花。

【原 植 物】　别名：二花。缠绕藤本。叶对生，卵形，全缘。花成对腋生，初开白色，后渐变黄色；花梗密生短柔毛；苞片叶状；花萼5裂，先端尖，有长毛；花冠筒状，唇形，上唇4裂，下唇反转。被糙毛和长腺毛。浆果球形，黑色，有光泽。花期4～6月，果期7～10月。

【生境分布】　生于山坡灌丛、田埂、路边。分布于全国大部分省区。

【主治用法】　用于温病发热，风热感冒，热毒血痢，痈肿疔疮，喉痹，丹毒，扁桃体炎，急性结膜炎等。

应　用

1. 菌痢、急性肠炎：金银花。浓煎服。
2. 疗毒疮疡、痈疖：金银花30克，紫花地丁20克，赤苓、连翘、夏枯草各9克，牡丹皮6克，黄连4.5克。水煎服。
3. 血痢：金银花适量。炒炭，研末，冲服。

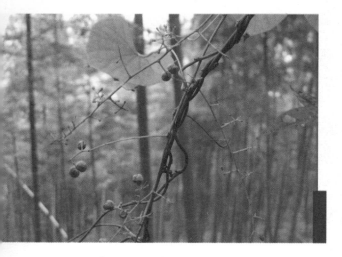

青风藤

性味功能

味苦、辛，性平。有祛风湿、通经络的功能。

【基　源】　本品为防己科植物青风藤的干燥茎。

【原植物】　别名：青藤、大风藤、青防己、黑防己。多年生缠绕藤本。根块状。茎圆柱状，灰褐色，内面黄褐色，有放射状髓部，有纵纹。叶互生，厚纸质或革质，心状圆形至阔卵形，先端尖，基部稍心形，有时近截平或微圆，全缘或至 3～7 角状浅裂，裂片尖或钝圆，嫩叶被茸毛。花序圆锥状，单性，雌雄异株，花瓣6，淡绿色。核果扁球形，熟时蓝黑色，种子半月形。花期 6～8 月，果期 9～11 月。

【生境分布】　生于山地灌木丛中。分布于河南、陕西、江西、湖北、湖南和四川等省份。

【主治用法】　用于风湿关节痛，关节肿痛，肌肤麻木，瘙痒。用量 6～12 克。

应　用

皮肤瘙痒：青风藤适量，水煎，外敷患处。

大血藤

性味功能

味苦涩，性平。有清热解毒、活血祛风的功能。

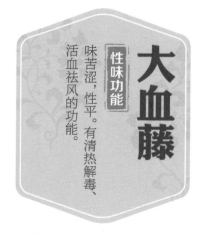

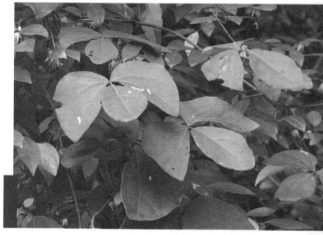

【基　源】　本品为木通科植物大血藤的干燥藤茎。

【原植物】　别名：血藤、血通、红藤。木质藤本，老茎具厚木栓层。叶

138

互生，三出复叶，中央小叶片菱状倒卵形至椭圆形，先端钝尖，基部楔形，全缘；两侧小叶斜卵形，基部甚偏斜。总状花序腋生，下垂；雌雄异株；雄花基部有1苞片，梗上有2小苞片；花萼6，花瓣状，黄绿色；花瓣6，退化呈腺体；雄蕊6，与花瓣对生；雌花与雄花同，浆果卵圆形，蓝黑色。花期3～5月，果期7～9月。

【生境分布】　生于山野灌木丛及疏林中，或溪边林中。分布于河南、湖北、湖南、四川、贵州、云南、福建等省区。

【主治用法】　用于经闭腹痛，风湿痹痛，跌扑肿痛。用量9～15克。

应　用

跌打损伤，瘀血肿痛：大血藤、骨碎补各适量。捣烂外敷。

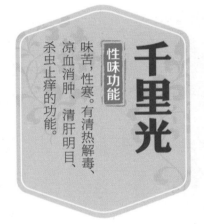

千里光

性味功能

味苦，性寒。有清热解毒、凉血消肿、清肝明目、杀虫止痒的功能。

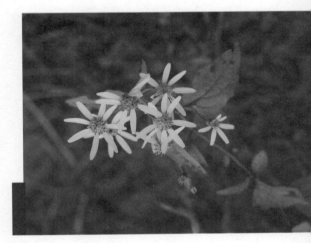

【基　源】　本品为菊科植物千里光的全草。

【原植物】　多年生草本。茎圆柱形，攀援状曲折，上部多分枝，下部木质化。叶互生，具短柄，椭圆状三角形或卵状披针形，顶端渐尖，茎部截形或戟形，有时基部有2～4对深裂片。头状花序顶生，排成复总状伞房花序；花梗密被白毛；总苞筒状，基部有数个条形小苞片；舌状花黄色，雌性，先端3裂；管状花黄色，两性，先端5齿裂；雄蕊5；子房下位。瘦果圆柱形，具5棱，棕褐色；冠毛白色。花期9～10月，果期10～11月。

【生境分布】　生于山坡、林缘、灌丛、沟边、路旁。分布于我国西北部至西南部、中部、东南部地区。

【主治用法】　用于上呼吸道感染，咽喉炎，肺炎，结膜炎，痢疾，肠炎，阑尾炎，丹毒，疖肿，湿疹等病。用量15～30克，外用适量。

应　用

上呼吸道感染：鲜千里光、鲜爵床各30克，野菊花15克。水煎服。

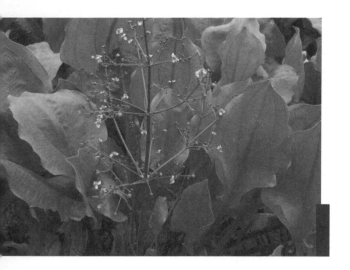

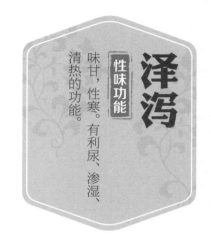

泽泻

性味功能

味甘，性寒。有利尿、渗湿、清热的功能。

【基　源】　本品为泽泻科植物泽泻的块茎。

【原植物】　别名：水泽、如意菜、水白菜。多年生草本。块茎球形，褐色，密生多数须根。叶基生；叶柄长，基部膨大呈鞘状，叶卵状椭圆形，先端短尖，基部心形或圆形，全缘。花5～7集成大型轮生状圆锥花序；外轮花被片萼片状，内轮花被片花瓣状，白色。瘦果扁平，花柱宿存。花期6～8月，果期7～9月。

【生境分布】　生于沼泽地、潮湿地。多栽培。分布于全国各地区。

【主治用法】　用于小便不利，水肿胀满，泄泻尿少，痰饮眩晕，热淋涩痛，呕吐，尿血，脚气，高脂血症等。用量6～9克。

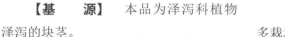

应　用

肾炎水肿，脚气水肿：泽泻6克，茯苓12克，猪苓、白术各9克。水煎服。

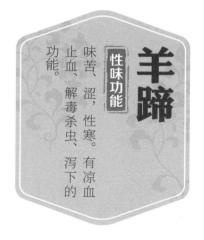

羊蹄

性味功能

味苦、涩，性寒。有凉血止血，解毒杀虫，泻下的功能。

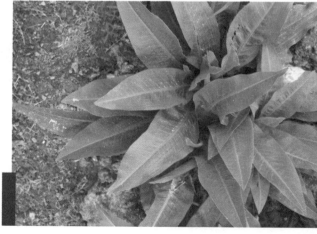

【基　源】　本品为蓼科植物羊蹄的根。

【原植物】　别名：羊蹄根、土大黄。多年生草本，根粗大黄色。茎直立，高 1 米许。根生叶丛生，有长柄，叶片长椭圆形，长 10 ～ 25 厘米，宽 4 ～ 10 厘米，先端钝，基部圆或带楔形，边缘呈波状；茎生叶较小，有短柄。总状花序顶生，每节花簇略下垂；花被 6，淡绿色，外轮 3 片展开，内轮 3 片成果被；果被广卵形，有明显的网纹，背面各具一卵形疣状突起，其表有细网纹，边缘具不整齐的微齿；雄蕊 6，成 3 对；子房具棱，1 室，1 胚珠，花柱 3，柱头细裂。瘦果三角形，先端尖，角棱锐利，长约 2 毫米，褐色，光亮。有 3 片增大的果被包覆。花期 4 月，果期 5 月。

【生境分布】 羊蹄生长于山野、路旁。尼泊尔羊蹄喜生于低山温暖地区的路旁及沟边。全国大部分地区均有。

【主治用法】 用于皮肤病、各种出血、肝炎及各种炎症。用量 10 ～ 15 克，煎服，鲜品 30 ～ 45 克。外用适量。

应用

功能性子宫出血：羊蹄干品 30 克，煎煮，分 3 次服；或用羊蹄粉 3 克，开水冲服，每日 3 ～ 4 次。

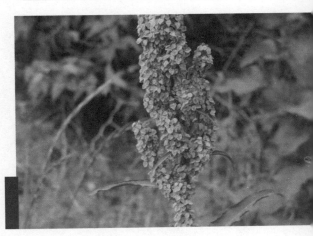

巴天酸模

性味功能

味苦酸，性寒。有杀虫、止血、清热解毒、活血散瘀的功能。

【基　　源】 本品为蓼科植物巴天酸模的根。

【原 植 物】 多年生草本。根粗壮。茎直立，具棱槽。基生叶长圆状披针形，先端圆钝或急尖，基部圆形或近心形，全缘，具波状缘，叶脉突出。叶柄粗，长 10 厘米。茎上部的叶窄而小，近无柄。托叶鞘筒状，膜质，老时破裂。圆锥花序顶生或腋生，花两性。花被片 6，2 轮，内轮 3 片，果时增大，宽心形，全缘，具网纹，具有瘤状凸起。瘦果三棱形，褐色，具光泽，包于宿存的内轮花被内。花期 5 ～ 8 月，果期 6 ～ 9 月。

【生境分布】 生于水沟、路旁、田边、荒地。分布于东北、山东等省区。

【主治用法】 用于皮肤病、疥癣、各种出血、肝炎及各种炎症。用量 9 ～ 15 克。鲜品 30 ～ 60 克。

应用

疥癣：巴天酸模根，捣烂涂擦患处。

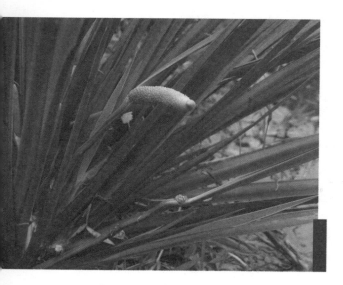

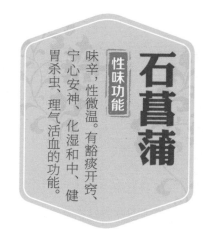

石菖蒲

性味功能 味辛，性微温。有豁痰开窍、宁心安神、化湿和中、健胃杀虫、理气活血的功能。

【基　　源】　本品为天南星科植物石菖蒲的根茎。

【原 植 物】　别名：水剑草、石蜈蚣、九节菖蒲。多年生草本，有香气。根茎横生，扁圆柱形，弯曲多分枝，密生环节，生多数须根，黄褐色。叶丛生，剑状线形，无明显中脉。花茎扁三棱形；佛焰苞叶状，肉穗花序从佛焰苞中部旁侧生，无柄，狭圆柱形；淡黄绿色；花被片6，花药淡黄色；浆果倒卵形，红色。花期4～7月，果期8月。

【生境分布】　生于山谷、山涧。分布于陕西、河南及长江以南各地。

【主治用法】　用于癫痫，痰厥，热病神昏，健忘，气闭耳聋，胃痛，风寒湿痹，痈疽肿毒，跌打损伤。用量3～6克。

应　用

1. 卒中不语，口眼歪斜，小儿惊风：鲜石菖蒲15克，冰糖15克。水煎服。

2. 久痢不止：石菖蒲，党参，石莲子，茯苓各9克，水煎服。

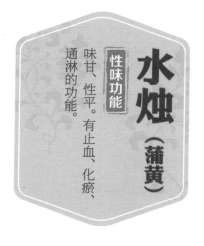

水烛（蒲黄）

性味功能 味甘、性平。有止血、化瘀、通淋的功能。

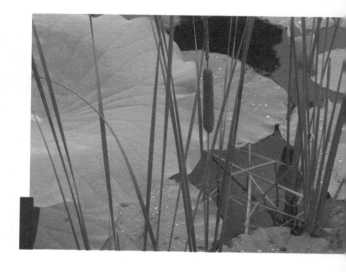

【基　　源】　本品为香蒲科植物水烛香蒲的干燥花粉。

【原植物】　别名：水烛香蒲、蒲草、窄叶香蒲。多年生沼生草本。叶丛生，叶狭线形，叶鞘筒状，半抱茎。穗状花序，长圆柱形，雌雄花序同株，不连接，雄花序生于上部，花序轴密生褐色扁柔毛，单雌花序生于下部，有叶状苞片，早落。果穗圆柱形。花期6～7月，果期7～8月。

【生境分布】　生于池沼、沟边、湿地或浅水中。分布于东北、华北、华东及陕西、宁夏、甘肃、河南、湖北、四川、云南等省、自治区。

【主治用法】　用于吐血，衄血，崩漏，外伤出血，经闭，痛经，脘腹刺痛，跌扑肿痛。用量4.5～9克。外用适量，敷患处。

应用

1.产后血瘀，恶露不下，少腹作痛：炒蒲黄、生蒲黄各3克，五灵脂6克。研细末，水酒各半煎服。
2.血便：蒲黄、冬葵子、生地黄、栀子各15克，小蓟6克。水煎服。

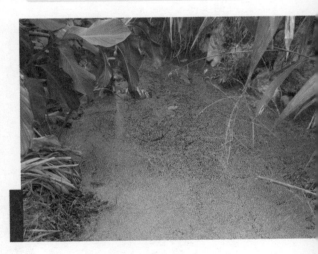

青萍（浮萍）

性味功能

味辛，性寒。有宣散风热、透疹、利尿的功能。

【基　　源】　本品为浮萍科植物青萍的干燥全草。

【原植物】　水生草本，根单一，细长。叶状体卵形或卵状椭圆形，具3条不明显的脉纹，表面颜色相似，均为灰绿、黄绿、浅黄棕色。花单性，雌雄同株，生于叶状体边缘；佛焰苞二唇形，无花被。果实圆形，对称，无翅，近陀螺状。种子1，花期4～6月，果期5～6月。

【生境分布】　生于池沼、湖泊或静水中。分布于全国各地。

【主治用法】　用于麻疹不透，风疹瘙痒，水肿尿少。用量3～9克。外用适量，煎汤浸洗。

应用

1.鼻衄：浮萍焙干研末，塞鼻孔。
2.水肿尿少：浮萍9克。水煎服。

143

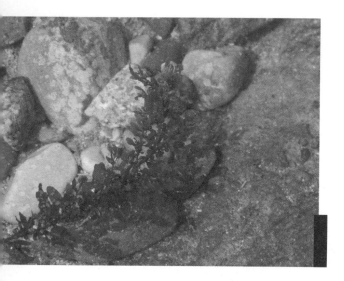

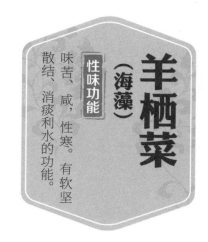

羊栖菜（海藻）

性味功能 味苦、咸，性寒。有软坚散结、消痰利水的功能。

【基　源】　本品为马尾藻科羊栖菜的藻体。

【原　植　物】　多年生褐藻，多分枝，黄棕色，肥厚多汁。可明显区分固着器、主干、叶三部分。固着器由若干圆柱形假根组成。主干圆柱形，互生侧枝和叶，叶形多变，扁平，具不明显的中肋，渐长则脱落后生者多为狭倒披针形，边缘稍呈波状，先端膨大中空。气囊腋生，纺锤形。同一藻体，枝叶、气囊不为同时存在。生殖托腋生，雌雄异株，雌托椭圆形；雄托圆柱形。成熟期6～7月。

【生境分布】　生于低潮带、大干潮线下海水微荡处的岩石上。分布于自辽宁至海南的沿海近处。

【主治用法】　用于瘿瘤瘰疬，睾丸肿痛，痰饮水肿。用量6～12克。水煎服，浸酒或入丸散用。

应　用

慢性颈淋巴结炎： 海藻、海带、栗子壳、屈头鸡各9克。水煎服。

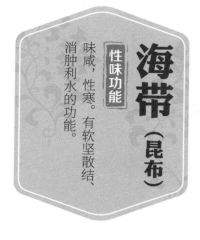

海带（昆布）

性味功能 味咸，性寒。有软坚散结、消肿利水的功能。

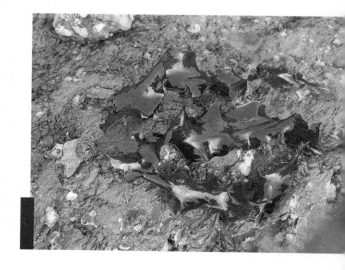

【基　源】　本品为昆布科植物海带的干燥叶状体。

【原植物】　多年生大型褐藻。扁平带状，长达6米，橄榄褐色，黏滑柔韧，干后黑褐色，厚革质。分为根状固着器、柄和叶片三部分。基生固着器粗纤维状，由多数假根所组成，假根末端有吸盘。柄椭圆柱状。叶片扁长，中部较厚，向两边缘渐薄，先端钝尖，基部楔形，全缘，边缘有波状褶皱。秋季成熟。

【生境分布】　生于海边低潮下1～3米深处的岩石上，或人工养殖于绳索和竹材上。分布于辽宁、山东一带海域，现沿海大部分有养殖。

【主治用法】　用于瘿瘤瘰疬，睾丸肿痛，痰饮水肿，噎膈等。用量9～15克。水煎服。反甘草。

应　用

1. 防治高血压：昆布15克。水煎服。
2. 血吸虫：昆布15克。流浸膏，内服。

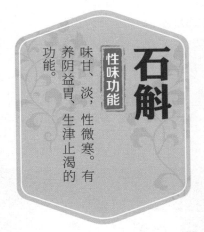

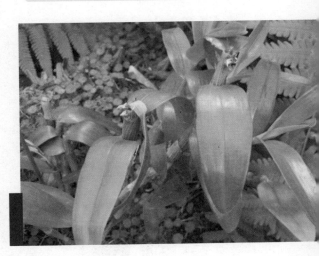

石斛

性味功能

味甘、淡，性微寒。有养阴益胃、生津止渴的功能。

【基　源】　本品为兰科植物石斛的干燥茎。

【原植物】　别名：金钗石斛、大黄草。多年生附生草本。茎丛生，黄绿色，多节，上部稍扁，微弯曲，下部圆柱形，基部膨大。叶3～5片生于上端，长圆状披针形；叶鞘紧抱于节间。总状花序有花2～3朵，下垂，花萼及花白色带淡紫色，先端紫红色；花瓣椭圆形，唇瓣倒卵状长圆形，有短爪，有深紫色斑块。蒴果。花期4～6月。

【生境分布】　附生于高山岩石上或树干上。分布于我国台湾、湖北、广东、广西及西南各省区。

【主治用法】　用于热病伤津，口干烦渴，病后虚热。用量6～12克。

应　用

热病伤阴口渴：石斛、麦冬、生地黄、远志、茯苓、玄参、炙甘草。共研末，每次12克，水冲服。

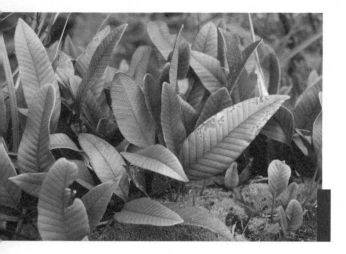

性味功能

石韦

味苦、甘，性微寒。有利尿通淋、清肺止咳、止血的功能。

【基　　源】　本品为水龙骨科植物石韦的干燥地上部分。

【原 植 物】　别名：石兰、石剑、小石韦。多年生草本，高 10 ～ 30 厘米。根状茎细长，密生棕色鳞片。叶远生，二型，革质；能育叶与不育叶同型，披针形或长圆状披针形，有渐尖头，上面有凹点，少有星状毛，下面密生褐色星状毛，侧脉明显。孢子囊群在侧脉间整齐而紧密排列，无囊群盖。

【生境分布】　生于岩石或树干上。分布于华东、中南、西南各地区。

【主治用法】　用于小便不利，血淋，尿血，尿路结石，肾炎浮肿，肺热咳嗽，崩漏等。用量 6 ～ 12 克。

应 用

热淋：石韦、车前子、滑石各 12 克。水煎服。

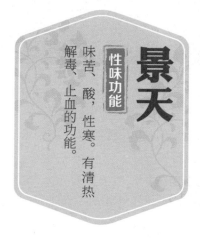

性味功能

景天

味苦、酸，性寒。有清热解毒、止血的功能。

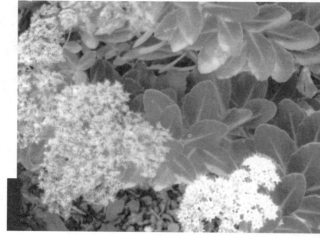

【基　　源】　本品为景天科植物景天的全草。

【原 植 物】　别名：护火、戒火、火焰草、佛指甲。多年生肉质草本。叶互生；叶柄长 4 ～ 8 毫米；叶片正三角形或三角状卵形，长 10 ～ 20 毫米，宽

5～10毫米，先端钝或急尖，基部宽楔形至截形，全缘。总状聚伞花序，顶生，疏分枝，花多数；花梗长5～10毫米；萼片5，披针形至长圆形，长1～2毫米；花瓣5，黄色，披针状长圆形，长3～5毫米；雄蕊10，2轮，较花瓣短，花药肾形，黑紫色；鳞片5，宽匙形至宽楔形，先端有微凹；心皮5，近直立，长圆形，先端突狭成短花柱。蓇葖果，上部略叉开，基部合生。种子长圆状卵形，长0.3～0.5毫米，有纵纹，淡褐色。花期6～8月，果期8～9月。

【生境分布】　生长于山坡或山谷石缝中。分布于云南、四川、山西等地。

【主治用法】　用于喉炎，荨麻疹，吐血，小儿丹毒，乳腺炎；外用治疔疮痈肿，跌打损伤，鸡眼，烧烫伤，毒蛇咬伤，带状疱疹，脚癣。用量15～30克，煎服或捣汁或入散剂。外用捣汁涂或煎水洗。

石胡荽（鹅不食草）

【性味功能】　味辛，性温。有清热止咳、祛风通窍、散瘀消肿、退翳明目的功能。

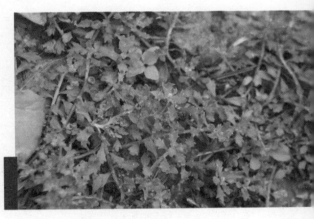

【基　　源】　本品为菊科植物石胡荽的全草。

【原植物】　一年生匍匐草本，微臭，揉碎有辛辣味。茎纤细，基部多分枝。叶互生，倒卵状披针形，顶端钝，基部楔形，边缘有不规则疏齿。头状花序单生叶腋，扁球形，无总花梗；总苞片2层，椭圆状披针形；花杂性；黄色或黄绿色，全部筒状；雌花位于外围，中央为两性花，花冠管钟状，4裂；雄蕊4；子房下位，柱头2裂。瘦果椭圆形具4棱，边缘有长毛，无冠毛。花期4～8月，果期6～10月。

【生境分布】　生于路旁荒野，稻田沟边及其他阴湿处。分布于全国大部分省区。

【主治用法】　用于鼻塞不通，急慢性鼻炎，过敏性鼻炎，头痛，百日咳，慢性气管炎，结膜炎，风湿关节痛，湿疮肿毒，跌打肿痛，毒蛇咬伤等症。用量3～9克，外用适量。

应 用

疟疾：鹅不食草6克，酒煎，饭后服。

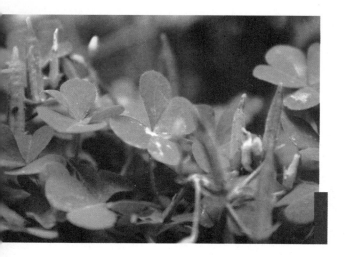

【基　源】　本品为酢浆草科植物酢浆草的全草。

【原植物】　多年生草本。茎匍匐或斜生，多分枝，长达50厘米，上被疏长毛，节节生根。叶互生，掌状复叶，叶柄长2.5～5厘米；托叶与叶柄连生，形小；小叶3枚，倒心脏形，长达5～10毫米，无柄。花1至数朵成腋生的伞形花序，花序柄与叶柄等长；苞片线形；萼片5，花瓣5，黄色，倒卵形；雄蕊10，花丝下部联合成筒；子房心皮5，5室，花柱5，离生，柱头头状。蒴果近圆柱形，长1～1.5厘米，有5棱，被柔毛，熟时裂开将种子弹出。种子小，扁卵形，褐色。花期5～7月。

【生境分布】　生长于耕地、荒地或路旁。全国各地均有分布。

【主治用法】　用于感冒发热，肠炎，尿路感染，尿路结石，神经衰弱；外用治跌打损伤，毒蛇咬伤，痈肿疮疖，脚癣，湿疹，烧烫伤。煎服6～12克，鲜品30～60克；外用适量，鲜品捣烂敷患处，或煎水洗。

应　用

水泻：酢浆草9克，加红糖蒸服。

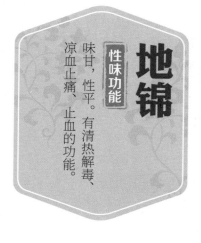

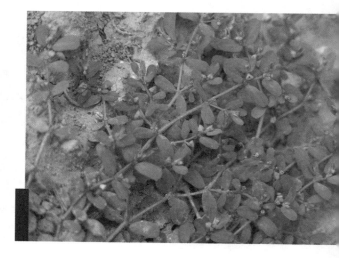

【基　源】　本品为大戟科植物地锦的干燥全草。

【原植物】　一年生草本。茎纤细带红色，多分枝，平卧。叶对生，长圆形，先端钝圆，基部偏斜，叶缘具细齿。杯状聚伞花序，单生叶腋。总苞倒圆锥形，顶端4裂；裂片膜质，裂片间有腺体，腺体扁椭圆形，具花瓣状附属物。蒴果，近球形。种子卵形。花期6～9月，果期7～10月。

【生境分布】　生于荒地、路旁、田间。分布于全国大部分地区。

【主治用法】　用于痢疾，肠炎，咳血，尿血，便血，崩漏，疮疖痈肿，湿热黄疸，乳汁不下。用量9～20克。

应用

1. 慢性支气管炎：地锦草9克。水煎服。
2. 湿热黄疸：地锦草15克。水煎服。

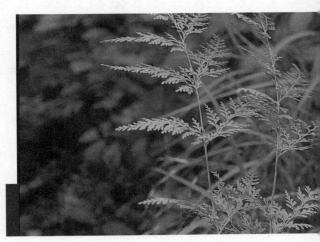

【基　源】　本品为鳞始蕨科植物乌蕨的干燥叶。

【原植物】　别名：金花草、雉尾。多年生草本。叶草质，不育叶与能育叶同形，长圆状披针形，绿棕色或棕褐色，3～4回羽状分裂，羽片12～20对，互生，卵状披针形，先端尾状渐尖；末回裂片楔形，先端平截，有小牙齿或浅裂成2～3个小圆裂片。孢子囊群近圆形，着生于裂片背面顶部，每裂片1～2枚，囊群盖杯形或浅杯形，向叶缘开口，口部全缘或多少啮蚀状。孢子囊圆球形，有长柄，环带宽，由13～16个加厚细胞组成；孢子长圆形，黄色，透明。

【生境分布】　生于山坡路旁、草丛中，山脚阴湿地。分布于长江流域及其以南各省区，北至陕西南部。

【主治用法】　用于风热感冒，肝炎，肠炎，痢疾，沙门氏菌所致食物中毒，砷、毒蕈、木薯中毒，外用治烧、烫伤，疮疡痈肿。用量30～60克。外用适量。

应用

肠炎：乌蕨30克。水煎剂。

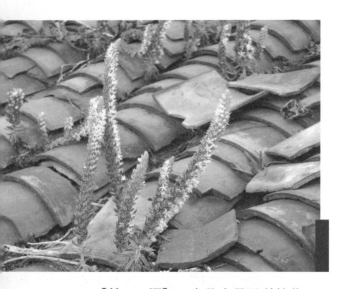

【基　　源】　本品为景天科植物瓦松的全草。

【原植物】　别名：瓦塔、石塔花、厝莲。二年生肉质草本，密生紫红色斑点。基生叶莲座状，匙状线形，先端增大，为白色软骨质，边缘有流苏状软骨片；茎生叶线形至倒卵形，先端长尖。开花时基生叶枯萎，由茎顶抽出花序，多分枝；花小，两性；花瓣5，淡粉红色，有红色斑点。蓇葖果。花期7～9月，果期8～10月。

【生境分布】　生于屋顶、墙头及山坡石缝中。分布于全国各省区。

【主治用法】　用于急性黄疸型肝炎，吐血，鼻衄，血痢，疟疾等。用量5～15克，水煎服。外用适量。

应　用

急性黄疸型传染性肝炎：瓦松鲜品60克，麦芽30克，垂柳嫩枝90克。水煎服。

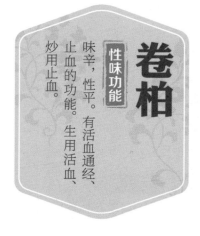

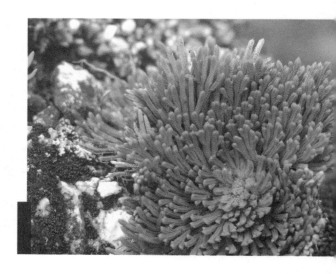

【基　源】　本品为卷柏科植物卷柏的干燥全草。

【原植物】　别名：九死还魂草、见水还阳草。多年生草本。枝丛生成莲座状，干后内卷如拳。2～3次羽状分枝，背腹扁平，叶二形，侧叶斜卵状钻形，先端具长芒，外缘向下面反卷，具微细锯齿，内缘薄，宽膜质；中叶两排，斜向排列，内缘不形成二平行线，斜卵状披针形，先端具长芒。孢子囊穗生枝顶，四棱形；孢子叶卵状三角形，先端具长芒。

【生境分布】　生于山坡岩石缝中或石壁上。分布于河北、河南、湖北、广西及西南各省（自治区）。

【主治用法】　生用于经闭，痛经，癥块，跌扑损伤；炒炭用于吐血，咯血，便血，尿血，脱肛，月经过多，创伤出血。用量4.5～9克。外用适量，捣烂或研粉敷撒患处。孕妇忌服。

┌─────────── 应　用 ───────────┐

1. 跌扑损伤：鲜卷柏50克。水煎服。
2. 创伤出血：炒卷柏，研粉敷撒患处。

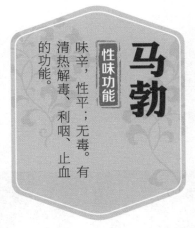

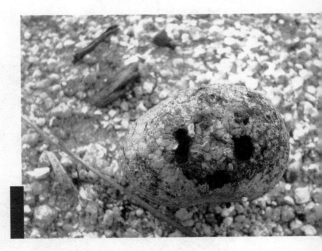

马勃

性味功能

味辛，性平；无毒。有清热解毒、利咽、止血的功能。

【基　源】　本品为担子菌亚门腹菌纲马勃目马勃科真菌脱皮马勃、大马勃或紫色马勃的干燥子实体。

【原植物】　别名：牛屎菇，马蹄包，马屁勃。扁球形或类球形，无不孕基部，直径15～20厘米；包被，灰棕色至黄褐色，纸质，常破碎呈块片状，或已全部脱落；孢体：灰褐色或浅褐色，紧密，有弹性，用手撕之，内有灰褐色棉絮状的丝状物。触之则孢子呈尘土样飞扬，手捻有细腻感；气味：气似尘土，无味。

【生境分布】　生于草地上。分布于内蒙古、河北、陕西、甘肃、新疆、湖北、贵州等地。

【主治用法】　用于咽喉肿痛，咳嗽失音；吐血，外伤出血等。用量1.5～6克。外用适量，敷患处。

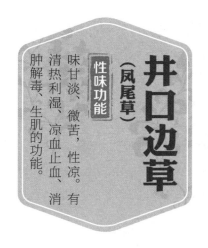

井口边草（凤尾草）

性味功能

味甘淡、微苦，性凉。有清热利湿、凉血止血、消肿解毒、生肌的功能。

【基　　源】　本品为凤尾蕨科植物井口边草的全草。

【原植物】　别名：鸡爪莲、五指草、百脚草。多年生草本。根状茎密被钻形黑褐色鳞片。叶二型，丛生；生孢子囊的叶片卵形，一回羽状，下部羽片常2～3叉，沿羽片下面边缘着生孢子囊群。孢子囊群线形，囊群盖稍超出叶缘，膜质；不生孢子囊群的羽片或小羽片均较宽。

【生境分布】　生于半阴湿的石隙、井边和墙根等处。分布于河北、山东、安徽及长江以南各省区。

【主治用法】　用于菌痢，肠炎，黄疸型肝炎，吐血，衄血，便血，白带，淋浊，崩漏，扁桃腺炎，腮腺炎，湿疹，痈疮肿毒。外用于外伤出血，烧烫伤。

应　用

1. **白带：**凤尾草、车前草、白鸡冠花各9克，萹蓄、薏米根、贯众各15克。水煎服。
2. **急性黄疸型传染肝炎：**凤尾草、酢浆草、连钱草各30克。水煎服。

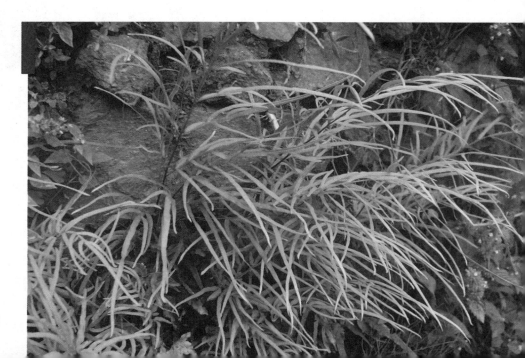

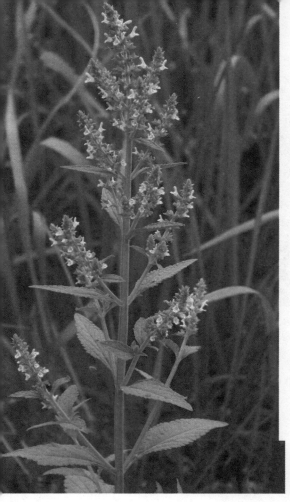

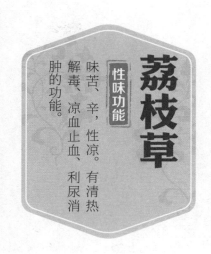

荔枝草

性味功能

味苦、辛，性凉。有清热解毒、凉血止血、利尿消肿的功能。

【基　源】　本品为唇形科植物荔枝草的干燥地上部分。

【原植物】　二年生草本，被短柔毛。茎方形。叶对生，长椭圆形或披针形，边缘有圆锯齿，皱褶，下面有金黄色腺点。2～6花轮伞花序，聚成顶生及腋生假总状或圆锥状花序；花萼钟状；花冠唇形，淡紫色或蓝紫色。小坚果倒卵圆形，有腺点。花期5～6月，果期6～7月。

【生境分布】　生于山坡荒地或湿地。分布于全国大部分省区。

【主治用法】　用于咽喉肿痛，扁桃腺炎，肺结核咯血，支气管炎，血小板减少性紫癜等。外用于乳腺炎，痔疮肿痛，跌打损伤，毒蛇咬伤。用量9～30克，鲜品15～60克。

应　用

1. 阴道炎、宫颈炎：荔枝草50克，洗净切碎，煮沸过滤，冲洗阴道。
2. 慢性气管炎：鲜荔枝草。水煎服。
3. 咯血，吐血，尿血：荔枝草30克，瘦猪肉适量，炖汤服。

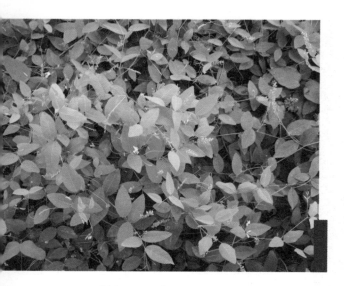

透骨草

性味功能

味辛，性温。有祛风胜湿、活血止痛的功能。

【基　源】　本品为大戟科植物地构叶的全草。

【原植物】　多年生草本，高15～50厘米。根茎横走，淡黄褐色；茎直立，丛生，被灰白色卷曲柔毛。叶互生或于基部对生；无柄或具短柄；叶片厚纸质，披针形至椭圆状披针形，长1.5～7厘米，宽0.5～2厘米，先端钝尖或渐尖，基部宽楔形或近圆形，上部全缘，下部具齿牙，两面被白色柔毛，以沿脉处为密。

【生境分布】　生长于山坡及草地。分布于山东、河南、江苏等地。

【主治用法】　用于风湿关节痛，外用治疮疡肿毒。用量6～9克，煎服。外用适量，煎汤熏洗患处。

应　用

1. 无名肿毒：透骨草适量，研细末，用蜡调敷。
2. 风湿痛：透骨草、菖蒲适量。煎水熏洗。

千里香（九里香）

性味功能

味辛、微苦，性温；有小毒。有行气止痛、活血散瘀、祛风活络、除湿、麻醉、镇惊、解毒消肿的功能。

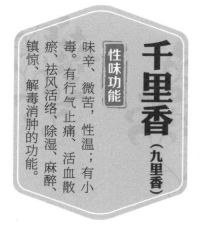

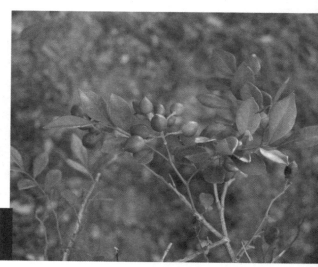

【基　　源】　本品为芸香科植物九里香或千里香的叶或带叶嫩枝。

【原　植　物】　别名：七里香、七路香。灌木。单数羽状复叶互生；小叶3～9，革质，卵形或倒卵形，全缘，有透明腺点。聚伞花序顶生或腋生；花小，白色，芳香，花梗细；萼片5，宿存；花瓣5，有细柔毛；雄蕊10；子房2室。浆果卵形或球形，鲜红色，先端尖。花期4～6月，果期9～11月。

【生境分布】　生于山坡、疏林中。有栽培。分布于我国福建、台湾、云南等省区。

【主治用法】　用于胃痛，风湿痛，跌打肿痛，风湿骨痛，牙痛，破伤风，流行性乙型脑炎，蛇虫咬伤，局部麻醉。用量6～12克（鲜品15～30克）。外用鲜品适量。

应　用

1. **慢性腰腿痛**：九里香15克，续断9克。水煎服。
2. **胃痛**：九里香3克，香附9克。水煎服。

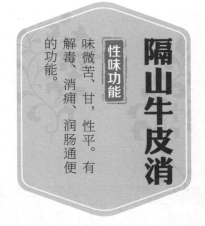

隔山牛皮消

性味功能

味微苦、甘，性平。有解毒、消痈、润肠通便的功能。

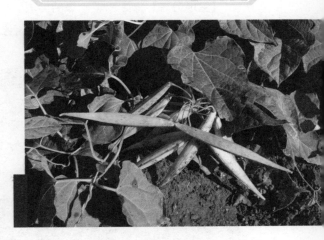

【基　　源】　本品为萝藦科植物隔山牛皮消的干燥块根。

【原　植　物】　别名：隔山牛皮消。草质藤本；茎被单列毛。根肉质，纺锤形，土黄色。叶对生，薄纸质，广卵形，顶端短渐尖，基部耳垂状心形，两面被微柔毛。近伞房状聚伞花序半球形，花序梗被单列毛；花萼被短柔毛；花冠淡黄色，辐状，裂片不反折；副花冠裂片近四方形，内无附属物，明显短于合蕊柱。果单生，刺刀状，种子卵形，顶端具白绢质的种毛。

【生境分布】　生于山坡、石缝、林下。分布于吉林、辽宁、四川等省份。

【主治用法】　用于久病虚弱，贫血，须发早白，痔疮，肠出血，瘰疬疮痈，风疹瘙痒，肠燥便秘。用量6～12克。

应　用

毒蛇咬伤，疗疮：鲜白首乌。捣烂敷患处。

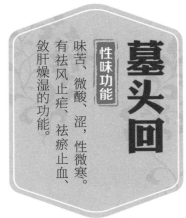

墓头回

性味功能

味苦、微酸、涩，性微寒。有祛风止痒、祛瘀止血、敛肝燥湿的功能。

【基　源】　本品为败酱科植物异叶败酱的根或全草。

【原植物】　别名：箭头风、墓头灰。多年生草本。根状茎横走，黄白色，具粗须根，有特异臭气。茎直立，有节，幼枝生柔毛。基部叶丛生，有长柄，叶卵形或3裂；茎生叶多变，对生，由3全裂至羽状全裂，顶端裂片较大，卵形或窄卵形，上面叶脉有细毛；茎上部叶不裂。聚伞圆锥花序伞房状，花多，黄色；苞片叶状，条形，与花序近等长；萼齿细小；花冠漏斗管状，管基有偏突。果实卵圆形，上面有一片倒卵圆形的膜质翅状苞片。

【生境分布】　生于较干燥的山坡。分布于我国大部分省区。

【主治用法】　用于伤寒，温疟，崩漏，宫颈糜烂，赤白带下，跌打损伤。用量9～15克。

应用

1. **跌打损伤**：墓头回适量，煎水熏洗之。
2. **崩中，赤白带下**：墓头回适量，酒水各半盏，新红花一捻，煎七分，卧时温服。
3. **胃癌**：墓头回30克，生姜3片，红糖30克。水煎代茶饮。

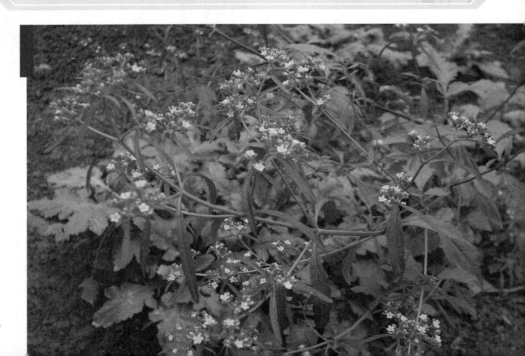

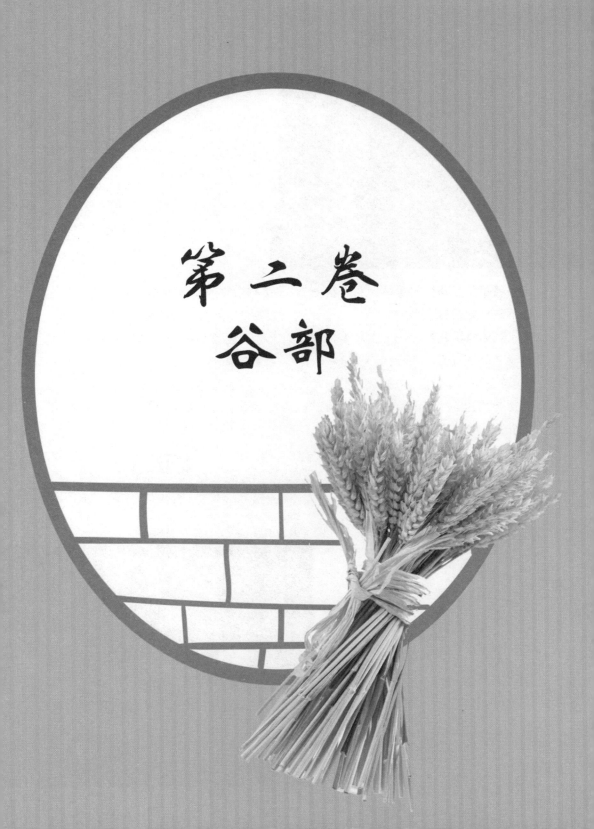

第 二 卷
谷 部

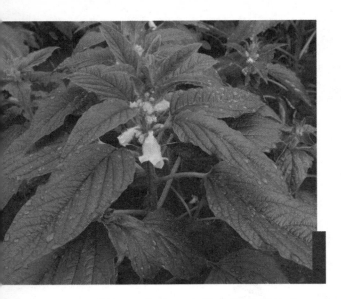

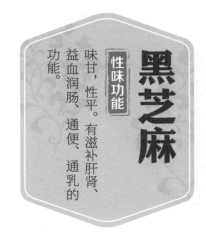

【基　源】　本品为脂麻科植物脂麻的干燥成熟种子。

【原植物】　一年生草本。株高达1米；茎直立，四棱形，不分枝，植株被短柔毛和疏的黏液腺。下部叶对生，上部叶均为互生，叶片卵形、长圆形或披针形，顶端急尖或渐尖，基部楔形，全缘或具锯齿，下部叶常3浅裂；花1～3朵生于叶腋；花萼稍合生，花冠筒状，二唇形，白色、紫色或淡黄色；雄蕊4，2强；子房2室。蒴果，长圆状筒形，常成4棱，纵裂，被柔毛；种子圆形，黑色。花期7～8月，果期8～9月。

【生境分布】　生于肥沃壤土。除青藏高原外全国各地有栽培。

【主治用法】　用于肝肾不足，头晕眼花，耳鸣耳聋，贫血，大便秘结，乳汁缺少及腰酸等症。用量9～15克。

应用

老年糖尿病：黑芝麻15克。炒熟，研末冲服。

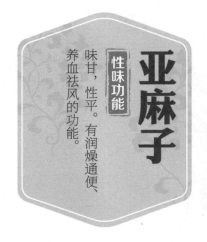

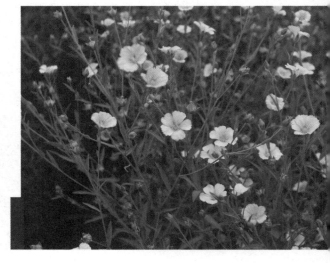

【基　源】　本品为亚麻科植物亚麻的成熟种子。

【原植物】　别名：野胡麻、胡麻仁、大胡麻。一年生草本。茎直立，基部稍木质。互生，线形或线状披针形，先端锐尖，基部渐窄，全缘。花单生于枝顶及上部叶腋；萼片5；花瓣5，蓝色或白色；雄蕊5。蒴果球形，稍扁，淡褐色，5瓣裂。种子扁平卵圆形，黄褐色，有光泽，一端钝圆，另端尖而略偏斜。花期6～7月，果期7～9月。

【生境分布】　全国各地有栽培。主要分布于东北、华北及内蒙古、山东、湖北、陕西、四川、云南。

【主治用法】　用于皮肤干燥瘙痒，麻风，眩晕，便秘，疮疡湿疹，毛发枯萎脱落等。用量4.5～9克。

应用

1. 溢脂性脱发：亚麻子、鲜柳枝各50克。水煎洗。
2. 老人皮肤干燥，起鳞屑：亚麻子、当归各6克，紫草3克。研末，制蜜丸，开水送服。

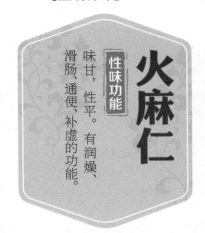

火麻仁

性味功能　味甘，性平。有润燥、滑肠、通便、补虚的功能。

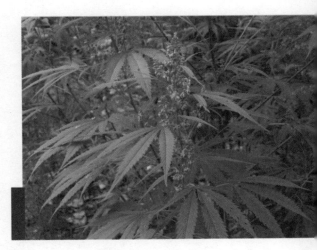

【基　源】　本品为桑科植物大麻的干燥成熟果实。

【原植物】　一年生草本，高1～3米。茎灰绿色，具纵沟，密生柔毛。掌状复叶互生或下部叶对生；裂片3～9，披针形，先端渐尖，基部渐窄；边缘具锯齿；上面被粗毛；下面密生白色毡毛；叶柄细长，被糙毛。花单性，雌雄异株。雄花序疏生圆锥花序。雌花序短，腋生，球形或穗状。瘦果扁卵形，为宿存的黄褐色苞片所包，种子1，果皮坚脆，具细网纹，灰色。花期5～7月，果期8～10月。

【生境分布】　生长于排水良好的砂质土壤。全国各地均有栽培。

【主治用法】　用于血虚津亏，肠燥便秘，大便秘结等。用量9～15克。

应用

疖肿：火麻仁，捣烂外敷患处。

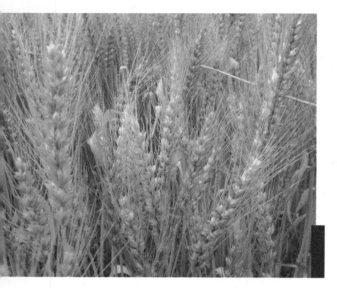

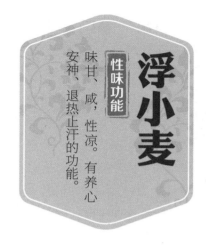

性味功能 浮小麦

味甘、咸，性凉。有养心安神、退热止汗的功能。

【基　源】　本品为禾本科植物小麦的干瘪颖果。

【原植物】　二年生草本。叶扁平，长披针形，先端渐尖，基部方圆形。穗状花序长5～10厘米；小穗有小花3～9朵，上部小花常不结实；颖革质，顶端有短尖头；外稃厚纸质，顶端具茎；内、外稃等长，脊上有生微纤毛的狭翼；颖果顶具毛。花期4～5月，果期5～6月。

【生境分布】　全国各地均有栽培。

【主治用法】　用于骨蒸虚热，自汗，多汗，心烦，口渴。用量10～30克。

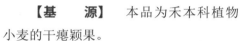
应　用

1. **虚汗、盗汗：**浮小麦、麻黄根。水煎服。
2. **肺结核盗汗：**浮小麦、橹豆衣各9克。水煎服。
3. **小儿遗尿：**浮小麦18克，秋桑螵蛸、益智仁、菟丝子、龙骨各9克，大枣24克，炙甘草12克。水煎服。

性味功能 玉米须

味甘，性平。有利尿消肿、利胆退黄、降压的功能。

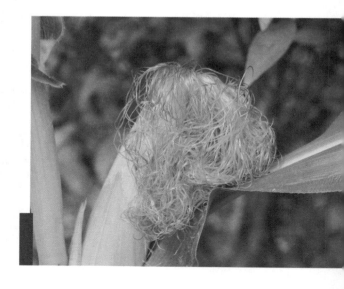

【基　源】　本品为禾本科植物玉蜀黍的花柱和柱头。

【原植物】　一年生草本。叶互生，阔长条状披针形，先端渐尖，边缘波状，中脉明显，叶鞘包茎；叶舌紧贴茎。花序单生，雄花序顶生，大型圆锥花序，小穗成对生于各节，花柱线形，质柔软；雌花序腋生，小穗成对排列于穗轴周围。颖果稍呈球形，超出颖片和稃片之外。花期6～8月，果期7～9月。

【生境分布】　全国各地广为栽培。

【主治用法】　用于急、慢性肾炎，水肿，急、慢性肝炎，高血压，糖尿病，尿路结石，胆道结石等症。用量15～30克。水煎服。

应用

1. **水肿，小便不利**：玉米须、桂花、商陆各1.5克，红枣数枚。水煎服。
2. **糖尿病**：玉米须50克，积雪草100克。水煎服。
3. **高血压**：玉米须50克，冰糖适量。水煎服。
4. **百日咳**：玉米须50克，咸李干一个。水煎服。

粟 （小米，粟芽）

性味功能

味甘，性温。有健脾胃，消食积的功能。

【基　源】　本品为禾本科植物粟的种仁；粟芽为颖果经发芽而得。

【原植物】　一年生草本。叶条状披针形，先端渐尖，边缘粗糙，上面粗糙，下面光滑；叶鞘除鞘口外光滑无毛；叶舌具纤毛。顶生柱状圆锥花序，小穗簇生于缩短的分枝上，基部有刚毛状小枝，成熟时自颖与第一外稃分离而脱落。花期6～8月，果期9～10月。

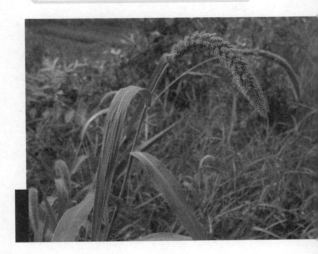

【生境分布】　我国北方地区广为栽培。

【主治用法】　用于脾胃虚热，反胃呕吐，消渴、泄泻等症；粟芽用于积食不化，消化不良，胸闷腹胀，妊娠呕吐等症。

应用

食滞胀满，食欲不振：粟芽、麦芽，水煎服。

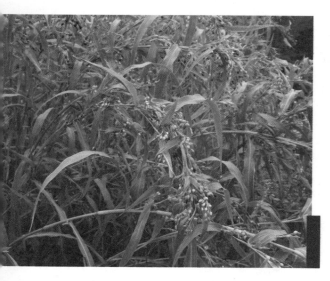

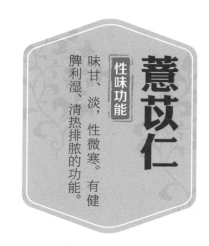

薏苡仁

性味功能 味甘、淡，性微寒。有健脾利湿、清热排脓的功能。

【基　源】　本品为禾本科植物薏苡的种仁。

【原植物】　别名：药玉米。一年或多年生草本。秆直立，节间中空，基部节上生根。叶互生，排成 2 纵列；叶长披针形，先端渐尖，基部阔心形，叶鞘抱茎，边缘粗糙。总状花序由上部叶鞘内成束腋生；小穗单性；雌雄同株；雄小穗于花序上部覆瓦状排列；雌小穗生于花序下部，包于念珠状总苞中。果实椭圆形或长椭圆形，总苞坚硬，内有 1 颖果。花期 7 ～ 8 月，果期 9 ～ 10 月。

【生境分布】　生于河边、山谷阴湿处。全国大部分地区有栽培。

【主治用法】　用于脾虚泄泻，水肿，脚气，湿痹拘挛，关节疼痛，小便不利，肺痿，肠痈，白带；还用于胃癌，子宫颈癌，绒毛膜上皮癌。用量 10 ～ 30 克。孕妇忌服。

应　用

慢性肾炎水肿：薏苡仁、鱼腥草。水煎服。

大豆黄卷

性味功能 味甘，性平。有清热、利湿、解表的功能。

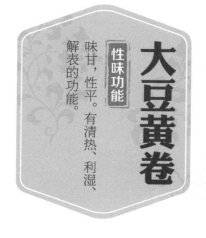

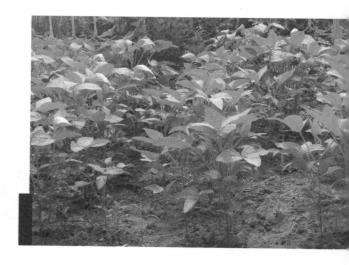

【基　源】　本品为豆科植物大豆的种子经发芽干燥而成。

【原植物】　一年生草本，全株密被黄褐色长硬毛。三出复叶，卵形、长卵形，先端钝或急尖，基圆形、宽楔形或截形，全缘。总状花序腋生，花2～10朵；花萼绿色，钟状，5齿裂；花冠蝶形，白色，淡红色或紫色；雄蕊10，9枚联合1枚离生。荚果带状矩形，具短柄，下垂，黄绿色或黄褐色，密生长硬毛。种子卵圆形或近球形，种皮黄色、绿色褐色、黑色等。

花期6～7月，果期7～9月。

【生境分布】　全国各地均有栽培。以东北、华北栽培面积最广。

【主治用法】　用于暑湿发热，胸闷不舒，肢体疼痛，水肿胀满。用量9～15克。

应用

1. 高血脂、高血压、动脉硬化：大豆黄卷，水煎服。
2. 头风湿痹，暑湿发热：大豆黄卷，温水服。

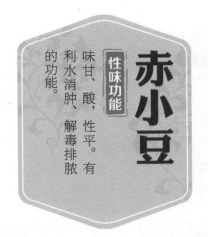

赤小豆

性味功能

味甘、酸，性平。有利水消肿，解毒排脓的功能。

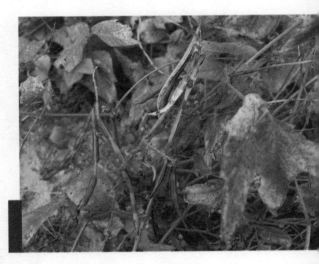

【基　源】　本品为豆科植物赤小豆的干燥成熟种子。

【原植物】　一年生草本。三出羽状复叶，披针形，先端渐尖，基部圆形或近截形。总状花序腋生或顶生，有2～3朵花。花冠黄色。荚果细圆柱形，种子6～10粒，长圆形而稍扁，紫红色，无光泽，种脐凹陷成纵沟。花期6～7月，果期8～9月。

【生境分布】　全国各地均有栽培。主要分布于吉林、北京、河北、陕西、安徽、江苏、浙江、江西、广东、云南等省区。

【主治用法】　用于水肿胀满，脚气浮肿，黄疸尿赤，风湿热痹，痈肿疮毒，肠痈腹痛。用量9～30克。

应用

流行性腮腺炎：赤小豆，捣烂研粉与鸡蛋清调敷患处。

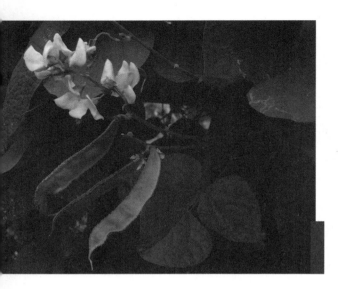

【基　　源】　本品为豆科植物扁豆的干燥成熟种子。

【原　植　物】　别名：茶豆（江苏）、白眉豆（安徽）。一年生缠绕草本。三出复叶互生；顶生小叶菱卵形，先端急尖、突尖或渐尖，基部宽楔形或圆形，全缘，两面有短硬毛；侧生小叶斜卵形。总状花序腋生，直立；花2～20朵丛生；花萼宽钟状，萼齿5；花冠蝶形，白色；雄蕊10，二体；子房条形，生柔毛，基部有腺体。荚果扁平，镰刀状半月形或长圆形，边缘弯曲或直，先端有尖喙。种子2～5粒，肾形，黑色、紫色或白色。花期6～8月，果期8～10月。

【生境分布】　全国各地均有栽培。

【主治用法】　用于脾胃虚弱，食欲不振，大便溏泻，白带过多，暑湿吐泻，胸闷腹胀。用量9～15克。

应　用

慢性腹泻：白扁豆适量。炒熟，研粉，调服。

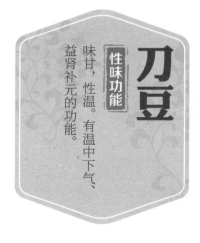

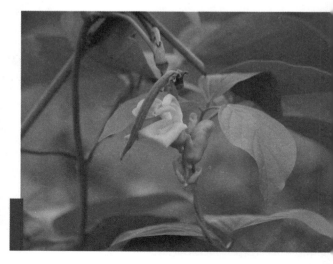

【基　　源】　本品为豆科植物刀豆的干燥成熟种子。

【原 植 物】　一年生草质藤本。三出复叶，卵形，先端渐尖，基部宽楔形，全缘，侧生小叶基部圆形，偏斜。总状花序腋生，2～3朵簇生花序轴上；萼管上唇2裂，下唇3裂；花冠蝶形，淡红色或淡紫色，旗瓣顶端凹入，基部有耳及宽爪，翼瓣和龙骨瓣具向下的耳。荚果线形，扁而弯曲，先端弯曲或钩状，边缘有隆脊。种子椭圆形，粉红色、红色或褐色。花期6～9月，果期8～11月。

【生境分布】　栽培于温暖地带。分布于江苏、安徽、浙江、湖北、湖南、广东、广西、陕西、四川等省区。

【主治用法】　用于虚寒呃逆，呕吐，肾虚腰痛，痰喘。用量4.5～9克。

应　用

1. 小儿疝气：刀豆4.5克。研粉，开水冲服。
2. 气滞呃逆，膈闷不舒：刀豆6克。开水送服。

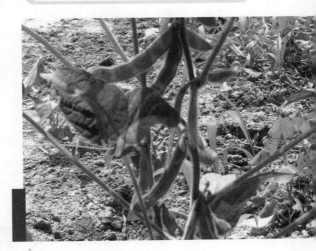

性味功能

味辛、微苦，性寒。有解表、除烦的功能。

淡豆豉

【基　　源】　本品为豆科植物大豆的成熟种子的发酵加工品。

【原 植 物】　别名：豆豉、清豆豉。一年生草本，高50～150厘米。茎多分枝，密生黄褐色长硬毛。三出复叶，叶柄长达20厘米，密生黄色长硬毛；小叶卵形、广卵形或狭卵形，两侧的小叶通常为狭卵形，长5～15厘米，宽3～8.5厘米。荚果带状矩形，黄绿色或黄褐色，密生长硬毛，长5～7厘米，宽约1厘米。

【生境分布】　生长于肥沃的田野。全国各地广泛栽培。

【主治用法】　用于发热，恶寒头痛，无汗，胸中烦闷，恶心欲呕。内服，煎汤，6～12克，或入丸剂；外用捣敷或炒焦研末调敷。脾胃虚弱者慎用。

应　用

风寒感冒：淡豆豉10克，葱白5克，生姜3片。水煎服，每日1剂。

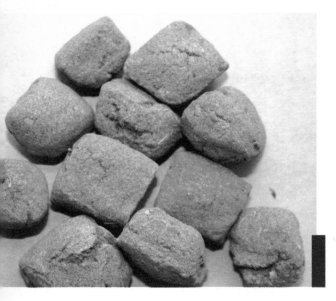

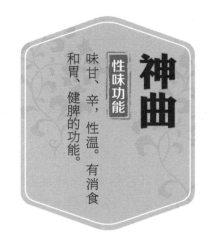

性味功能

神曲

味甘、辛，性温。有消食和胃、健脾的功能。

【基　源】　本品为辣蓼、青蒿、赤小豆、苦杏仁、鲜苍耳、面粉、麸皮混合拌匀后发酵而成的曲剂。各地均能生产，而制法规格稍有不同。

【原形态】　别名：六曲、六神曲、炒神曲、焦神曲。呈方形或长方形块状，直径约3厘米，厚1厘米。外表粗糙，土黄色，质脆易断。断面不平坦，类白色，可见未被粉碎的残渣及发酵后的空隙。

【主治用法】　用于饮食停滞，消化不良，脘腹胀满，食欲不振，呕吐泻痢。内服：煎汤，10～15克；或入丸、散。

应用

饮食积滞证：可与山楂，麦芽、木香等同用。又本品略兼解表之功，故外感食滞者用之尤宜。此外，凡丸剂中有金石、贝壳类药物者，可用本品糊丸以助消化。

性味功能

饴糖

味甘，性温。有补脾益气、缓急止痛、润肺止咳的功能。

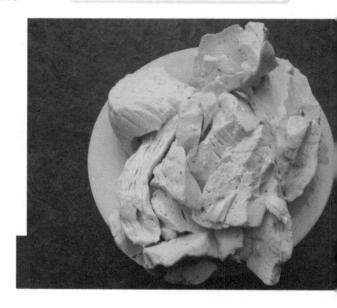

【基　　源】　本品为米、大麦、小麦、粟及玉蜀黍等粮食经发酵糖化制成的糖类食品。

【原形态】　别名：胶饴、软饴糖。为米、麦、粟或玉蜀黍等粮食经发酵糖化制成。有软、硬两种，软者称胶饴，硬者称白饴糖，均可入药，但以用胶饴为主。

【生境分布】　全国各地均产。

【主治用法】　用量30～60克，入汤剂分2～3次冲服；也可熬膏或为丸服。

应用

肺结核，慢性支气管炎见肺虚咳嗽，干咳无痰者：可单用本品，又常与百部、蜂蜜等配用；肺寒久咳者，也可与干姜、细辛合用。

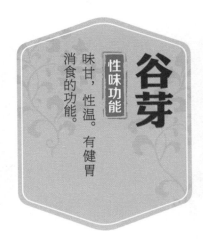

谷芽

性味功能

味甘，性温。有健胃消食的功能。

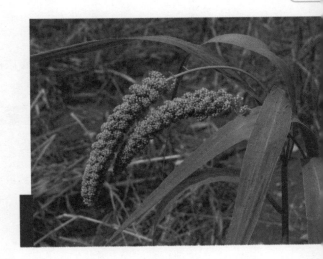

【基　　源】　本品为禾本科植物粟的颖果经发芽加工而得。

【原植物】　别名：蘖米，稻蘖，稻芽、粟芽。一年生草本，高1～1.5米，有时可达2米。秆直立，粗壮，光滑。叶片披针形或条状披针形，长10～30厘米，宽1～3厘米，先端渐尖，基部近圆形，边缘粗糙，近基部处较平滑，上面粗糙，下面光滑；叶鞘除鞘口外光滑无毛；叶舌长1.5～5毫米，具纤毛。顶生柱状圆锥花序长10～40厘米，直径2～3厘米，小穗长约3毫米，簇生于缩短的分枝上，基部有刚毛状小枝1～3条，成熟时自颖与第一外稃分离而脱落；第一颖长为小穗的1/2～1/3；第二颖略短于小穗；第二外稃有细点状皱纹。花期6～8月，果期9～10月。

【生境分布】　我国北方地区广为栽培。

【主治用法】　用于积食不化，消化不良，胸闷腹胀，妊娠呕吐等症。用量9～15克，水煎服。

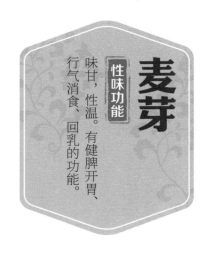

麦芽

性味功能

味甘，性温。有健脾开胃、行气消食、回乳的功能。

【基　源】　本品为禾本科植物大麦的发芽颖果。

【原植物】　一年生或二年生草本。叶鞘无毛，先端两侧具弯曲钩状的叶耳；叶舌膜质；叶片扁平，长披针形，上面粗糙，下面较平滑。穗状花序长 3～8 厘米，每节生 3 枚结实小穗；颖线形，顶端延伸成芒；外稃无毛，芒粗糙；颖果成熟后与稃体黏着不易脱粒，顶端具毛。花期 3～4 月，果期 4～5 月。

【生境分布】　全国各地均有栽培。

【主治用法】　用于食积不消，脘腹胀满，食欲不振，腹泻，乳汁郁积，乳房胀痛等症。用量 9～15 克；回乳炒用 60 克。

应　用

1. 消化不良：麦芽、谷芽、神曲各 6 克，山楂 4.5 克，莱菔子、白术、连翘各 3 克，陈皮 2.4 克。水煎服。
2. 退乳：麦芽 120 克，微火灼黄，水煎服。
3. 食肉过多，腹痛胀满，大便稀烂：麦芽适量。炒黄，代茶饮。
4. 小儿疳积，食欲不振：麦芽适量。生用，研末，冲水服。

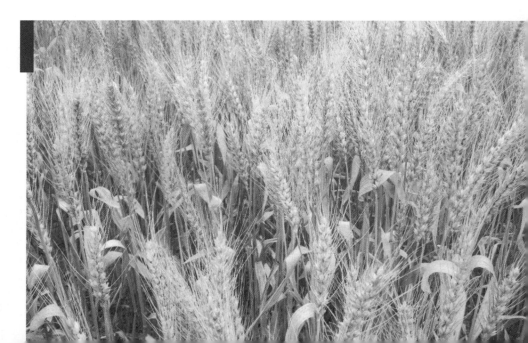

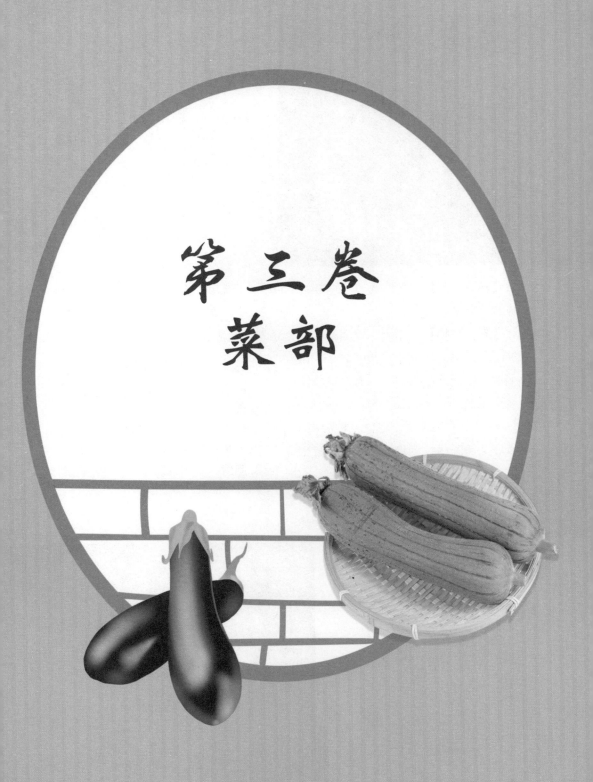

第三卷
菜部

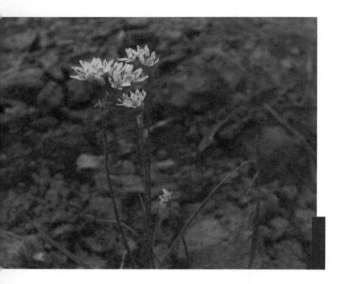

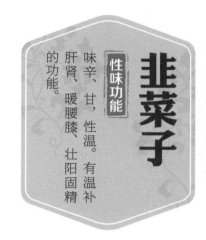

韭菜子

性味功能

味辛、甘，性温。有温补肝肾、暖腰膝、壮阳固精的功能。

【基　　源】　本品为百合科植物韭菜的干燥种子。

【原 植 物】　多年生草本。鳞茎簇生，黄褐色。叶基生线形，扁平，全缘平滑。花茎圆柱状，下部有叶鞘；顶生伞形花序半球形或近球形；花柄基部有小苞片；花白色或微带红色；花被片6，狭卵形至长圆状披针形。蒴果，果瓣倒心形。花、果期7～9月。

【生境分布】　全国各地均有栽培。

【主治用法】　用于阳痿遗精，腰膝酸痛，遗尿，尿频，冷痛，白带过多，淋浊等，及用于食管癌、胰腺癌。温补肝肾，壮阳固精。用量3～9克，水煎服。

应　用

1.阳痿：韭菜子、破骨脂各30克。研末，水冲服。

2.妇人带下，男子肾虚冷，梦遗：韭菜子，醋煮，焙干，研末。

3.胸痹，心中急痛如锥刺，不行俯仰：生韭菜，捣汁服。

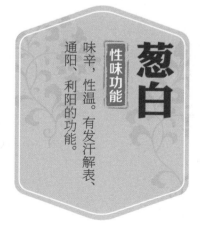

葱白

性味功能

味辛，性温。有发汗解表、通阳、利阳的功能。

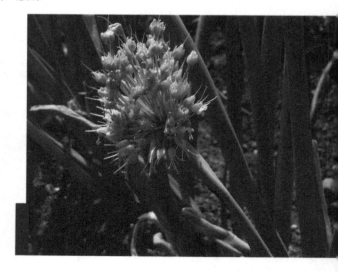

【基　　源】　本品为百合科植物葱的鳞茎。

【原　植　物】　多年生草本，具强烈辛辣味，折断有黏液。须根丛生，白色。鳞茎卵状长圆柱形，先端稍肥大，肉质鳞叶白色。叶基生，管状，先端尖，叶鞘淡绿色。单一花茎从叶丛中抽出，圆柱形，中空；总苞膜质，白色；伞形花序球形；花被钟状，白色。蒴果三棱形，背裂。种子黑色。花期6～9月，果期7～10月。

【生境分布】　全国各地广为栽培。

【主治用法】　用于感冒头痛，鼻塞；外用于小便不利，痈疖肿痛。用量3～9克；外用适量，捣烂敷脐部或患处。

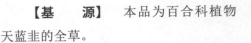

应　用

1. 痈疮肿毒：葱白适量，捣烂，以醋拌之，炒热敷患处。
2. 蜂窝组织炎：痈疖肿痛未破：葱白、蜂蜜、蒲公英各等量，共捣烂成糊状，敷患处。
3. 跌打损伤肿痛：葱白切细，炒熟，拌入适量松香，捣烂如膏，热敷患处。

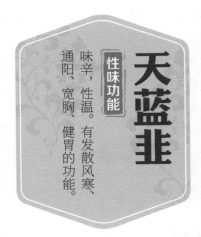

天蓝韭

性味功能　味辛，性温。通阳、宽胸、健胃的功能。有发散风寒、

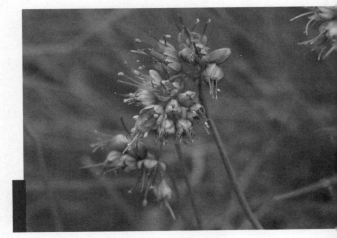

【基　　源】　本品为百合科植物天蓝韭的全草。

【原　植　物】　别名：蓝花葱、野葱、白狼葱多年生草本，具根状茎。鳞茎狭柱形，簇生，黑褐色，老时纤维质近网状。花茎纤细，圆柱形。叶基生，狭条形。总苞半侧开裂，比花序短，宿存；伞形花序半球形，多花，无苞片；花被钟状，天蓝色或紫蓝色；花被片6，内轮的卵状矩圆形，钝头，外轮的椭圆状矩圆形，有时顶端微凹；花丝伸出花被，基部合生并与花被贴生；子房球形；花柱伸出花被，花、果期8～10月。

【生境分布】　生于山坡、草地。分布于河北、湖北、四川、西藏等地。

【主治用法】　用于风寒外感，阴寒腹痛，肢冷脉微，跌打损伤。用量15～30克。

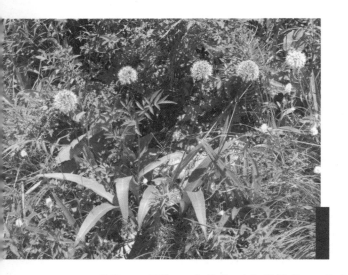

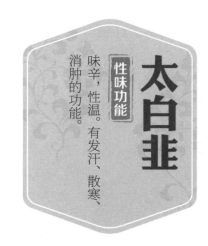

太白韭

味辛，性温。有发汗、散寒、消肿的功能。

【基　　源】　本品为百合科植物太白韭的全草。

【原植物】　别名：野葱。草本，具根状茎。鳞茎柱状圆锥形，单生或数枚聚生，黑褐色，网状纤维质。叶基生，2 枚对生，条状披针形或椭圆状披针形，先端渐尖，基部渐狭成不明显的叶柄。多花，花葶圆柱形。小花梗为花被的 2～4 倍长，无苞片；花紫红色至淡红色，稀白色；花被片 6，顶端微凹或钝头，内轮的矩圆形披针形，外轮的矩圆形；花丝伸出花被，基部合生并与花被生；子房具短柄，1 胚珠。

【生境分布】　生于海拔 2000～4700 米阴湿山坡。分布于河南、陕西、甘肃、四川、云南、西藏等地。

【主治用法】　用于风寒外感，头痛发烧，腹部冷痛，消化不良，接骨。用量 15～30 克。

应　用

骨折：鲜野葱，加蜂蜜捣烂外敷患处，能接骨。

薤白

性味功能

味辛、苦，性温。有通阳散结、行气的功能。

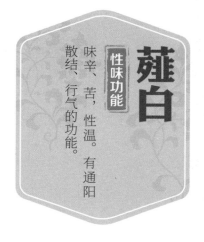

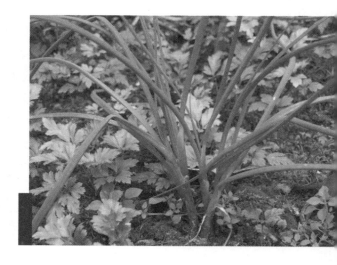

【基　　源】　本品为百合科植物薤白鳞茎。

【原植物】　别名：薤、薤白头、荞头、野葱。多年生草本。鳞茎长狭卵形或卵形，数个聚生，外被淡紫红色或白色膜质鳞被，有多数须根。叶基生，直立，圆柱状，暗绿色，先端渐尖。花茎从基生叶丛中侧生，单一，圆柱形；顶生伞形花序，半球形，松散，有多数花，具苞片；花淡紫色或蓝紫色。蒴果倒卵形，先端凹入。花期7～8月，果期8～9月。

【生境分布】　生于山地较阴处。分布于河南、安徽、江苏、浙江、福建、江西、湖南、湖北、四川、贵州、云南等省。

【主治用法】　用于胸胁刺痛，泻痢后重等。用量6～9克。

应　用

1. 原发性高脂血症：薤白9克。水煎服。
2. 冠心病、心绞痛：薤白、瓜蒌、丹参、红花、赤芍、川芎、降香。水煎服。

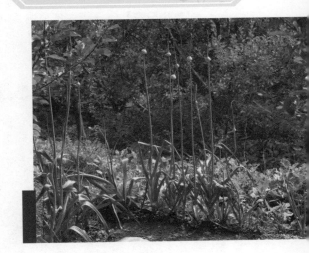

大蒜

性味功能

味辛，性温。有健胃、止痢、止咳，抗菌消炎、驱虫、行气、解毒的功能。

【基　　源】　本品为百合科植物大蒜的鳞茎。

【原植物】　多年生草本，有强烈蒜臭味。鳞茎球形或扁球形，由多个肉质瓣状小鳞茎组成，鳞茎外包白色至淡紫色干膜质鳞被。叶基生，条状披针形，扁平，顶端渐尖，基部鞘状。花茎直立，圆柱形，实心；总苞有喙。伞形花序顶生；花小，多数；苞片膜质；花被6，淡红色；雄蕊6；子房上位3。蒴果。种子黑色。花期5～7月，果期9～10月。

【生境分布】　全国各地广泛栽培。

【主治用法】　用于痢疾，肠炎，阑尾炎，肺结核，疮痈肿痛，滴虫性阴道炎，霉菌感染，疟疾，饮食积滞，百日咳等。用量9～15克。

应　用

心腹冷痛：大蒜、醋浸二三月，饭时食。

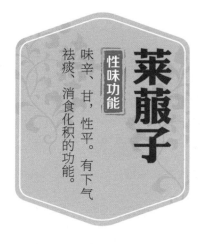

莱菔子

性味功能

味辛、甘，性平。有下气祛痰、消食化积的功能。

【基　源】　本品为十字花科植物莱菔的干燥成熟种子。

【原植物】　一年生或二年生草本。根肉质。基生叶丛生；茎生叶大头状羽裂，长椭圆形至披针形，边缘有锯齿或缺刻。总状花序顶生，呈圆锥状，紫红色或白色；花瓣4，具爪，有显著脉纹。长角果圆柱形，种子间缢缩，成熟时果瓣肥厚而呈海绵状，顶端具细长尖喙。种子近圆形，稍扁，红褐色或灰褐色。花期4～5月，果期5～6月。

【生境分布】　全国各地普遍栽培。

【主治用法】　用于咳嗽痰喘，食积气滞，胸闷腹胀，下痢后重等症。用量5～10克。

应　用

1. 食积泄泻，腹胀嗳气：莱菔子、炒山楂各9克。水煎服。或研末吞服。
2. 久咳痰喘，咳嗽气急多痰：莱菔子、葶苈子各3克，紫苏子9克。水煎服。
3. 痢疾，腹泻：莱菔子9克。水煎服。

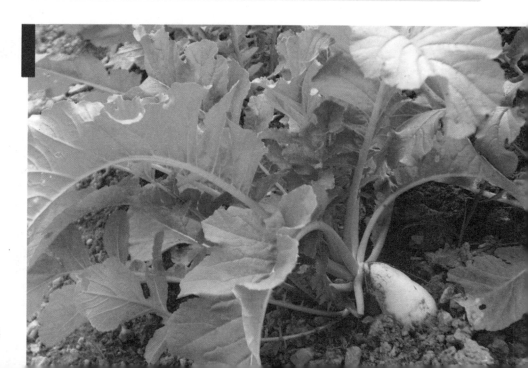

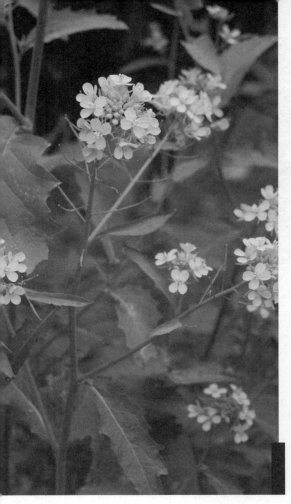

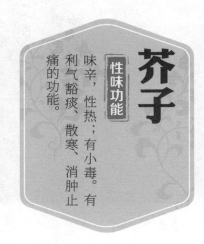

芥子

性味功能

味辛，性热，；有小毒。有利气豁痰、散寒、消肿止痛的功能。

【基　　源】　本品为十字花科植物芥的种子。

【原植物】　基生叶，宽卵形至倒卵形，边缘有缺刻或牙齿，下部茎生叶较小，不抱茎；上部茎生叶窄披针形，边缘具不明显疏齿或全缘。总状花序顶生；花瓣黄色，具长爪。长角果线形，果瓣具1凸出的中脉，喙长6～12毫米；果梗长5～15毫米；种子圆球形，紫褐色。花期4～6月，果期5～7月。

【生境分布】　原产于亚洲。我国各省区均有栽培。

【主治用法】　用于支气管哮喘，慢性支气管炎，胸胁胀满，寒性脓肿；外用于神经性疼痛，扭伤，挫伤。用量3～9克；外用适量，研粉，醋调敷患处。

应用

1. 慢性气管炎，肺气肿，渗出性胸膜炎：芥子、紫苏子、莱菔子各3克。微炒，研碎，水煎服。
2. 风湿关节痛：芥子适量。研末醋调外敷。

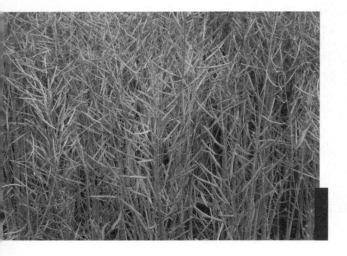

芸苔子

性味功能

味辛、性温。有行血破气、消肿散结的功能。

【基　　源】　本品为十字花科植物油菜的成熟种子。

【原 植 物】　二年生草本。基生叶及茎下部叶有柄，大头羽状分裂，顶端裂片最大，近长圆形或宽椭圆形，侧裂片 1～3 对，边缘具不整齐疏齿；茎中部叶及上部叶宽椭圆形或长倒卵形，顶端短尖，基部耳状抱茎，边缘具疏齿。总状花序顶生和侧生；萼片 4，绿色，内轮 2 枚基部稍呈囊状；花瓣 4，鲜黄色，宽倒卵形，基部具爪，瓣片具明显脉纹。

长角果圆柱形，顶端具长喙。种子近球形，细小，多数，红褐色或黑褐色。花期 3～5 月，果期 4～6 月。

【生境分布】　全国各地均有栽培。

【主治用法】　用于产后瘀血阻滞腹痛；外用治丹毒、疮肿及乳痈等症。用量 5～10 克，外用适量，研末调敷。

应　用

产后血晕：芸苔子、生地黄各 3 克。研末水冲服。

菘菜

性味功能

味甘，性凉；无毒。有解热除烦、通利肠胃的功能。

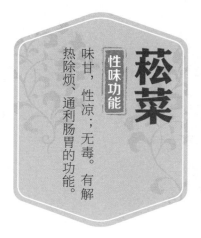

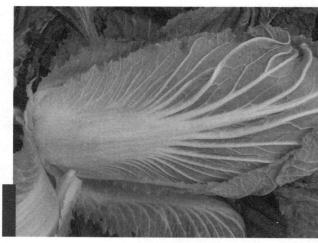

【基　　源】　本品为十字花科植物青菜的叶。

【原 植 物】　别名：白菜、夏菘、青菜。一年生或二年生草本，高 25～70

厘米。植株光滑，无毛，带粉霜。茎直立，有分枝。基生叶倒卵形，长 20～30 厘米，坚实，深绿色，有光泽，基部渐狭成宽柄，肉质肥厚，白色或淡绿色；茎生叶长卵圆形或宽披针形，长 8～15 厘米，宽 3～8 厘米，基部圆耳状抱茎，宽展，全缘，微带粉霜。总状花序顶生，呈圆锥状，花后花序轴渐延长；萼片 4，淡绿色，基部呈伞状；花瓣 4，淡黄色，基部呈伞状；花瓣 4，淡黄色，瓣片椭圆形或近圆形，长 8～10 毫米，基部具短爪；雄蕊 6，长 2 短，长雄蕊长 6～6.5 毫米，短雄蕊长 4～4.5 毫米，花丝线形；

雌蕊 1，子房圆柱形，花柱细，柱头膨大，头状。长角果圆柱形，长 2～6 厘米，喙细，稀薄 8～12 毫米，果瓣中肋明显，并可见网纹。花期 4～5 月，果期 5～6 月。

【生境分布】　喜生长在土壤肥沃疏松，排水良好的向阳地。中国原产。现全国各地普遍栽培，供蔬菜用。

【主治用法】　主治肺热咳嗽，便秘，丹毒，漆疮。

应用

1. 发背：地菘汁 500 毫升，日再服。
2. 漆毒生疮：白菘菜捣烂涂之。

姜（干姜，生姜）

性味功能　味辛，性微温。有发汗解表、温中止呕、解毒的功能。

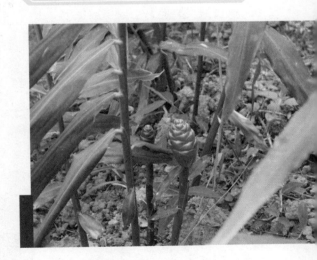

【基　源】　本品为姜科植物姜的干燥根茎；生姜为姜的新鲜根茎。

【原 植 物】　多年生草本。根茎肉质，肥厚，有分歧，芳香辛辣。叶二列，叶鞘抱茎，叶舌膜质，披针形，花葶自根茎抽出；穗状花序椭圆形；苞片淡绿色，药冠黄绿色，3 裂片，有紫色条纹和淡黄色斑点，花期 7～9 月。

【生境分布】　我国大部分地区有栽培。

【主治用法】　干姜用于脘腹冷痛，肢冷脉微，痰饮喘咳。生姜用于风寒感冒，咳嗽，胃寒呕吐。用量 3～9 克。

应用

风寒感冒：生姜 6 克，加红糖。水煎服。

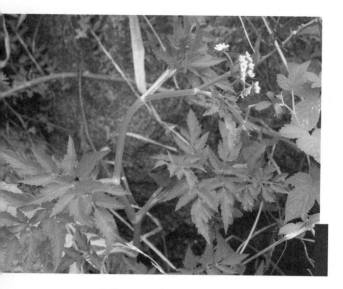

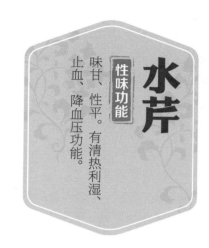

水芹

性味功能

味甘、性平。有清热利湿、止血、降血压功能。

【基　　源】　本品为伞形科植物水芹的全草。

【原植物】　别名：楚葵、野芹菜。多年生草本，无毛。茎基部匍匐，节上生须根，上部直立，中空，圆柱形，具纵棱。基生叶丛生；叶柄长 7～15 厘米，基部呈鞘状；叶片一至二回羽状分裂，最终裂片卵形或菱状披针形，边缘有不整齐尖齿或圆锯齿；茎叶相同而较小。复伞形花序顶生，和叶对生，由 6～20 小伞形花序组成；总梗长 2～16 厘米，无总苞，小总苞片 2～8，线状。小花白色。双悬果椭圆形或近圆锥形，果棱显著隆起。花期夏季。

【生境分布】　生于低湿地方或水沟中。分布几遍全国，有栽培。

【主治用法】　用于感冒发热，呕吐腹泻，尿路感染，崩漏，白带，高血压。用量 6～9 克。鲜品可捣汁饮。

应　用

小儿发热，月余不凉：水芹、大麦芽、车前子。水煎服。

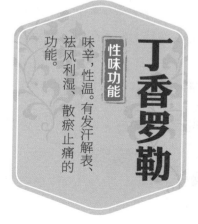

丁香罗勒

性味功能

味辛，性温。有发汗解表、祛风利湿、散瘀止痛的功能。

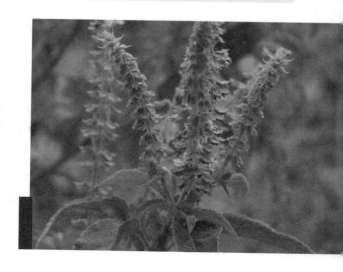

178

【基　源】　本品为唇形科植物毛叶丁香罗勒的干燥全草。

【原植物】　小灌木，芳香，密被柔毛状茸毛。叶对生，卵状矩圆形或边缘有粗齿。轮伞花序于枝顶密集成长10～15厘米的圆锥花序，苞片卵状菱形；花萼钟状，5齿裂，下2齿极小，呈刺芒状；花冠红色或白黄色，上唇4浅裂，下唇矩圆形，全缘；雄蕊4，后对花丝基部具齿。小坚果近球形。

【生境分布】　我国南方大部分地区有栽培。

【主治用法】　用于风寒感冒，头痛，胃腹胀满，消化不良，胃痛，肠炎腹泻，跌打肿痛，风湿关节炎等症。用量9～15克。外用于蛇咬伤，湿疹，皮炎。外用适量。

应　用

胃肠胀气，消化不良，肠炎腹泻：鲜丁香罗勒，水煎服。

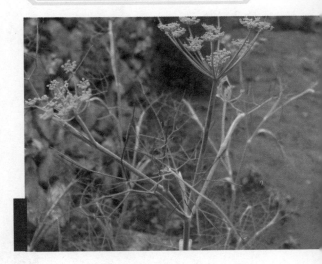

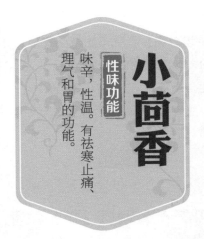

小茴香

性味功能

味辛，性温。有祛寒止痛、理气和胃的功能。

【基　源】　本品为伞形科植物茴香的果实。

【原植物】　别名：小茴、香丝菜、小香。多年生草本，有强烈香气。叶柄，基部鞘状抱茎，上部叶柄部分或全部成鞘状；叶卵圆形或广三角形，3～4回羽状分裂，末回裂片线状或丝状。复伞形花序顶生或侧生；伞幅8～30；小伞形花序有花14～39，花黄色，有梗；花瓣5，先端内折；雄蕊5；子房下位。果实长圆形，光滑，侧扁；分果有5条凸起纵棱，每棱槽中有油管1，合生面油管2。花期6～7月，果期10月。

【生境分布】　我国各地区均有栽培。

【主治用法】　用于胃寒胀痛，少腹冷痛，睾丸偏坠，脘腹胀痛，食少吐泻，痛经，疝痛等。用量3～9克。

应　用

前列腺炎，小便不通：小茴香、椒目（炒熟，捣碎）各12克，威灵仙9克。水煎服。

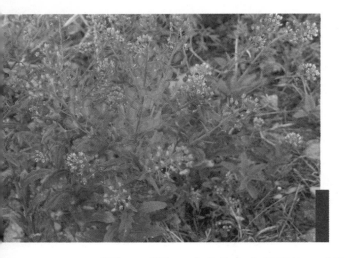

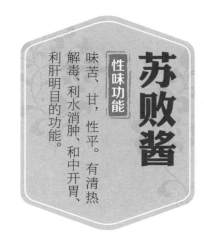

【基　源】　本品为十字花科植物菥冥的干燥全草。

【原植物】　一年生草木，高20～40厘米，全株光滑无毛。茎直立，有分枝，粉绿色。单叶互生；基生叶有短柄，茎生叶无柄，基部抱茎；叶片椭圆形、倒卵形或披针形，先端尖，基部箭形，边缘具稀疏浅齿或粗齿，两面粉绿色。总状花序腋生及顶生；花萼4，边缘白色膜质；花瓣4，白色。短角果扁平，卵圆形，具宽翅，先端深裂，淡黄色。种子小，卵圆形而扁。花期4～7月，果期5～8月。

【生境分布】　生于山坡、草地、路旁。分布于我国大部分地区。

【主治用法】　用于阑尾炎，肺脓疡，肾炎，子宫内膜炎，肝硬化腹水，丹毒，痈疖肿毒。用量15～30克。

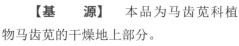

应　用

阑尾炎：鲜苏败酱200克，水煎服。

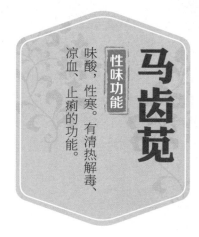

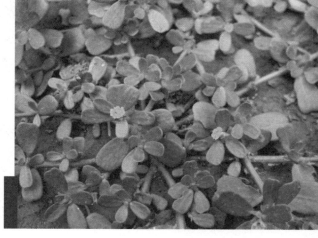

【基　源】　本品为马齿苋科植物马齿苋的干燥地上部分。

【原植物】　一年生肉质草本。茎多分枝，平卧地面，淡绿色，有时呈暗红色。叶互生或对生，扁倒卵形，全缘，肉质，光滑。花黄色，顶生枝端。雄蕊8～12，基部合生。子房半下位，卵形。花柱单1，柱头5裂，花柱连同柱头长于雄蕊。蒴果盖裂。种子多数，黑褐色，肾状卵圆形。花期5～8月，果期7～9月。

【生境分布】 生于田野、路旁及荒地。分布于全国各地。

【主治用法】 用于肠炎、菌痢、疗疮肿毒、蛇咬伤、皮炎、带状疱疹等症。用量9～15克。

细菌性痢疾、肠炎：马齿苋60克，水煎服。

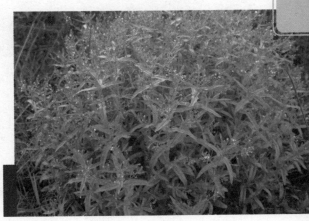

水苦荬

性味功能

味苦，性凉。有化瘀止血、消肿止痛的功能。

【基　源】 本品为玄参科植物水苦荬的全草。

【原植物】 别名：水莴苣。一年或二年生草本。全体无毛，或于花柄及苞片上稍有细小腺状毛。茎直立，高25～90厘米，富肉质，中空，有时基部略倾斜。叶对生；长圆状披针形或长圆状卵圆形，长4～7厘米，宽8～15毫米，先端圆钝或尖锐，全缘或具波状齿，基部呈耳郭状微抱茎上；无柄。总状花序腋生，长5～15厘米；苞片椭圆形，细小，互生；花有柄；花萼4裂，裂片狭长椭圆形，先端钝；花冠淡紫色或白色，具淡紫色的线条；雄蕊2，凸出；雌蕊1，子房上位，花柱1枚，柱头头状。蒴果近圆形，先端微凹，长度略大于宽度，常有小虫寄生，寄生后果实常膨大呈圆球形。果实内藏多数细小的种子，长圆形，扁平；无毛。花期4～6月。

【生境分布】 生长于水田或溪边。分布于河北、河南、广东、云南等地。

【主治用法】 用于感冒，喉痛，劳伤咳血，痢疾，血淋，月经不调，疝气，疔疮，跌打损伤。内服：煎汤，用量10～30克；或研末冲服。外用：捣敷或研末吹喉。

妇女产后感冒：水苦荬煎水，加红糖服。

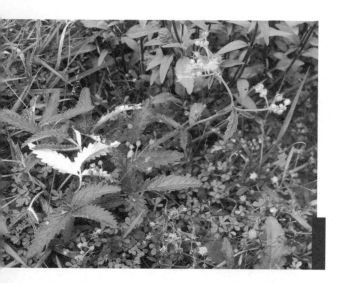

翻白草

性味功能

味甘、微苦。性平。有清热解毒、凉血止血、止痢止泻的功能。

【基源】　本品为蔷薇科植物翻白草的干燥全草。

【原植物】　多年生草本。根粗壮，木质化。茎直立，细弱，密生白色茸毛。羽状复叶。基生叶小叶 7 ～ 9，密生绒毛，长圆状椭圆形，先端微尖或钝，基部楔形，边缘有粗锯齿；上面绿色，疏生灰白色茸毛；下面密被白色茸毛。茎生叶 3 小叶，叶柄短。顶生聚伞花序。花梗短。副萼片线形，比萼片短；萼片卵状三角形，有白色绒毛；花瓣色。瘦果，近肾形或卵形。花期 5 ～ 7 月，果期 6 ～ 9 月。

【生境分布】　生于山坡、路旁或草地。全国绝大部分地区均有分布。

【主治用法】　用于肠炎，细菌性痢疾，阿米巴痢疾，吐血，便血，崩漏，疟疾，疔疮，无名肿痛，瘰疬结核，痛。用量 9 ～ 15 克。

应用

1. 创伤：翻白草，研粉，撒敷伤口。
2. 疟疾：翻白草，煎酒服。

蒲公英

性味功能

味甘、苦，性寒。有清热解毒、利尿散结的功能。

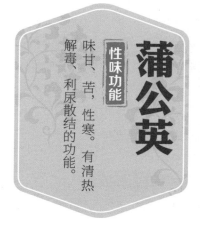

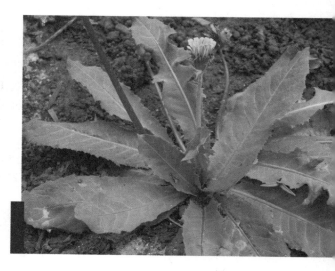

【基　　源】　本品为菊科植物蒲公英的干燥全草。

【原植物】　别名：黄花地丁。多年生草本，有乳汁，具蛛丝状毛。叶基生，莲座状平展，有柄，两侧扩大呈鞘状；叶长圆状倒披针形，先端尖或钝，基部下延呈柄状，边缘浅裂或不规则羽状分裂。头状花序顶生，舌状花黄色；总苞淡绿色，钟形，苞片多层，外层短，顶端有角状突起，内层线状披针形，膜质。瘦果有纵棱及多数刺状突起。花期 4～5月，果期 6～7 月。

【生境分布】　生于山坡草地、沟边等。分布于全国大部分地区。

【主治用法】　用于急性乳腺炎，淋巴腺炎，疗毒疮肿，急性结膜炎，感冒发热，急性扁桃体炎，急性支气管炎，肝炎，胆囊炎，尿路感染。用量 9～15 克，亦可捣汁或入散剂；外用适量，捣敷患处。

应　用

扁桃体炎，化脓性感染：蒲公英 30 克。水煎服。

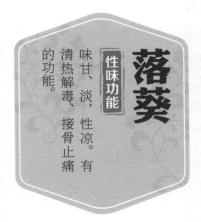

落葵

性味功能　味甘、淡，性凉。有清热解毒、接骨止痛的功能。

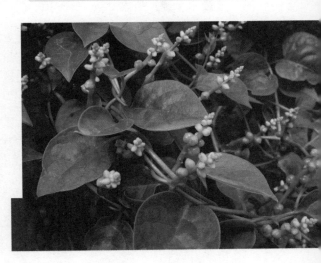

【基　　源】　本品为落葵科植物落葵的全草。

【原植物】　别名：藤罗菜、藤七、红藤菜、藤菜。一年生缠绕草本，肉质，光滑。茎长达 3～4 米，有分枝，绿色或淡紫色。单叶互生，卵形或近圆形，先端急尖，基部心形或近心形，全缘。穗状花序腋生，小苞片 2，呈萼状，宿存；萼片 5，淡紫色或淡红色，下部白色，连合成管；无花瓣；雄蕊 5，对萼片对生；花柱 3。果实卵形或球形，暗紫色，多汁液，为宿存肉质小苞片和萼片所包裹。花期春季至冬初。

【生境分布】　全国各地广泛栽培。

【主治用法】　用于阑尾炎，痢疾，大便秘结，膀胱炎；外用于骨折，跌打损伤，外伤出血，烧、烫伤。用量 30～60 克。

应　用

阑尾炎，膀胱炎：落葵 60 克。水煎服。

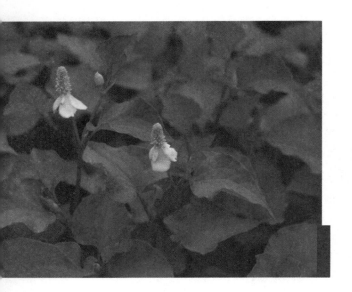

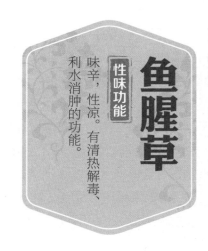

鱼腥草

性味功能

味辛，性凉。有清热解毒、利水消肿的功能。

【基　源】　本品为三白草科植物蕺菜的地上部分。

【原　植　物】　多年生草本。全株有鱼腥臭味，茎下部伏地。托叶膜质，线形；单叶互生，心形或宽卵形，先端短渐尖，基部心形，全缘，上面绿色，下面常紫红色，有多数腺点，叶脉5～7条，脉上有柔毛；下部叶常与叶柄合生成鞘，有缘毛。穗状花序顶生，与叶对生；花白色。蒴果卵形。花期5～7月，果期7～9月。

【生境分布】　生于水边、林缘及林下阴湿地。分布于陕西、甘肃、河南及长江以南各省区。

【主治用法】　用于肺脓疡，痰热咳嗽，肺炎，水肿，脚气，尿道感染，白带过多，痈疖肿毒，化脓性中耳炎，痢疾，乳腺炎，蜂窝组织炎，毒蛇咬伤等。用量15～25克，鲜品用量加倍。

応　用

肺痈：鱼腥草、筋骨草各15克。水煎服。

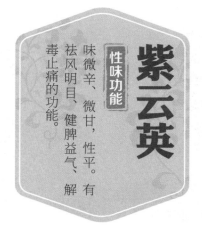

紫云英

性味功能

味微辛、微甘，性平。有祛风明目、健脾益气、解毒止痛的功能。

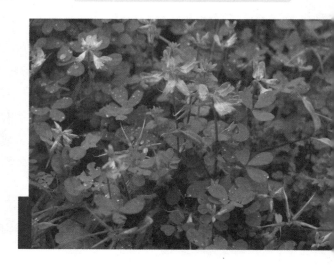

【基　源】　本品为豆科植物紫云英的干燥根、全草和种子。

【原植物】　别名：苕子草、沙蒺藜、红花草、翘摇。一年生草本。单数羽状复叶，互生，小叶3～6对，宽椭圆形或倒卵形。花紫红色，总状花序排列紧密，呈半圆形，花萼钟状，花冠蝶形，旗瓣紫红色，翼瓣白色；雄蕊二体；子房有短柄。荚果长方条形，微弯，带黑色。花期8～10月。

【生境分布】　生于田坎、草地。

分布于陕西、河南、江苏、浙江、江西、福建、湖北、湖南、广西、广东、贵州、四川及云南等省区。广泛栽培。

【主治用法】　根用于肝炎，营养性浮肿，白带，月经不调。全草用于急性结膜炎，神经痛，带状疱疹，疮疖痈肿，痔疮。外用适量，鲜草捣烂敷患处，或干草研粉调服。

肝炎，营养性浮肿：鲜紫云英根90克。水煎服。

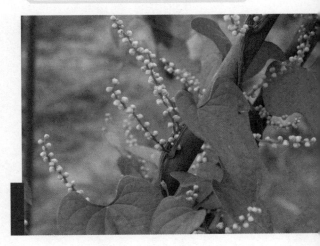

山药

味甘，性平。有健脾、补肺、固肾、益精的功能。

【基　源】　本品为薯蓣科植物薯蓣的块状根茎。

【原植物】　别名：怀山药、山药蛋、毛山药。缠绕草质藤本。块茎肉质，生须根。茎右旋带紫红色，叶互生，中部以上对生，少有3叶轮生，叶腋内常生有珠芽。叶卵状三角形或戟形，先端渐尖，基部心形，边缘3裂。花小，黄绿色，单性，雌雄异株；穗状花序细长腋生。苞片和花被片有紫褐色斑点。蒴果三棱状扁圆形，有白粉。种子四周有膜质翅。花期6～9月，果期7～11月。

【生境分布】　野生或栽培于山地、平原向阳处。全国各地有栽培。

【主治用法】　用于脾虚久泻，慢性肠炎，肺虚喘咳，慢性肾炎，糖尿病，遗精，遗尿，白带。用量15～30克。

脾胃虚弱，饮食减少，体倦神疲：山药、白术、莲子肉、党参。水煎服。

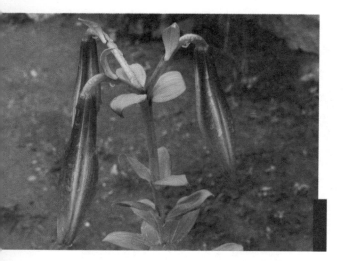

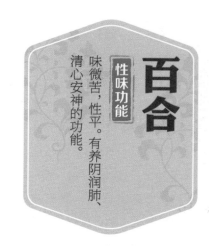

性味功能 味微苦，性平。有养阴润肺、清心安神的功能。

【基　源】　本品为百合科植物百合的干燥肉质鳞叶。

【原植物】　鳞茎球形，直径3～5厘米；鳞片披针形，无节，白色。有的有紫色条纹，有的下部有小乳头状突起。叶散生，倒披针形或倒长卵形，长7～15厘米，宽1～2厘米，先端渐尖，基部渐狭，全缘，无毛。花单生或几朵排成近伞形；花喇叭状，有香气，乳白色，稍带紫色，无斑点，向外张开或先端外弯而不卷。

蒴果矩圆形，有棱，种子多数。花期5～6月，果期9～10月。

【生境分布】　生于山坡、灌木林下、路边或溪旁或石缝中。分布于全国大部分省区。

【主治用法】　用于阴虚久咳，痰中带血、虚烦惊悸、失眠多梦。用量6～12克。

应　用

咳嗽，痰多：百合、贝母、梨，水煎服。

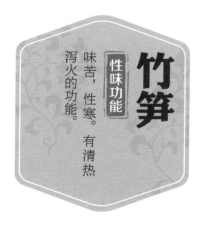

性味功能 味苦，性寒。有清热泻火的功能。

【基　源】　本品为禾本科植物芦竹的嫩苗。

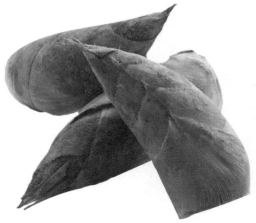

【原植物】　多年生草本。具根茎，须根粗壮。秆直立，高2～6米，径1～1.5

厘米，常具分枝。叶鞘较节间为长，无毛或其颈部具长柔毛，叶舌膜质，截平，长约 1.5 毫米，先端具短细毛；叶片扁平，长 30 ～ 60 厘米，宽 2 ～ 5 厘米，嫩时表面及边缘微粗糙。圆锥花序较紧密，长 30 ～ 60 厘米，分枝稠密，斜向上升，小穗含 2 ～ 4 花；颖披针形，长 8 ～ 10 毫米，具 3 ～ 5 脉；外稃亦具 3 ～ 5 脉，中脉延伸呈长 1 ～ 2 毫米的短芒，背面中部以下密被略短于稃体的白柔毛，基盘长约 0.5 毫米，内稃长约为外稃的一半。花期 10 ～ 12 月。

【生境分布】　生于溪旁及屋边较潮湿的深厚的土壤处，分布于西南、华南及江苏、浙江、湖南等地。

【主治用法】　主治肺热吐血，骨蒸潮热，头晕，热淋，聤耳，牙痛。内服：煎汤，鲜品用量 15 ～ 60 克；或捣汁，或熬膏。外用：适量，捣汁滴耳。

应　用

中耳炎：竹笋捣汁加冰片滴耳心。

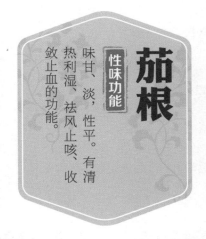

茄根

性味功能

味甘、淡，性平。有清热利湿、祛风止咳、收敛止血的功能。

【基　　源】　本品为茄科植物茄的根。

【原 植 物】　草本。小枝紫色，被星状绒毛，有皮刺。叶互生，卵形至长圆状卵形，顶端钝，基部歪斜，边缘波状或裂，具星状柔毛。能孕花单生，被密毛，花后下垂，不孕花蝎尾状与能孕花并出；花萼钟状，有小皮刺，顶端 5 裂；花冠辐状，紫蓝色，被星状毛。浆

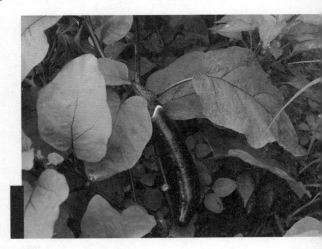

果大，圆形或圆柱形，紫色或白色，萼宿存。花期 6 ～ 8 月，果期 7 ～ 10 月。

【生境分布】　全国各地区有栽培。

【主治用法】　用于风湿性关节炎，老年慢性气管炎，小儿麻痹症，水肿，久嗽，久痢，白带，遗精，尿血，便血等症。用量 9 ～ 18 克。水煎服。

应　用

关节炎：茄根 150 克，酒水炖服。

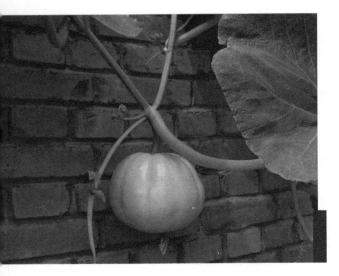

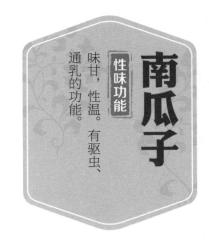

性味功能

南瓜子

味甘，性温。有驱虫、通乳的功能。

【基　源】　本品为葫芦科植物南瓜的种子。

【原植物】　一年生草质藤本。茎具棱，有粗毛。单叶互生，宽卵状心形，先端钝，基部深心形，边缘具有规则锯齿，具粗毛。花单性，雌雄同株；花萼5裂，裂片顶端扩展呈叶状；花冠黄色，花瓣5，先端反曲，边缘皱折。果实扁圆形或壶形，果柄具角棱，基部膨大。种子卵形，黄白色，扁而薄。花期6～8月。

【生境分布】　全国各地广泛栽培。

【主治用法】　用于绦虫病，血吸虫病，蛲虫病，产后乳汁不下等。用量60～120克。水煎服。

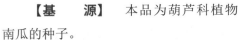
应　用

1. 绦虫病：南瓜子60克，研末，空腹服，2小时后服槟榔煎剂，30分钟后服硫酸镁25克。
2. 烧烫伤：鲜南瓜子，捣烂敷患处。
3. 产后缺乳，产后水足肿：南瓜子，炒熟，水煎服。

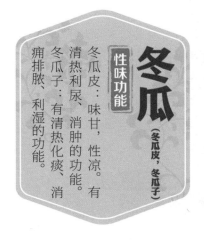

性味功能

冬瓜
（冬瓜皮、冬瓜子）

冬瓜皮：味甘，性凉。有清热利尿、消肿的功能。冬瓜钝：有清热化痰、消痈排脓、利湿的功能。

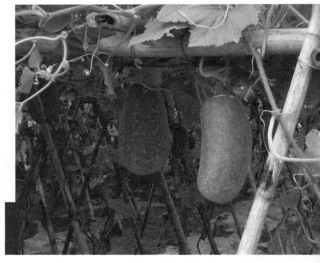

【基　　源】　本品为葫芦科植物冬瓜的干燥外层果皮；冬瓜子为其种子。

【原 植 物】　一年生攀援草本。密生黄褐色刺毛，卷须2～3分叉。叶互生，5～7掌状浅裂达中部，五角状宽卵形或肾状，先端尖，基部心形，边缘有细锯齿，两面有粗硬毛。花雌雄同株，腋生；花萼管状，5裂，反曲，边缘有齿；花冠黄色，长卵形，白色或黄白色，扁平，花期5～6月，果期7～9月。

【生境分布】　全国各地均有栽培。

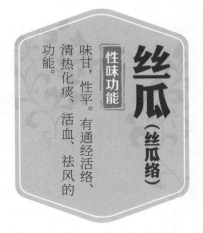

性味功能

丝瓜（丝瓜络）

味甘，性平。有通经活络、清热化痰、活血、祛风的功能。

【基　　源】　本品为葫芦科植物丝瓜的成熟果实维管束。

【原 植 物】　一年生攀援草本。茎细长，粗糙有棱角，卷须3裂。叶互生，三角形或近圆形，裂片三角形，基部心形，有波状浅齿。花单性，雌雄同株；雄花聚成总状花序，先开放；雌花单生，有长柄。瓠果长圆柱形，下垂，幼时肉质，有纵向浅沟或条纹，黄绿色，内有坚韧网状丝络。种子长卵形，扁压，黑色，

【主治用法】　冬瓜皮：用于水肿胀痛，小便不利，暑热口渴，小便短赤、淋痛。

　　冬瓜子：用于痰热咳嗽，肺脓疡，咳吐脓血，淋浊，白带。

应　用

1. 痰热咳嗽：冬瓜仁、杏仁各9克，前胡、川贝各6克。水煎服。
2. 急性肾炎水肿：冬瓜皮、鲜茅根各30克。水煎服。

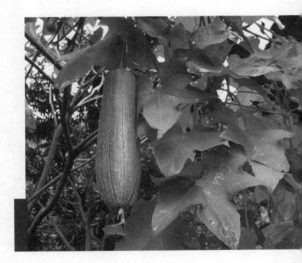

边缘有狭翅。花期5～7月，果期6～9月。

【生境分布】　全国各地均有栽培。

【主治用法】　用于痹痛拘挛，胸胁胀闷，乳腺炎，乳汁不通，肺热咳痰，肢体酸痛，妇女闭经，水肿等症。水煎服。外用适量4.5～9克。

应　用

风湿关节痛、肌肉痛：丝瓜络、防己、桑枝。水煎服。

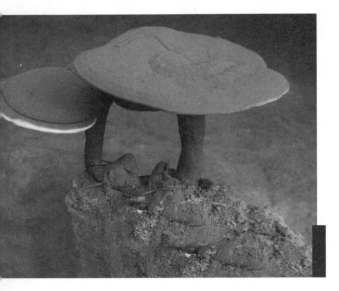

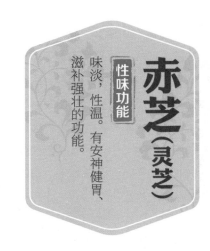

赤芝（灵芝）

性味功能

味淡，性温。有安神健胃、滋补强壮的功能。

【基　　源】　本品为多孔菌科真菌赤芝的子实体。

【原 植 物】　别名：红芝。腐生真菌。子实体有柄，紫褐色，质坚硬，有光泽；菌盖（菌帽）半圆形至肾形，坚硬木质，由黄色渐变为红褐色，有环状棱纹和辐射状皱纹，边缘薄或平截。菌肉近白色或淡褐色。菌盖下面为白色，有细密菌管。孢子褐色，卵形，中央有一个大油滴。

【生境分布】　生于栎树或其他阔叶树根部枯干或腐朽的木桩上。分布于河北、东及长江以南各省区。有栽培。

【主治用法】　用于神经衰弱，失眠，食欲不振，久病体虚，冠心病、高脂血症、慢性气管炎、慢性肝炎、白细胞减少症等。用量9～12克。水煎服，或浸酒饮。

应　用

1.急性传染性肝炎：灵芝15克。水煎服。
2.神经衰弱，病后体弱：灵芝15克，蜂蜜20克。炖服。

紫芝（灵芝）

性味功能

味淡，性温。有安神健胃、滋补强壮的功能。

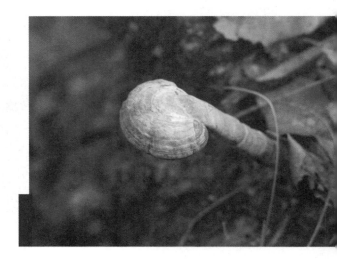

【基　　源】　本品为多孔菌科真菌紫芝的子实体。

【原 植 物】　别名：玄芝。腐生真菌。子实体有柄，菌盖（菌帽）半圆形、肾形或不规则，木栓质，皮壳质坚硬，紫黑色至近黑色，菌肉及菌盖下面菌管均为紫褐色，具漆样光泽，有明显同心环沟和纵皱，边缘薄或钝。菌柄常侧生，圆柱形或略扁平，皮壳坚硬，与菌盖同色或具更深的色泽和光泽。孢子淡褐色。

【生境分布】　腐生于阔叶树的枯干、腐朽的木桩上，有时也生于竹类的枯死部分。分布于我国河北、山东、安徽、浙江、江西、福建、台湾、湖南、广东、广西等省区。已有人工培养。

【主治用法】　用于神经衰弱，失眠，食欲不振，久病体虚及一些慢性疾病，如冠心病、高脂血症、慢性气管炎、慢性肝炎、白细胞减少症等。用量 9～12克。水煎服，或浸酒饮。

应　用

1. 急性传染性肝炎：灵芝 15 克。水煎服。

2. 神经衰弱，病后体弱：灵芝 15 克，蜂蜜 20 克。炖服。

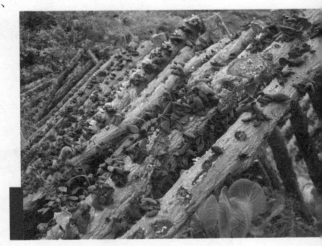

木耳

性味功能

味苦、辛，性平。有健脾益气、祛痰除湿、止痢、止血的功能。

【基　　源】　本品为寄生真菌木耳科木耳的子实体。

【原 植 物】　别名：黑木耳。子实体形如人耳，直径约 10 厘米，内面呈暗褐色，平滑外面淡褐色，密生柔软的短毛。湿润时呈胶质，干燥时带革质。不同大小的子实体簇生一丛。

【生境分布】　寄生于阴湿、腐朽的树干上，可人工栽培。分布于黑龙江、吉林、河北、陕西、甘肃、河南及长江以南大部分省区。

【主治用法】　用于痔疮、便血、脱肛、崩漏、高血压等。用量 6～10 克。

应　用

痔疮出血，大便干结：木耳 3～6 克，柿饼 30 克，同煮烂做点心吃。

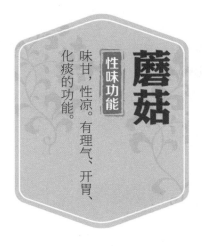

蘑菇

性味功能

味甘，性凉。有理气、开胃、化痰的功能。

【基　　源】　本品为伞菌科植物蘑菇的子实体。

【原 形 态】　别名：肉蕈、蘑菇蕈。蘑菇是由菌丝体和子实体两部分组成，菌丝体是营养器官，子实体是繁殖器官。由成熟的孢子萌发成菌丝。菌丝为多细胞有横隔，借顶端生长而伸长，白色、细长，绵毛状，逐渐呈丝状。菌丝互相缀合形成密集的群体，称为菌丝体。菌丝体腐生后，浓褐色的培养料变成淡褐色。蘑菇的子实体在成熟时很像一把撑开的小伞。

【生境分布】　生长于山坡草丛或旷野草丛中。全国各地均有栽培。

【主治用法】　用于消化不良，高血压。用量 6 ～ 10 克。煎服。

应　用

1. 脾虚气弱，食欲不振，身体倦怠，或妇女哺乳期间乳汁分泌减少：鲜蘑菇100 克，菌盖撕成小块，菌柄切斜片；猪瘦肉 200 克，切片，用食油、盐炒至肉色变白，加水适量煮熟食。

2. 高血压：每天鲜品 10 两，分 2 次食用。

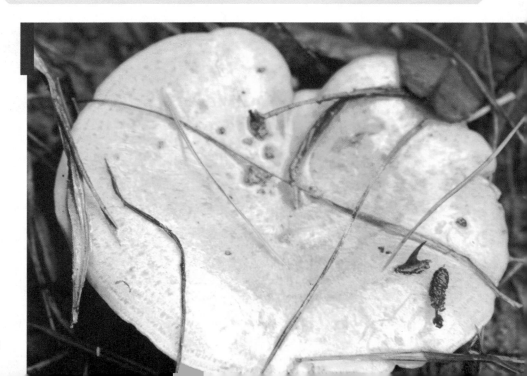

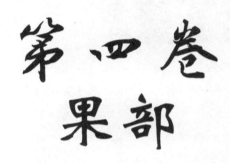

第四卷
果部

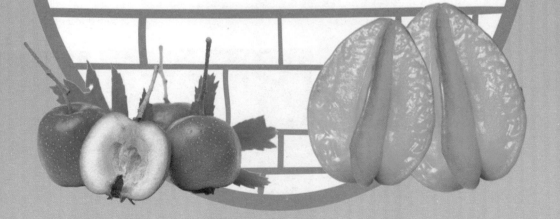

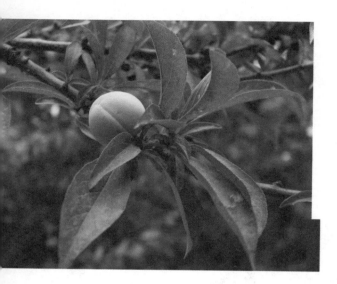

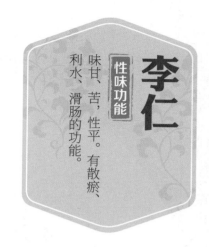

性味功能

李仁

味甘、苦，性平。有散瘀、利水、滑肠的功能。

【基　源】　本品为蔷薇科植物李的种仁。根、叶、果实也供药用。

【原植物】　落叶灌木。叶互生，近顶端有2～3腺体；叶长圆状倒卵形或椭圆状倒卵形，先端渐尖或短尖，基部楔形，边缘有重锯齿。花先叶开放，3花簇生；萼筒无毛萼片5，卵形，边缘有细齿；花瓣5，白色。核果卵球形，顶端尖，基部凹陷，有深沟、绿色、黄色或淡红色，有光泽，外被蜡粉，核有皱纹。种子1，扁长椭圆形。花期3～4月，果期5～7月。

【生境分布】　生于山坡、路旁、疏林，为栽培果树。除内蒙古、新疆、西藏外，全国各省区多有栽培。

【主治用法】　用于跌打损伤，瘀血，痰饮，咳嗽，水气肿满，大便秘结，虫蝎蜇伤。用量9～12克。外用适量。

应　用

蝎、蜂蜇伤：李仁捣烂外敷。

性味功能

杏（苦杏仁）

味苦，性温；有小毒。有降气、止咳平喘、润肠通便的功能。

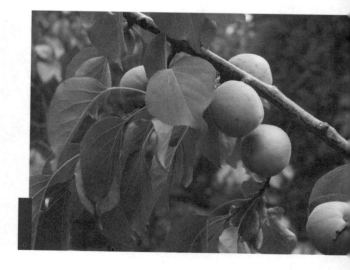

【基　　源】　本品为蔷薇科植物杏的干燥成熟种子。

【原植物】　落叶乔木。叶互生，宽卵圆形，先端短尖，基部近心形，边缘钝齿。花先叶开放，单生于枝端；花瓣5，有短爪，白色或粉红色；雄蕊多数；雌蕊心皮1。核果卵圆形，黄色、黄红色，微带红晕。果肉多汁，不开裂。种子扁圆形有龙骨状棱，两侧有扁棱或浅沟。花期3～4月，果期4～6月。

【生境分布】　生于低山地或丘陵山地，多为栽培。以华北、西北和华东地区种植较多。

【主治用法】　用于咳嗽气喘，胸满痰多，血虚津枯，肠燥便秘等症。用量4.5～9克。

应　用

1. 咳嗽气喘：杏仁、紫苏子各9克，麻黄、贝母、甘草各6克。水煎服。
2. 疗疮肿毒：苦杏仁，研膏，麻油调敷患处。

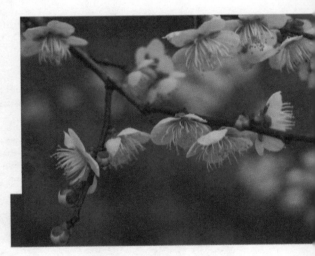

乌梅

性味功能

味酸，涩，性温。有敛肺涩肠、生津止渴、驱蛔止痢、止血的功能。

【基　　源】　本品为蔷薇科植物梅的干燥近成熟果实。

【原植物】　乔木。叶狭卵形至宽卵圆形，先端长渐尖，基部宽楔形，边缘具细锯齿，微被柔毛。花1～2朵，萼筒被短柔毛，萼片近卵圆形；花瓣白色至淡红色；雄蕊多数，子房密被柔毛。核果近球形，黄色或淡绿色，具柔毛，味酸。花期冬春季，果期5～6月。

【生境分布】　东北、华北有盆栽，长江以南各省有栽培或野生。分布于浙江、福建、湖南、广东、广西、四川、云南等地。

【主治用法】　用于肺虚久咳，口干烦渴，胆道蛔虫，胆囊炎，细菌性痢疾，慢性腹泻，便血，尿血，月经过多。

应　用

胆囊炎，胆石症，胆道感染：乌梅、五味子各30克，红木香15克。水煎服。

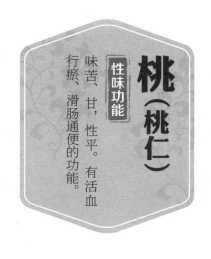

桃（桃仁）

性味功能

味苦、甘，性平。有活血行瘀、滑肠通便的功能。

【基　　源】　本品为蔷薇科植物桃的干燥成熟种子。

【原 植 物】　落叶乔木。树皮粗糙，托叶存在。叶互生，短枝上簇生，长圆状披针形，中部宽，边缘有细锯齿，具腺点。花常单生，先叶开放，萼筒及萼片被柔毛。花瓣粉红色，有紫色脉纹。核果，心状卵形，近球形，被茸毛。果肉多汁，不开裂。果核椭圆形，两侧扁，外具深沟纹。花期4～5月，果期6～8月。

【生境分布】　为栽培果树，也有半野生。各省区普遍栽培。

【主治用法】　用于痛经，闭经，腹部肿块，跌打损伤，肺痛，肠燥便秘。用量3～9克，水煎服。孕妇忌服。

应 用

1. 血滞经闭，痛经：桃仁、红花各9克，丹参15克，牛膝12克。水煎服。
2. 产后恶露不尽：桃仁4.5克，红花6克，丹参、益母草各12克，川芎3克，赤芍9克。水煎服。

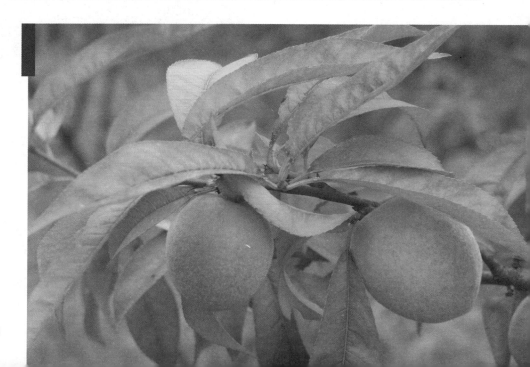

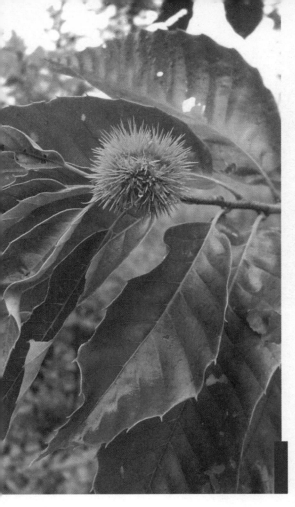

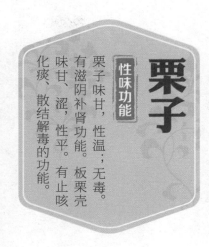

栗子

性味功能

栗子味甘，性温；无毒。有滋阴补肾功能。板栗壳味甘、涩，性平。有止咳化痰、散结解毒的功能。

【基　　源】　本品为壳斗科植物栗的种仁；其总苞称为板栗壳。

【原植物】　别名：板栗。落叶乔木。单叶互生，薄革质，长圆状披针形或长圆形，先端尖尾状，基部楔形或两侧不相等，边缘有疏锯齿，齿端为内弯的刺状毛，花单性，雌雄同株，雄花序穗状，生于新枝下部叶腋，淡黄褐色；雌花无梗，生于雄花下部，外有壳斗状总苞。总苞球形，外面有尖锐被毛的刺，内藏坚果 2 ～ 3，成熟时裂为 4 瓣，坚果深褐色。花期 5 ～ 7 月，果期 8 ～ 10 月。

【生境分布】　生于山坡丛林。分布于辽宁、河北、山西、陕西、河南、山东及长江以南各省区。

【主治用法】　栗子用于肾虚腰痛。板栗壳用于慢性气管炎，咳嗽痰多，百日咳，瘰疬，腮腺炎，丹毒。煎水或研末调敷。用量：栗子 60 ～ 120 克，板栗壳 30 ～ 60 克。

应用

1. 气管炎：栗子 250 克，煮瘦肉服。
2. 筋骨肿痛：鲜栗子，捣烂敷患处。

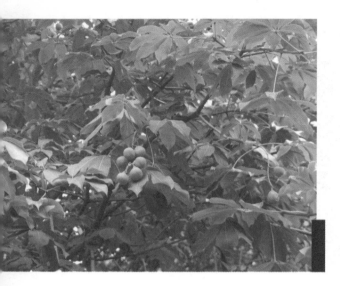

娑罗子

性味功能

味甘，性温。有理气宽中、通络止痛、杀虫的功能。

【基　源】　本品为七叶树科植物天师栗的果实或种子。

【原植物】　别名：猴板栗。落叶乔木。幼枝有长柔毛。掌状复叶对生，小叶5～7，长圆状倒卵形或长圆状倒披针形，边缘有细锯齿，上面仅在主脉上疏生细柔毛，下面密生细柔毛，叶侧脉20～25对。聚伞圆锥花序顶生，较大，圆筒形，花疏生；花杂性同株，雄花生于上部，两性花生于下部；花瓣4，白色，倒长卵形或椭圆形，外被柔毛，顶端圆，基部楔形，边缘具纤毛；两性花子房卵圆形，被黄色茸毛。蒴果卵圆形，黄褐色，顶端具短尖头，有斑点，果壳薄，3裂。种子1，近球形，棕褐色。花期4～5月，果熟期9～10月。

【生境分布】　生于阔叶林中。分布于陕西、河南、江西、湖北、湖南、广东、贵州、四川、云南等省。

【主治用法】　用于胃寒作痛，胸脘胀痛，疳积，疟疾，痢疾。用量3～9克。

大枣

性味功能

味甘，性温。有补脾和胃、益气生津、养心的功能。

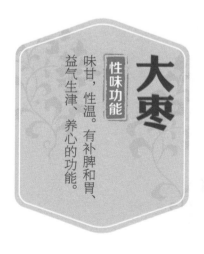

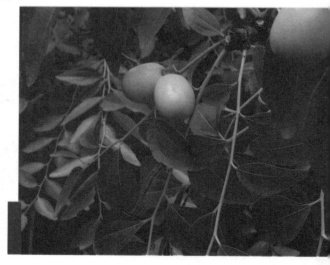

【基　　源】　本品为鼠李科植物枣的果实。

【原 植 物】　小乔木。小枝具刺。叶互生，卵形，先端稍钝，基部歪斜，边缘有细锯齿。聚伞花序腋生；花瓣5，淡黄绿色。核果卵形至椭圆形，深红色，果肉肥厚，味甜；果核纺锤形，两端锐尖。花期4～5月，果期7～9月。

【生境分布】　全国大部分省区栽培。

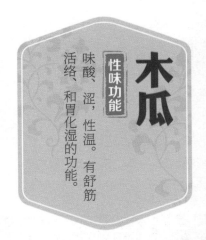

木瓜

性味功能

味酸、涩，性温。有舒筋活络、和胃化湿的功能。

【基　　源】　本品为蔷薇科植物木瓜的果实。

【原 植 物】　别名：光皮木瓜。小乔木。小枝无刺；叶卵圆形或长圆形；基部楔形，边缘有尖锐锯齿，齿尖有腺齿，下面沿主脉微有茸毛；叶柄密生柔毛。花单生于叶腋，萼筒钟状，无毛；萼片三角状披针形，先端渐尖，边缘有腺齿，内面密生褐色茸毛，反折。花瓣淡粉红色。果实长椭圆形，暗紫色，木质，干后果皮不皱。花期4月，果期9～10月。

【主治用法】　用于脾虚食小，体倦乏力，营卫不和，便溏，心悸，失眠，盗汗，血小板减少性紫癜。中满痰多者忌用。

应　用

1. 血小板减少症，过敏性紫癜：大枣100克。煎汤服。
2. 输血反应：大枣50克，地肤子、炒荆芥各9克。水煎，输血前服。

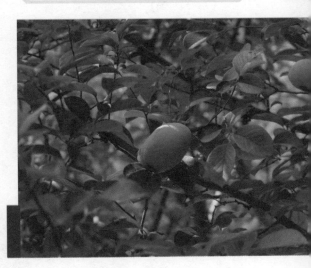

【生境分布】　广泛栽培。分布于河南、陕西、山东、安徽、江苏、浙江、福建、湖北、江西、广东、贵州和四川等省区。

【主治用法】　用于风湿痹痛，脚气肿痛，菌痢，吐泻，腓肠肌痉挛等症。用量6～9克。

应　用

细菌性痢疾：木瓜15克，水煎，加红糖适量顿服。

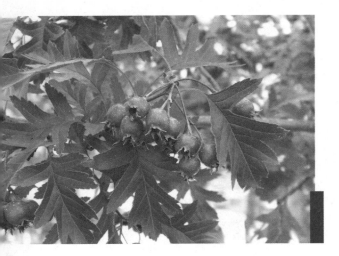

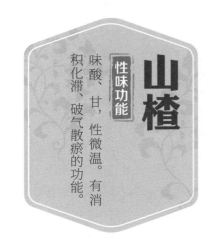

山楂

性味功能

味酸、甘，性微温。有消积化滞、破气散瘀的功能。

【基　源】　本品为蔷薇科植物山楂的干燥成熟果实。

【原植物】　乔木。小枝有刺。叶宽卵形或三角状卵形，先端渐尖，基部楔形或宽楔形，3～5对羽状深裂片，裂片卵状披针形，边缘有重锯齿。伞房花序，多花，总梗及花梗皆有毛。花瓣白色。雄蕊20；花柱3～5。果实较小，近球形，深红色，有浅色斑点，萼片宿存。花期5～6月，果期9～10月。

【生境分布】　生于山坡林缘、灌丛中。分布于东北及河北、河南、山东、山西、内蒙古、江苏、陕西等省区。

【主治用法】　用于肉食积滞，脘腹胀痛，小儿乳积，痢疾，泄泻，痛经，产后瘀血腹痛，疝气，高脂血症。用量6～12克。

应　用

慢性结肠炎：山楂、煨豆蔻、炒扁豆、煨木香。水煎服。

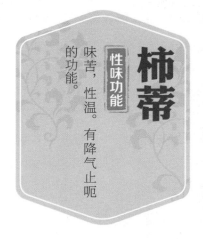

柿蒂

性味功能

味苦，性温。有降气止呃的功能。

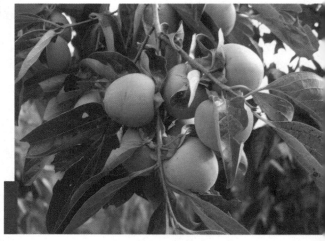

【基　源】　本品为柿科植物柿的干燥宿萼。

【原植物】　落叶大乔木。单叶互生，革质，椭圆状卵形或倒卵形，先端短尖，基部阔楔，全缘，被短毛。花杂性，雄花成短聚伞花序，雌花单生于叶腋；花萼4深裂，被柔毛，果熟时增大；花冠钟形，黄白色。浆果卵圆形或扁球形，橙黄色、红色或深黄色，有宿存木质花萼。花期5月，果期9～10月。

【生境分布】 栽培种。北至甘肃，南至云南各省区均有栽培。

【主治用法】 用于胃寒气滞的呃逆。用量5～10克。

呃逆不止：柿蒂3～5个，刀豆15～18克。水煎服。

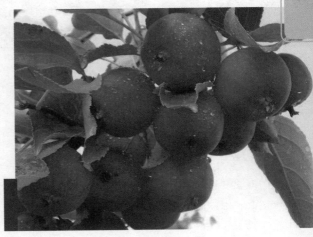

林檎

性味功能 味酸、甘，性平。有止渴，化滞、涩精的功能。

【基　源】 本品为蔷薇科植物林檎的果实。

【原植物】 别名：沙果、花红。小乔木，高4～6米。小枝粗壮，幼时密生柔毛，老时暗紫褐色，无毛。叶互生；叶柄长1.5～5厘米，有短柔毛；叶片卵形或椭圆形，长5～11厘米，宽4～5.5厘米，先端急尖或渐尖，基部圆形或宽楔形，边缘有细锐锯齿，上面有短柔毛，逐渐脱落，下面密被短柔毛。花两性；伞房花序，具花4～7朵，集生于小枝顶端；花梗长1.5～2厘米，密被柔毛；花直径3～4厘米；花柱4（5），基部具长颈毛，比雄蕊稍长。梨果卵形或近球形，直径4～5厘米，黄色或红色，宿存萼肥厚隆起。花期4～5月，果期8～9月。

【生境分布】 长于山坡阳处、平原沙地，我国长江流域及黄河一带普遍栽培。

【主治用法】 用于痰饮积食，胸膈痞塞，消渴，霍乱，吐泻腹痛，痢疾。内服：煎汤，生食，捣汁。外用：研末调敷。

水痢：林檎半熟者10枚。以水1000毫升，煎取500毫升，和林檎空心食。

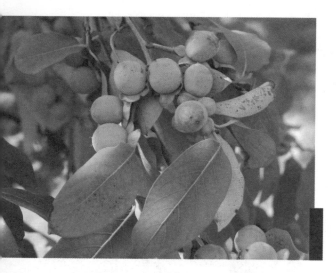

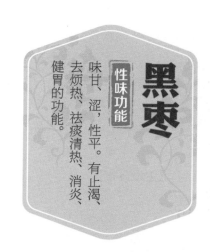

黑枣

味甘、涩，性平。有止渴、去烦热、祛痰清热、消炎、健胃的功能。

【基　源】　本品为柿科植物君迁子的果实。

【原植物】　落叶乔木。老树皮暗黑色，深裂或不规则厚块状剥落。单叶互生，叶椭圆形至长圆形，先端尖，基部钝宽楔形近圆形，全缘，上面深绿色，初时密生柔毛，后脱落，有光泽，下面浅绿色，至少在脉上有毛。花单性，雌雄异株，簇生于叶腋；雄花1～3朵簇生；花萼具毛，4裂，裂片卵形；花冠壶形，带红色或淡黄色，4裂，裂片近圆形；雄花16枚，花药披针形，子房退化；雌花单生，近无柄，带绿色或红色，花萼具毛，4裂，裂片卵形；花冠壶形，4裂，裂片近圆形。浆果近球形或椭圆形，初时为淡黄色，后变为蓝黑色，有白蜡层，宿存萼4裂，深裂至中部。花期5～6月，果期10～11月。

【生境分布】　生于山谷、坡地林缘的灌丛中，或为栽培。分布于辽宁、河北、山西、山东、湖南及西南各省区。

【主治用法】　用于去烦热。种子用于气管炎。用量30～60克。种子9～15克。

橘（陈皮，橘红，橘核）

味苦、辛，性温。陈皮有理气、健脾、燥湿、化痰的功能。橘红有散寒、燥湿、利气、消痰的功能。橘核有理气散结、止痛的功能。

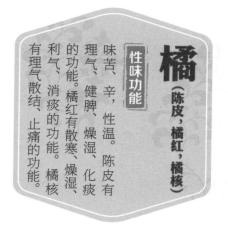

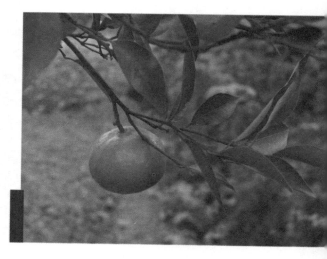

【基　源】　本品为芸香科植物橘的成熟果皮；橘红为其外层果皮；橘核为其种子。

【原植物】　常绿小乔木。叶互生，革质，披针形或椭圆形，全缘或有细钝齿，有半透明油点。花单生或数朵生于枝端和叶腋，白色或带淡红色；花瓣5。柑果圆形，红色、橙黄色或淡红黄色，果皮疏松，易剥离。花期3～4月，果期10～11月。

【生境分布】　栽培于丘陵、山地或平原。分布于长江以南各省区。

【主治用法】　陈皮用于胸脘胀满，嗳气呕吐，食欲不振，咳嗽痰多。橘红用于风寒咳嗽，食积伤酒，呕恶痞闷。橘核用于小腹疝气，乳痈肿痛。用量3～9克。

应用

胸痞作呕：陈皮、半夏、茯苓各9克，甘草3克。水煎服。

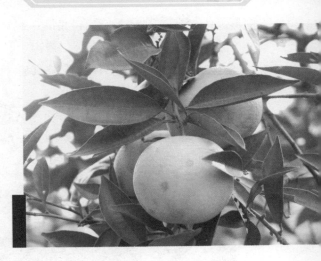

枳壳

【性味功能】　味辛、微苦，性温。有理气化痰、健脾导滞的功能。

【基　源】　本品为芸香科植物甜橙的果皮。

【原植物】　常绿小乔木或灌木，枝少刺或近于无刺。单数复叶互生，卵形至椭圆形，先端短尖或钝，基部楔形或宽楔形，全缘，具透明油点。花单生叶腋或数朵成总状花序；花萼5裂；花瓣5，白色。柑果圆球形、扁圆形或椭圆形，橙黄至橙红色，果皮较难剥离，瓤囊9～12瓣，果肉淡黄、橙红或紫红色，味甜或稍带酸。花期3～5月，果期10～12月。

【生境分布】　均为栽培。分布于长江以南各省区。

【主治用法】　用于感冒咳嗽，痰稠而黏，食欲不振，胸腹胀满，肠鸣泻泄，乳痈初起等。用量5～15克，外用适量。

应用

1. 咳嗽，痰稠：甜橙皮切细丝，煮烂，加蜜拌匀，常食。
2. 小儿咳喘：甜橙皮，加冰糖水炖服。

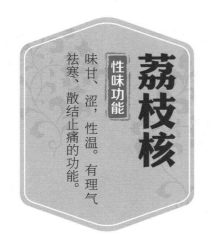

荔枝核

味甘、涩，性温。有理气祛寒、散结止痛的功能。

【基　　源】　本品为无患子科植物荔枝的种子。

【原 植 物】　常绿乔木。双数羽状复叶互生；革质，长椭圆形，先端渐尖，基部楔形，全缘。圆锥花序顶生，绿白色或淡黄色，杂性；花被杯状，4 裂，密被锈色柔毛。核果卵圆形，果皮干硬而薄，有瘤状突起，红色。种子外被白色假种皮，肉质。种子长圆形，有光泽。花期 2～3 月，果期 6～7 月。

【生境分布】　福建、广东、海南、广西、四川等省区有栽培。

【主治用法】　用于胃脘痛，疝气痛，妇女气滞血瘀，腹痛。用量 4.9～9 克。

应 用

1. 血气刺痛：荔枝核烧存性 25 克，香附子 50 克。研末，盐酒送下。
2. 疝气，睾丸炎：荔枝核、陈皮、小茴香。研末糊丸，空心酒服。
3. 心腹胃脘久痛：荔枝核 3 克，木香 2.4 克。研末，水调服。

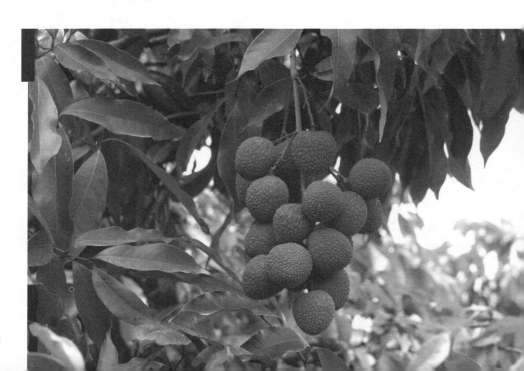

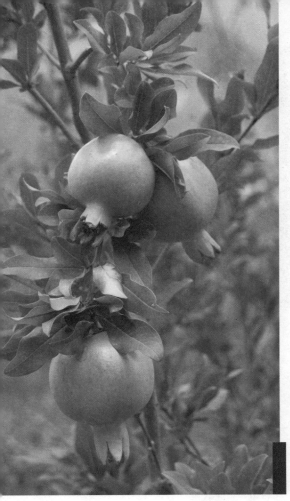

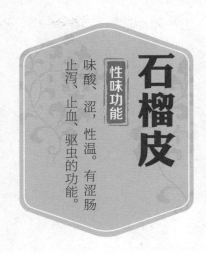

石榴皮

性味功能

味酸、涩，性温。有涩肠止泻、止血、驱虫的功能。

【基　　源】　本品为石榴科植物石榴的干燥果皮。

【原　植　物】　落叶灌木或小乔木。叶对生或簇生，长圆状披针形或长圆状椭圆形，先端尖或微凹，基部渐狭，全缘。花单生或数朵生于小枝顶端或叶腋，花大；花萼钟状，肥厚，花瓣与萼片同数，红色。浆果球形，果皮肥厚革质，红色或带黄色，顶端有宿存花萼，内有薄隔膜。种子多数，有红色肉质多汁外种皮，可食。花期5～6月，果期7～8月。

【生境分布】　栽培于向阳，肥沃土壤。分布于全国大部分地区。

【主治用法】　用于慢性腹泻，久痢，便血，脱肛，崩漏，白带，虫积腹痛。用量3～9克。水煎服。

应　用

1. 细菌性痢疾：石榴皮15克，红糖适量，水煎服。
2. 久泻，久痢，脱肛：石榴皮6克，研末冲服。或可与黄连等配用。
3. 急慢性气管炎、肺部感染、淋巴结炎、胆道感染等多种感染性炎症：石榴皮15克，水煎服。

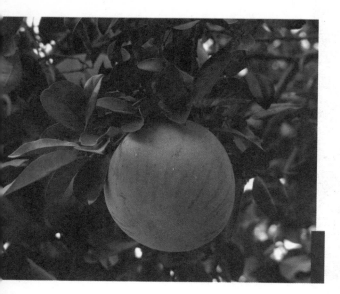

【基　源】　本品为芸香科植物化州柚或柚的未成熟或近成熟的干燥外层果皮。

【原植物】　小乔木。小枝扁，有棱，具枝刺。单生复叶，椭圆形或卵状椭圆形，先端钝或稍凹，基部宽楔形或圆形，有钝圆锯齿。叶柄的翅倒卵状三角形。花簇生叶腋。花瓣近匙形，开花时反曲，白色。柑果扁球形，直径10～25厘米，果皮平滑，黄色或黄绿色。花期3月，果期8～9月。

【生境分布】　栽培于丘陵或低山地带。分布于我国浙江、江西、福建、台湾、湖北、湖南、广东、贵州、云南等地。

【主治用法】　用于风寒咳嗽，喉痒多痰，食积伤酒，胸膈胀闷，嗳气吐水等症。用量3～9克。

应用

1. **小儿喘咳：** 柚子皮、艾叶各6克，甘草3克。水煎服。
2. **气滞腹胀：** 柚子皮、鸡屎藤、糯米草根、隔山消各9克。水煎服。

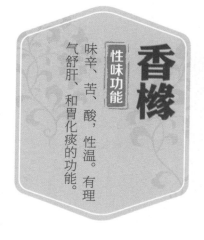

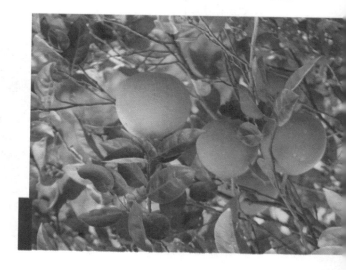

【基　源】　本品为芸香科植物枸橼的果实。

【原植物】　别名：枸橼。小乔木或灌木。枝具短硬棘刺。叶互生，无叶翅；叶革质，卵状长圆形，先端钝或短锐尖，基部宽楔形，边缘有锯齿，有半透明油腺点。总状花序或3～10朵簇生于叶腋；花萼浅杯状，5浅裂；花瓣5，内面白色，外面淡紫色。柑果长圆形、卵圆形，顶端有一乳头状突起，熟时柠檬黄色，芳香；果汁黄色，味极酸而苦。花期4月，果期10～11月。

【生境分布】　栽培于低山带或丘陵。分布于我国江苏、浙江、福建、台湾、湖北、湖南、广东、四川、云南等省区。

【主治用法】　用于胸胁脘腹胀痛，嗳气，呕吐，痰多咳嗽等。用量4.5～9克。

应用

痰饮咳嗽：香橼（去核切片），酒煮令熟烂，蜜拌匀，呷服。

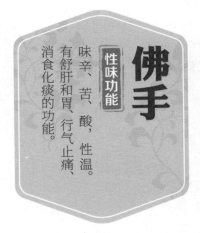

佛手

性味功能　味辛、苦、酸，性温。有舒肝和胃、行气止痛、消食化痰的功能。

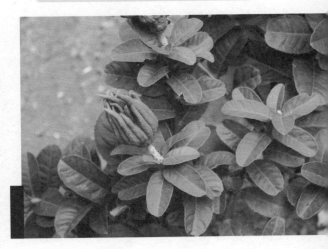

【基　源】　本品为芸香科植物佛手的果实。

【原植物】　常绿小乔木。枝有短硬刺。叶互生，革质，有透明油点，长椭圆形或倒卵状长圆形，先端钝或凹缺，基部近圆形或楔形，叶缘有浅波状钝锯齿。花单生，簇生或为短总状花序；花瓣5，内面白色，外面紫色。柑果卵形、长圆形或矩圆形，分裂如拳状或指状，橙黄色，粗糙，果肉淡黄色。花期4～5月，果熟期10～12月。

【生境分布】　生于热带、亚热带，栽培。分布于浙江、江西、福建、广东、云南、四川等地。

【主治用法】　用于胸闷气滞，胸胁胀痛，食欲不振，胃脘疼痛，呕吐，痰饮咳喘等症。用量3～9克。

应用

1. 消化不良：佛手、枳壳、生姜各3克，黄连0.9克。水煎服。
2. 痰气咳嗽：佛手9克。水煎服。

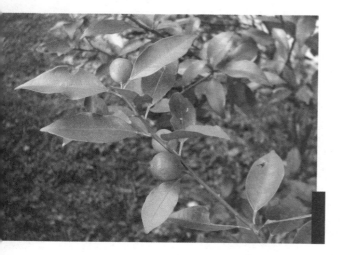

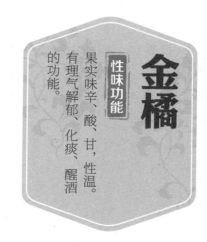

金橘

性味功能

果实味辛、酸、甘，性温。有理气解郁、化痰、醒酒的功能。

【基源】 本品为芸香科植物金橘，根、叶、果实及种子入药。

【原植物】 常绿灌木。单生复叶互生，翼叶狭，与叶片连接处有关节，叶质厚，披针形或长圆形，全缘或有细锯齿，下面散生细腺点。花单生或2～3簇生于叶腋，白色，芳香，有短梗；花萼4～5裂，裂片卵圆形；花瓣5，宽椭圆形。柑果长圆形或倒卵圆形，橙黄色或橙红色，顶端圆形，基部稍狭，光滑，果皮味甜，果肉味酸。花期3～5月，果期10～12月。

【生境分布】 多为栽培。分布于我国浙江、江西、福建、台湾、湖北、广东、海南、广西、四川等省区。

【主治用法】 根用于胃气痛，食积胀满，痰滞气逆，疝气，醒酒。叶用于噎嗝，瘰疬。果实用于胸闷郁结，食滞，多痰。种子用于目疾喉痹，瘰疬结核。

应用

1.食积胀满：金橘根15克，水煎服。
2.疝气：金橘根15克，荔枝核5个，酒水炖服。

枇杷叶

性味功能

味苦、甘，性平。有清肺止咳、和胃降气的功能。

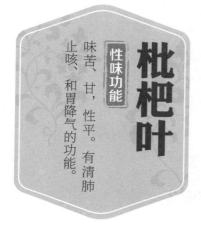

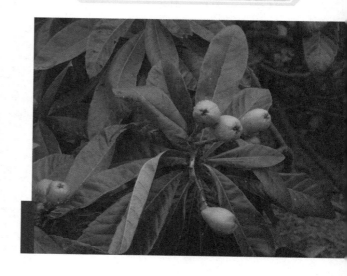

【基　　源】　本品为蔷薇科植物枇杷的叶。

【原　植　物】　常绿小乔木。叶互生，革质，长椭圆形，先端尖，基部楔形，边缘有疏锯齿，下面密被锈色茸毛。圆锥花序顶生，花密集，萼筒，黄绿色；花瓣5，白色。浆果状梨果卵形、椭圆形或近球形，黄色或橙色。果核圆形或扁圆形，棕褐色。花期9～11月，果期翌年4～5月。

【生境分布】　栽培于村边或坡地。

银杏（白果，银杏叶）

性味功能

白果：味甘、苦，性温；有毒。有敛肺、定喘、止带浊的功能。银杏叶：有敛肺平喘、止痛的功能。

【基　　源】　本品为银杏科植物银杏的种子；银杏叶为其干燥叶。

【原　植　物】　别名：白果树、公孙树。高大乔木。叶扇形，先端二裂。花单性，雌雄异株；雄花序为葇花序，生于叶腋；雌花2～3生于顶端，顶端二叉分。种子核果状，卵球形，外种皮肉质，黄色，具臭味；中种皮骨质；内种皮膜质。花期4～5月，果期9～10月。

分布于陕西及长江以南各省区。

【主治用法】　用于肺热咳，胃热呕吐，支气管炎。用量4.5～9克。

应用

1. **急性气管炎**：枇杷叶、生地黄各12克，杏仁、杭菊、川贝各9克，茅根24克，甘草4.5克。水煎服。
2. **呃逆作呕、胃脘胀闷**：枇杷叶（姜汁炙）、布渣叶、怀山药、香附、葛根、鸡内金。水煎服。

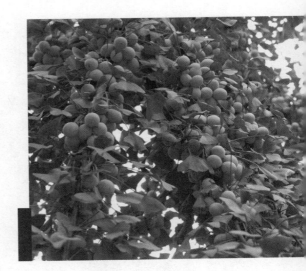

【生境分布】　我国大部分地区有栽培。

【主治用法】　白果用于痰多喘咳，带下白浊，尿频。银杏叶用于肺虚咳喘，冠心病，心绞痛。用量5～10克。

应用

梦遗：银杏3粒。酒煮食，连食4～5日。

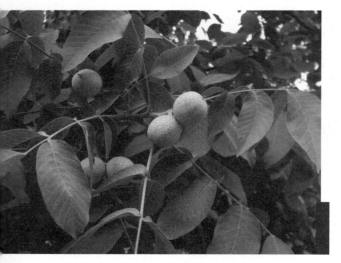

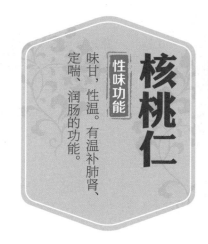

核桃仁

性味功能

味甘，性温。有温补肺肾、定喘、润肠的功能。

【基　　源】　本品为胡桃科植物胡桃的成熟核仁。

【原 植 物】　落叶乔木。叶互生，奇数羽状复叶，小叶5～9片，长椭圆形，基部圆形，稍偏斜，全缘或具疏锯齿。花单性，雌雄同株；雄花柔荑花序下垂，花密生；雌花穗状花序生于幼枝顶端。核果近球状，内果皮骨质，有纵棱及浅刻纹。花期4～5月，果期9～10月。

【生境分布】　生于平地或丘陵地带。我国大部分地区有栽培。

【主治用法】　用于肾虚腰痛，虚寒咳嗽，遗精阳痿，脚软，大便燥结，风肠血痢，痈疽肿毒，中耳炎等症。用量6～9克。

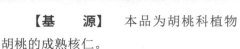

应　用

尿路结石：核桃仁400克，油炸，冰糖适量，研磨成膏状，口服。

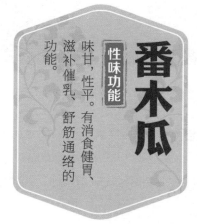

番木瓜

性味功能

味甘，性平。有消食健胃、滋补催乳、舒筋通络的功能。

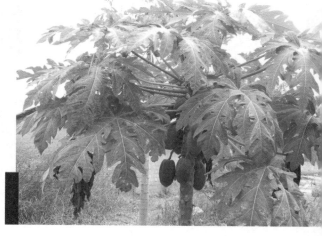

【基　　源】　本品为番木瓜科物番木瓜的果实。

【原 植 物】　乔木。有乳汁，茎不分枝或于损伤处抽出新枝，有螺旋状排列粗大的叶痕。叶大，近圆形，聚生茎顶，叶柄长60厘米以上，中空；叶片掌状，常7～9深裂，裂片羽状分裂。花乳黄色，单性，雌雄异株或两性花，排列成长达1米下垂的圆锥花序，聚生，花冠管柔弱，雌花单生或数朵花排成伞房花序，萼片中部以下合生，花瓣5，披针形而旋扭，分离，近基部合生，浆果大型，长圆形，长达30厘米，熟时橙黄色；果肉厚，黄色，内壁着生多数黑色种子。花期全年。

【生境分布】　原产于热带美洲。分布于我国福建、台湾、云南等地，均有栽培。

【主治用法】　用于脾胃虚弱，食欲不振，乳汁缺少，风湿关节疼痛，肢体麻木，胃、十二指肠溃疡疼痛。用量9～15克。

应　用

乳汁缺少：鲜木瓜250克，猪蹄1个（或鲜鱼250克），炖汤服。

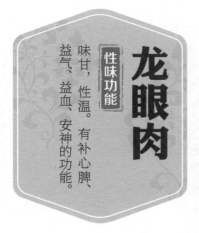

龙眼肉

性味功能

味甘，性温。有补心脾、益气、益血、安神的功能。

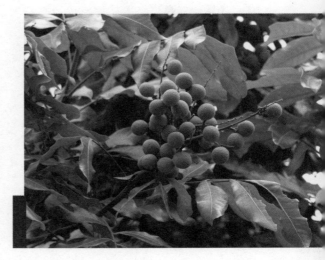

【基　源】　本品为无患子科植物龙眼的假种皮。

【原植物】　别名：桂圆、桂圆肉。常绿大乔木。双数羽状复叶，互生，小叶2～6对，革质，长椭圆形或长椭圆状披针形，先端钝尖或钝，基部偏斜，全缘或波状。顶生或腋生圆锥花序，密生锈色星状毛；花瓣5，淡黄色。核果球形，果皮薄，干后近木质，黄褐色。种子球形，黑色有光泽，外有白色、肉质、甜味的假种皮。花期3～4月，果期7～9月。

【生境分布】　生于热带和亚热带，有栽培。分布于福建、贵州、四川等地。

【主治用法】　用于病后体虚，神经衰弱，健忘，心悸，失眠，食少体倦，贫血，便血，月经过多等。用量10～15克。

应　用

崩漏，久泻：龙眼肉30克，大枣15克。水煎服。

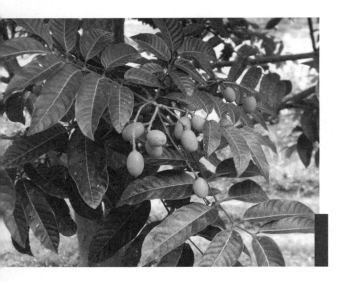

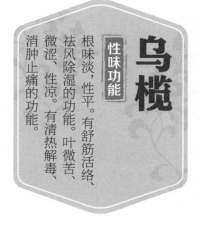

青果

性味功能 味甘、酸，性平。有清热解毒、利咽、生津的功能。

【基　源】　本品为橄榄科植物橄榄的果实。

【原植物】　常绿乔木。树干有胶黏性芳香树脂。单数羽状复叶互生，小叶9～15对生，革质，椭圆状披针形，先端渐尖，基部偏斜，全缘。圆锥花序顶生或腋生；花小，两性或杂性；花萼杯状，3～5裂；花瓣3～5，白色或绿白色，花盘明显。核果卵状纺锤形，青绿色或黄绿色，光滑；果核坚硬，纺锤形，有棱及槽。花期5～7月，果期8～11月。

【生境分布】　栽培于杂木林中或山坡上。分布于福建、四川及云南等省区。

【主治用法】　用于咽喉肿痛，暑热烦咳，肠炎腹泻，预防脑膜炎；用量3～9克。鲜果汁用于河豚、鱼、蟹中毒，用量不限。

应用

1. 细菌性痢疾：鲜橄榄100克。水煎服。
2. 咽喉肿痛：鲜橄榄、鲜莱菔子。水煎服。

乌榄

性味功能 根味淡，性平。有舒筋活络、祛风除湿的功能。叶微苦、微涩、性凉。有清热解毒、消肿止痛的功能。

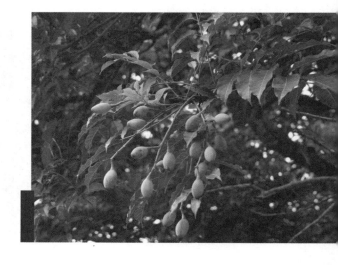

【基　　源】　本品为橄榄科植物乌榄的果实，干燥根和叶亦供药用。

【原植物】　别名：木威子、黑榄。常绿大乔木。树皮灰白色。单数羽状复叶，小叶15～11片，矩圆形或卵状椭圆形，先端锐尖，基部偏斜，全缘，上面网脉明显，下面平滑。花白色。圆锥花序顶生或腋生，花萼杯状，3～5裂；花瓣3～5，长约为萼片3倍；雄蕊6。核果卵形或椭圆形，两端钝，成熟时紫黑色。花期4～5月，果期5～11月。

【生境分布】　生于低海拔山地林中。分布于我国南部地区。

【主治用法】　根用于风湿腰腿痛，手足麻木；用量15～30克。

叶用于感冒，上呼吸道炎，肺炎，多发性疖肿；用量9～18克。

应用

上呼吸道炎，肺炎，多发性疖肿： 乌榄叶切碎，水煎浓缩成浸膏，再制成片剂，口服。

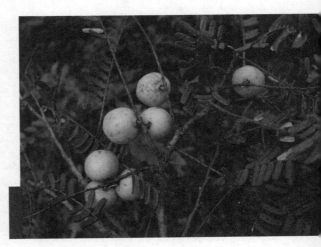

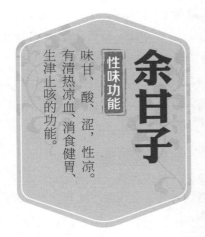

余甘子

性味功能

味甘、酸、涩，性凉。有清热凉血、消食健胃、生津止咳的功能。

【基　　源】　本品为大戟科植物余甘子的果实。

【原植物】　别名：柚柑、滇橄榄。落叶灌木。单叶互生，密集为二列，形似羽状复叶；先端钝，基部圆或偏斜，全缘。花单性，雌雄同株，花小，黄色，3～6朵呈团伞花序，簇生叶腋，每花簇有1朵雌花和数朵雄花。蒴果球形或扁圆形，淡黄色或紫红色，6棱，干后裂成6片。种子6，褐色，稍3棱形。花期4～5月，果期9～11月。

【生境分布】　生于林下、灌丛中或山坡阳处。分布于福建、云南等省区。

【主治用法】　用于高血压，消化不良，咳嗽，喉痛，口干，烦渴，牙痛，维生素C缺乏症。用量3～9克。多入丸散服。

应用

1. **喉热，咽喉炎：** 鲜余甘子，含嚼。
2. **高血压，高血脂症：** 余甘子，水煎服。

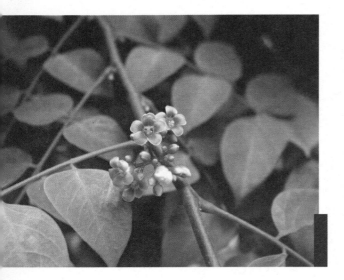

【基　　源】　本品为酢浆草科植物阳桃，以根、枝叶、花及果实入药。

【原 植 物】　常绿乔木。单数羽状复叶，互生；叶柄及总轴被短柔毛；小叶 5 ～ 11 片，叶卵形或椭圆形，先端短尖，基部圆截形，全缘，圆锥花序生于茎枝上；花小，钟形，萼片 5，红紫色；花瓣 5，白色或淡紫色。浆果肉质，绿色有 5 翅状棱角。花期 5 ～ 10 月，果期 6 ～ 11 月。

【生境分布】　我国福建、台湾、广东、海南、广西、云南等省区有栽培。

【主治用法】　根用于遗精，鼻衄，慢性头痛，关节疼痛。枝叶用于风热感冒，急性胃肠炎，小便不利，产后浮肿；外用于跌打损伤，痈疽肿毒。果实用于风热咳嗽，咽喉痛，脾脏肿大，疟疾。用量 15 ～ 30 克。外用适量。

应　用

跌打损伤，痈疽肿毒：鲜阳桃叶适量捣烂敷患处。能止血，止痛，散热拔毒。

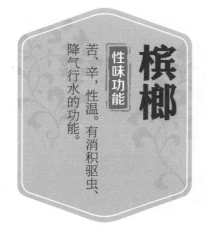

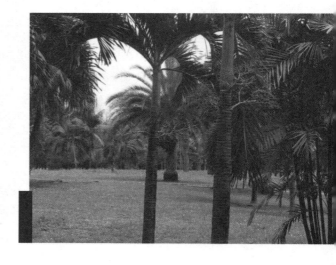

【基　　源】　本品为棕榈科植物槟榔的种子。

【原植物】　高大常绿乔木。羽状复叶丛生于茎端，总叶轴三棱形，有长叶鞘，小叶片多数，披针形或线形，先端有分裂。肉穗花序生于最下叶鞘束下，有黄绿色佛焰苞状大苞片；花单性，雌雄同株；雌花较大而少，花被6。坚果卵圆形，花被宿存，橙黄色。花期3～8月，果期12～翌年2月。

【生境分布】　栽培于阳光充足、湿度大的林间或村旁。分布于我国福建、台湾、广东、海南、广西、云南等地区。

【主治用法】　用于食积腹痛，泻痢后重，蛔虫病，疟疾，水肿胀满，脚气肿痛。用量3～9克。

应　用

1. **青光眼：** 槟榔片，水煎液，滴眼。
2. **蛔虫病、绦虫病、钩虫：** 鲜槟榔切片，水煎服。
3. **心脾疼：** 槟榔，高良姜，焙干，研末，米饮调下。

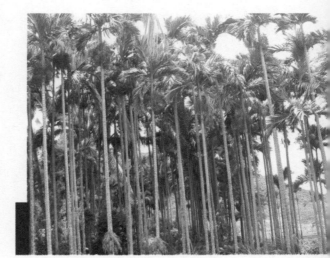

大腹皮

性味功能　味辛，性微温。有行气导滞、利水消肿的功能。

【基　　源】　本品为棕榈科植物槟榔的果皮。

【原植物】　见槟榔条。

【生境分布】　生长于无低温地区和潮湿疏松肥沃的土壤、高环山梯田。分布于海南、广西、云南等地。

【主治用法】　用于湿阻气滞，脘腹胀闷，大便不爽，水肿胀满，脚气浮肿，小便不利。内服，煎汤，用量6～9克，或入丸剂；外用煎水洗或研末调敷。外用适量。

应　用

头面四肢肿满，心腹膨胀，上气喘气： 大腹皮、桑白皮、陈皮、小姜皮、茯苓皮各等份，为散。每服10克，水煎服。

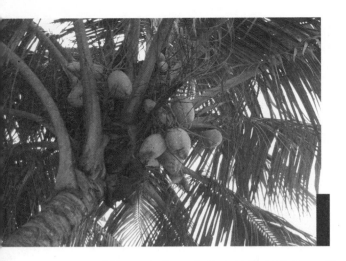

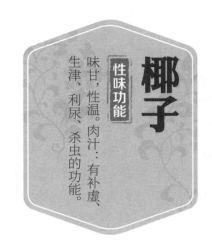

椰子

性味功能

味甘，性温。肉汁：有补虚、生津、利尿、杀虫的功能。

【基　源】　本品为棕榈科植物椰子的果肉汁和果壳。其根皮、胚乳亦做药用。

【原植物】　植株高大，乔木状，高15～30米。茎粗壮，直立，不分枝，有环状叶痕。叶簇生于茎顶，叶柄粗壮，叶片羽状全裂；外向折叠，革质，线状披针形，先端渐尖。花序腋生，多分枝；佛焰苞纺锤形，厚木质，老时脱落；雄花萼片3，鳞片状；花瓣3，卵状长圆形；雌花基部有小苞片数枚，萼片阔圆形；花瓣与萼片相似，但较小。果卵球状或近球形，顶端微具三棱，外果皮薄，中果皮厚纤维质，内果皮木质坚硬，基部有3孔，果腔含有胚乳（即果肉），胚和汁液。花果期主要在秋季。

【生境分布】　生于气温较高的沿河及溪谷两岸，在我国栽培于福建、海南及云南等地区。

【主治用法】　肉汁用于心脏性水肿，口干烦渴，杀姜片虫。

应用

心脏性水肿：椰子汁适量口服。服后尿量增多，体重逆减，尿钠排出量增加。

无花果

性味功能

味甘，性凉。有润肺止咳、清热健胃、清肠的功能。

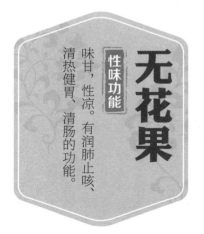

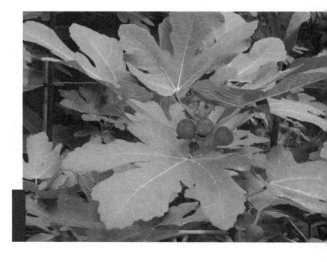

216

【基　　源】　本品为桑科植物无花果的干燥果实。

【原植物】　落叶小乔木，高10米，具乳汁，多分枝。叶互生，厚革质，倒卵形或近圆形，顶端钝，基部心脏形，边缘3～5裂，少有不分裂者，掌状叶脉明显。隐头花序；花单性同株，小花白色，极多数，着生于总花托的内壁上；花托单生于叶腋间，有短梗，梨形，肉质而厚。花柄细长，花被线形，雄蕊丝状，雌花广线形。瘦果三棱状卵形。花期6～8月，果期9～11月。

【生境分布】　全国各地多有栽培。

【主治用法】　用于肠炎，痢疾，便秘，痔疮，咽喉肿痛，咳喘，外用于痈疮疥癣。用量15～30克。外用适量。

应用

肠炎，痢疾：无花果7枚，水煎服。

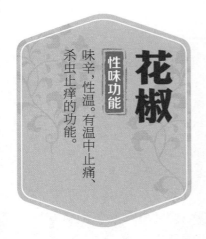

花椒

性味功能

味辛，性温。有温中止痛、杀虫止痒的功能。

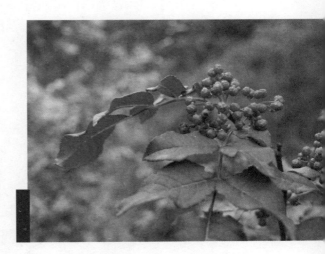

【基　　源】　本品为芸香科植物花椒的果皮。

【原植物】　别名：川椒、红椒、蜀椒。小乔木。茎上有皮刺及皮孔。奇数羽状复叶互生，有小叶翼；小叶5～9，对生，纸质，卵形或卵状长圆形。顶生聚伞状圆锥花序，单性异株。果球形，自顶端沿腹背缝线开裂，呈基部相连的两瓣状，红色至紫红色，极皱缩，外面密生疣状突起的腺体。种子圆球形，黑色，有光泽。花期3～5月，果期7～10月。

【生境分布】　生于山坡灌木丛或路旁，栽培于庭园。分布于河北、甘肃、陕西、河南、山东、江西、湖北、湖南、广东、广西及西藏等省、自治区。

【主治用法】　用于脘腹冷痛，呕吐泄泻，虫积腹痛；外治湿疹，阴痒。内服：用量3～6克，煎服。外用：适量。

应用

脘腹冷痛：花椒、干姜各6克，党参12克，加糖温服。

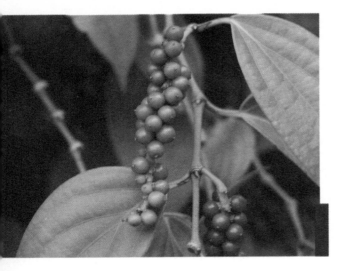

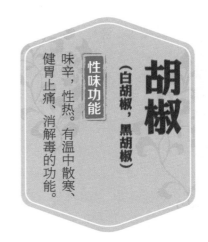

胡椒
（白胡椒，黑胡椒）

性味功能

味辛，性热。有温中散寒、健胃止痛、消解毒的功能。

【基　源】　本品为胡椒科植物胡椒的果实。

【原植物】　攀援状藤本。叶互生，革质，阔卵形、卵状长圆形或椭圆形，全缘。花杂性，无花被，雌雄同株，排成与叶对生穗状花序；雄蕊2；子房上位。浆果球形，无柄，果穗圆柱状，熟时红黄色。花期4～10月，果期10～次年4月。

【生境分布】　生于荫蔽处的树林中。分布于东南亚，我国海南、广西、福建、台湾、云南等省、自治区有引种栽培。

【主治用法】　用于胃寒呕吐，腹痛泄泻，食欲不振，癫痫痰多。外用于受寒腹痛，疟疾，冻伤，湿疹等症。用量0.6～1.5克。

应　用

小儿消化不良性腹泻：白胡椒粉、葡萄糖粉，水冲服。

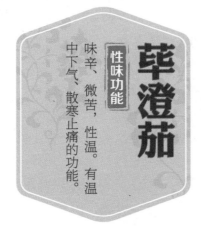

荜澄茄

性味功能

味辛、微苦，性温。有温中下气，散寒止痛的功能。

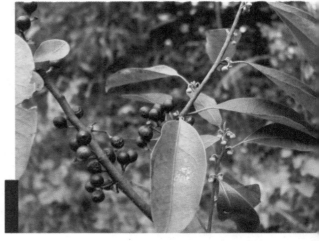

【基　源】　本品为樟科植物山鸡椒的果实。

【原植物】　落叶灌木或小乔木。根圆锥形，灰白色。树皮幼时黄绿色，老时灰褐色，有浓烈的姜香，小枝细长。叶互生，长圆状披针形或长椭圆形，全缘，上面亮绿色，下面灰绿色。花小，雌雄异株，花序总梗纤细，每梗顶端有苞片4，上有4～6朵花组成小球状伞形花序；雄花花被6，椭圆形；雌花花被5～6，有多数不育雄蕊。浆果核果状球形，熟时黑色，果梗3～5毫米。花期4～5月，果期7～11月。

【生境分布】　生于向阳山坡林缘、灌丛或杂木林中。亦有栽培。分布于长江以南各省区。

【主治用法】　用于胃寒呕吐呃逆，气滞胸腹胀痛，寒疝腹痛，寒证，小便不利，小便浑浊等。用量1.5～3克。

应　用

胃寒呕吐呃逆： 澄茄子、高良姜各3克。水煎服。

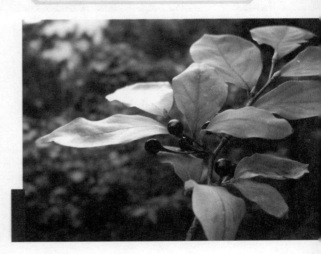

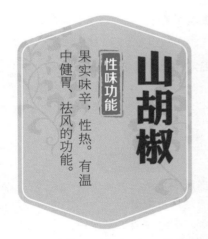

山胡椒

性味功能

果实味辛，性热。有温中健胃、祛风的功能。

【基　源】　本品为樟科植物山胡椒的根、树皮、叶及果实入药。

【原植物】　灌木或小乔木。叶互生，近革质，宽椭圆形或狭卵形，全缘，被灰白色柔毛。伞形花序腋生，每总苞内有3～8花；雄花梗密被白色柔毛；花被片6，黄色，椭圆形；雌花花被片6，黄色。果实近球形，黑褐色。花期3～4月，果期7～8月。

【生境分布】　生于山坡，林缘或路边。分布于山西、陕西、甘肃、河南、四川等省区。

【主治用法】　根用于风湿痹痛，劳伤失力，感冒，扁桃腺炎，咽炎，浮肿。树皮用于烫伤。叶用于疮疖，外伤出血。果实用于胃痛，气喘。用量，根30～60克。树皮、叶外用适量。果实30～60克。

应　用

1. **烫伤：** 山胡椒树皮研粉或煅存性研粉，调敷患处。

2. **外伤出血：** 山胡椒叶研粉，麻油调敷。

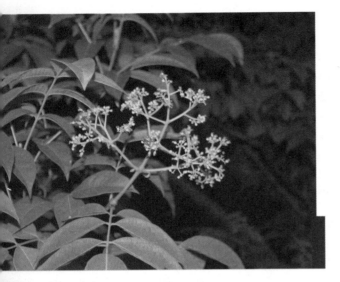

【基　源】　本品为芸香科植物吴茱萸的干燥近成熟果实。

【原植物】　别名：吴萸、曲药子、气辣子。小乔木。单数羽状复叶对生，小叶 5 ～ 9，椭圆形或卵形，具淡褐色长柔毛及透明油点。聚伞状圆锥花序顶生，雌雄异株；花瓣 5，黄白色。蒴果五角状扁球形，暗黄绿色至褐色，粗糙，有点状突起或油点，顶端有五角星状裂隙，其部残留果梗，紫红色，有油腺点。花期 6 ～ 8 月，果期 9 ～ 11 月。

【生境分布】　生于林下或林缘。分布于陕西、甘肃及长江以南各地区。

【主治用法】　用于脘腹冷痛，呃逆吞酸，厥阴头痛，经行腹痛，呕吐腹泻，疝痛，痛经。外治口疮。用量 1.5 ～ 4.5 克。有小毒，阴虚火旺者忌服。

应　用

1. 高血压病：吴茱萸适量，研末，每晚醋调敷两脚心。
2. 湿疹、神经性皮炎黄水疮：吴茱萸研末，凡士林调成软膏，搽患处。

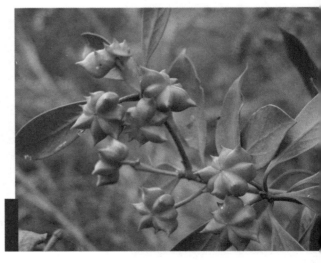

【基　　源】　本品为木兰科植物八角茴香的果实。

【原植物】　常绿乔木，高达20米。树皮灰褐色。叶互生或3～6簇生于枝端；叶片革质，椭圆状倒卵形或椭圆状倒披针形，长5～12厘米，宽2～4厘米，先端渐尖或急尖，基部楔形，全缘。花单生于叶腋或近顶生，花被7～12，覆瓦状排列，内轮粉红色至深红色。聚合果八角形，果扁平，先端钝尖或钝。

花期4～5月，果期6～7月。

【生境分布】　生于湿润、土壤疏松的山地，多为栽培。分布于我国广东、广西、贵州、云南、福建、台湾等省区。

【主治用法】　用于胃寒呕吐，食欲不振，疝气腹痛，肾虚腰痛。用量3～6克。

应　用

阴寒腹痛，疝气：八角茴香、肉桂、生姜、沉香，乌药水。煎服。

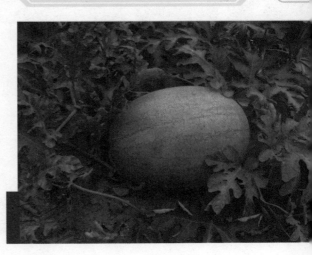

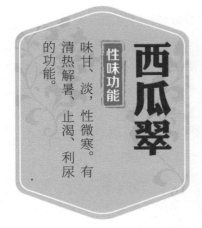

西瓜翠

性味功能

味甘、淡，性微寒。有清热解暑、止渴、利尿的功能。

【基　　源】　本品为葫芦科植物西瓜的外层果皮。

【原植物】　一年生蔓生草本。幼枝有白色长柔毛，卷须分叉。叶互生，广卵形或三角状卵形，羽状分裂、3深裂或3全裂，裂片又作羽状浅裂或深裂，先端圆钝，两面均有短柔毛。花单性，雌雄同株；花萼5深裂，被长毛；花冠合生成漏斗状，淡黄色，5深裂；雄花有雄蕊3，药室S形折曲；雌花较小，子房下位，密被白色柔毛。瓠果大型，球状或椭圆状，果皮光滑，绿色、深绿色、绿白色等，多具深浅不等的相间条纹，果瓤深红色、淡红色、黄色或玉白色，肉质，多浆汁。种子扁平光滑，卵形，黑色、白色，稍有光泽。花期4～7月，果期7～8月。

【生境分布】　全国各地均有栽培。

【主治用法】　用于暑热烦渴，小便不利，水肿，黄疸，口舌生疮。用量12～30克。

应　用

肾炎、水肿：西瓜翠30克，鲜白茅根60克。水煎服。

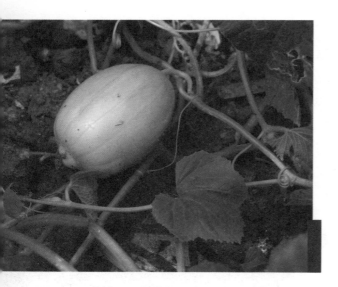

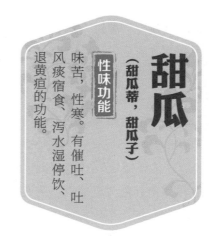

甜瓜
（甜瓜蒂，甜瓜子）

性味功能 味苦，性寒。有催吐、吐风痰宿食、泻水湿停饮、退黄疸的功能。

【基　　源】　本品为葫芦科植物甜瓜的干燥果柄，甜瓜子为其成熟种子。

【原 植 物】　一年生蔓生草本。茎具纵行凹槽，被短刚毛。卷须不分叉，具刺毛。叶互生；近圆形或肾形，3～7掌状浅裂，有柔毛，边缘有锯齿。花单性，雌雄同株，生于叶腋；雄花数朵簇生，雌花单生；花萼5裂，密被白色柔毛；花冠黄色，5裂，裂片卵状长圆形；雌花梗较短，子房下位。瓠果，长圆形，黄色、黄白色。花期6～7月，果期7～8月。

【生境分布】　栽培于温带及亚热带地区；我国各地均有栽培。

【主治用法】　用于食积不化，食物中毒，癫痫痰盛，急、慢性肝炎，肝硬化。用量，甜瓜蒂0.6～1.5克，制成散剂，内服催吐；外用适量，纳鼻孔中。体弱及有心脏病者忌用。

应　用

鼻咽癌，鼻腔乳头瘤：瓜蒂粉、甘遂末各3克，硼砂、飞辰砂各1.5克。混匀，吹入鼻内，切勿入口。

莲
（莲子心，藕节，莲房，莲须，荷叶）

性味功能 味甘、涩，性平。有健脾止泻、益肾固精、养心宁神的功能。

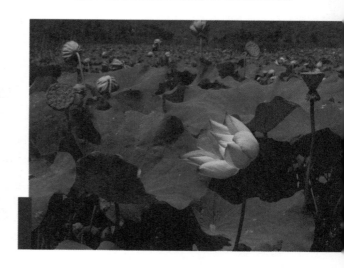

【基　　源】　本品为睡莲科植物莲的干燥成熟种子；莲子心、藕节、莲房、莲须、荷叶均作药用。

【原　植　物】　水生草本。根茎肥厚，黄白色，节间膨大，纺锤形或柱状。叶柄长，中空，具黑色坚硬小刺。叶片盾状圆形，波状全缘，挺出水面。花大，粉红色或白色，芳香。坚果椭圆形或卵形。种皮红棕色。花期7～8月，果期8～9月。

【生境分布】　生于水田或池塘中。分布于全国大部分省区。

【主治用法】　用于脾虚久泻，遗精带下，心悸失眠。用量6～15克。

应　用

慢性痢疾：莲子、党参各9克，石菖蒲1.5克，黄连0.5克。水煎服。

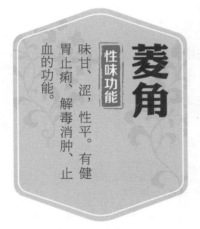

菱角

性味功能

味甘、涩，性平。有健胃止痢，解毒消肿，止血的功能。

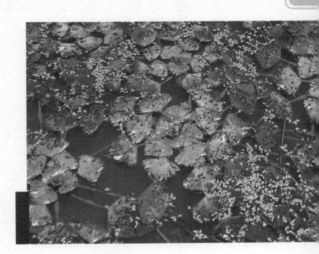

【基　　源】　本品为菱科植物乌菱的果壳、果柄及果茎。

【原　植　物】　别名：水菱角、风菱。一年生浮水草本，根生于泥中。茎上部直立，节较密，无根状叶，顶端丛生浮水叶，下部沉水叶根状对生，羽状细裂；柄中部海绵质，膨大部分呈长纺锤形；叶片宽菱形或卵状菱形；被软毛，有锯齿。花白色，单生叶腋，有梗；花萼4裂；花瓣4。果实绿色或带红色，扁倒三角形，先端二角具短刺且下弯，基部粗厚。花期7～10月，果期9～10月。

【生境分布】　栽培于池塘中。全国各地多有栽培。

【主治用法】　用于胃溃疡，痢疾，乳房结块，便血，月经过多，肿瘤。菱柄外用于皮肤多发性疣赘；菱壳烧灰外用于黄水疮，痔疮。用量30～60克。生食或煮熟。

应　用

1. 胃癌，食管癌：菱角、薏苡仁、紫藤、诃子各20克。水煎服，每日1剂。
2. 脱肛：菱角壳，水煎洗。

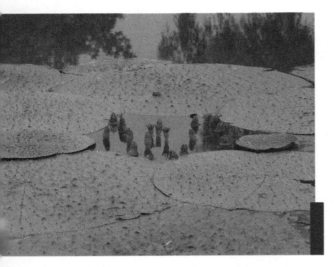

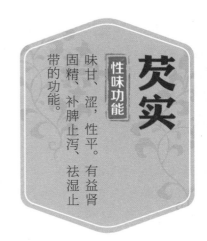

芡实

性味功能

味甘、涩，性平。有益肾固精、补脾止泻、祛湿止带的功能。

【基　源】　本品为睡莲科植物芡的种仁。

【原植物】　别名：鸡头米、鸡头果。一年水生草本，全株有尖刺。初生叶箭形；后生叶浮于水面，心形或圆状盾形，上面深绿色，多皱褶，下面深紫色，边缘向上折。花紫色，单生于花茎顶端，花茎粗长，部分伸出水面。花萼4片，花瓣多数；子房下位，柱头圆盘状，扁平，略向下凹入。浆果球形，海绵质，污紫红色，密生尖刺，与花蕾均形似鸡头；种子球形，黑色。花期6～9月，果期8～10月。

【生境分布】　生于池沼及湖泊中。分布于全国大部分地区。

【主治用法】　用于梦遗滑精，遗尿尿频，脾虚久泻，食欲不振，白带，白浊等。用量9～15克。

应　用

遗精、滑精：芡实、枸杞子各12克，补骨脂、韭菜子各9克，牡蛎24克（先煎）。水煎服。

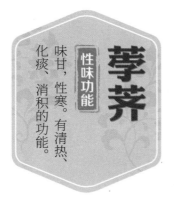

荸荠

性味功能

味甘，性寒。有清热、化痰、消积的功能。

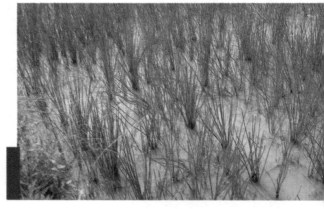

【基　源】　本品为莎草科植物荸荠的球茎。

【原植物】　别名：马蹄、荸荠粉。多年生水生草本。地下匍匐茎末端膨大呈扁圆形球状，直径约 4 厘米，黑褐色；地上茎圆柱形，高达 75 厘米，直径约 9 毫米，丛生，直立，不分枝，中空，具横隔，表面平滑，色绿。叶片退化，叶鞘薄膜质，上部斜截形。穗状花序 1 个，顶生，直立，线状圆柱形，淡绿色，上部尖锐，基部与茎等粗，长 2.5～4 厘米，宽 2～4 毫米；花数朵或多数。小坚果呈双凸镜形，长约 2.5 毫米。花果期 5～10 月。

【生境分布】 栽植于水田中。我国大部分地区均产。

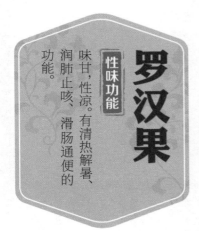

【基 源】 本品为葫芦科植物罗汉果的果实。

【原 植 物】 多年生草质藤本。卷须 2 裂几达中部。叶互生；心状卵形，膜质，先端尖，基部心形，全缘，雌雄异株；雄花腋生，数朵排成总状花序，花萼漏斗状，被柔毛，5 裂，先端有线状长尾，花冠 5 全裂，橙黄色，雌花单生或 2～5 花簇生于叶腋，成短总状花序。瓠果圆形或长圆形，有茸毛，有纵线 10 条。

【主治用法】 用于热病伤津烦渴，咽喉肿痛，口腔炎，湿热黄疸，高血压病等。内服：用量 60～120 克，煎汤，或捣汁、浸酒或煅存性研末。外用：煅存性研末撒，或澄粉点目，或生用涂擦。

应 用

阴虚肺燥、痰热咳嗽：鲜荸荠 150 克，打碎绞汁，加入藕汁 100 毫升，梨汁、芦根汁各 60 毫升同服，每日 1～2 次。

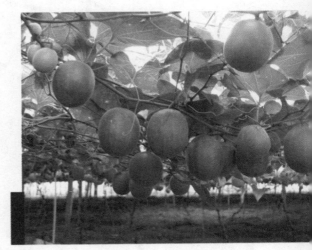

花期 6～8 月，果期 8～10 月。

【生境分布】 生于山区海拔较低处。多为栽培。分布于江西、贵州等省区。

【主治用法】 用于伤风感冒，咳嗽，百日咳，咽痛失音，急慢性气管炎，急慢性扁桃腺炎，咽喉炎，急性胃炎，暑热口渴，肠燥便秘等症。用量 9～15 克。

应 用

百日咳：罗汉果 1 个，柿饼 15 克。水煎服。

性味功能

罗汉果

味甘，性凉。有清热解暑、润肺止咳、滑肠通便的功能。

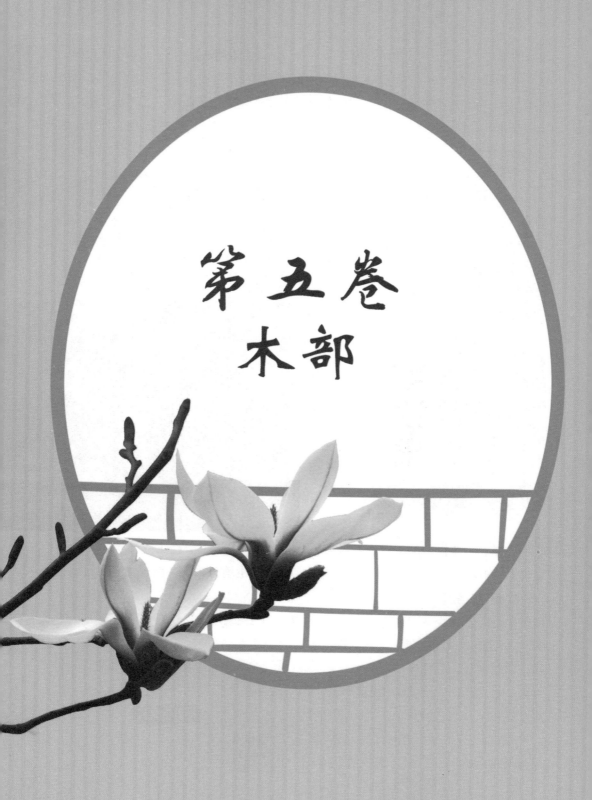

第五卷
木部

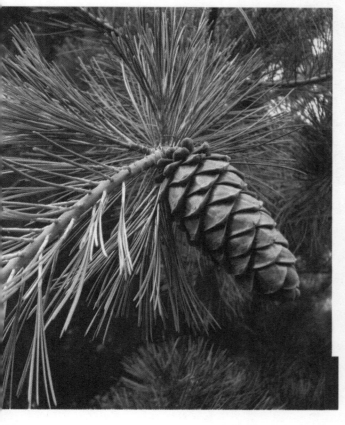

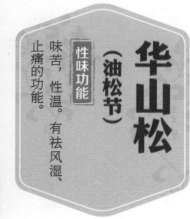

华山松

（油松节）

性味功能

味苦，性温。有祛风湿、止痛的功能。

【基　　源】　本品为松科植物华山松的枝干结节。

【原植物】　高大乔木。枝条平展，树冠柱状塔形；针叶 5 针一束。雄球花黄色，卵状圆柱形，基部鳞片集成穗状，排列较疏松。球果圆锥状长卵圆形，黄色或褐黄色；中部种鳞近斜方状倒卵形，鳞盾近斜方形或宽三角状斜方形，先端钝圆或微尖；种子黄褐色、暗褐色或黑色，倒卵圆形。花期 4 ～ 5 月，球果第二年 9 ～ 10 月成熟。

【生境分布】　生于气候温凉而湿润的山地。分布于陕西、甘肃、山西、河南、贵州、四川、云南及西藏等地。

【主治用法】　用于关节疼痛，屈伸不利。用量 9 ～ 15 克。

应　用

风湿性关节炎、腰腿痛：油松节，制成注射液，肌肉注射。

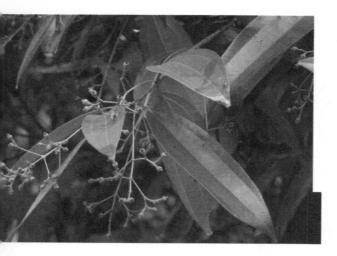

【基　　源】　本品为樟科植物肉桂的干燥树皮；桂枝为干燥嫩枝。

【原植物】　叶革质，矩圆形至近披针形。圆锥花序腋生或近顶生；花小，白色；花被片6；能育雄蕊9，3轮。花丝有柔毛；外面2轮花丝上无腺体，第三轮雄蕊外向，花丝基部有2腺体，最内1轮雄蕊退化。果实椭圆形，黑紫色。花期5～7月，果期6月至次年2～3月。

【生境分布】　栽培于沙土或山地。

分布于云南、广西、广东、福建等地。

【主治用法】　桂皮用于风寒感冒，脘腹冷痛，血寒经闭，关节痹痛，痰饮，水肿，心悸。用量1～4.5克。桂枝用于阳痿，宫冷，腰膝冷痛，肾虚作喘，阳虚眩晕，目赤咽痛，心腹冷痛，经闭，痛经。用量3～9克。

应　用

胃腹冷痛，阳虚内寒：桂皮、附子、干姜、吴茱萸各3克。水煎服。

天竺桂

性味功能

味辛、甘，性温。有温中散寒、理气止痛的功能。

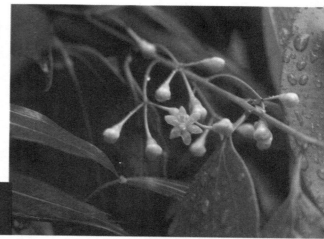

【基　　源】　本品为樟科植物天竺桂的树皮作桂皮入药。

【原植物】　常绿乔木，高10～15米。枝条红色或红褐色，具香气。叶近对生，在枝条上部者互生，卵圆形至长圆状披针形，先端锐尖至渐尖，基部宽楔形或钝形，革质，离基三出脉。圆锥花序腋生，无毛；花被裂片 6，卵圆形，外面无毛，内面被柔毛；能育雄蕊9，内藏，花药 4 室，第一、二轮内向，第三轮外向并在花丝中部有一对圆状肾形腺体。果长圆形，无毛；果托浅杯状，顶部极开张，全缘或具浅圆齿。花期 4～5月，果期 7～9 月。

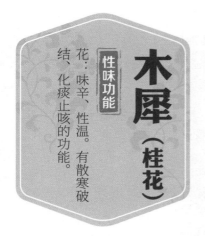

【基　源】　本品为木犀科植物木犀的花，果实及根。

【原植物】　别名：桂花。常绿灌木或小乔木。单叶对生，叶柄短，革质，椭圆形或长椭圆状披针形，先端尖或渐尖，基部楔形，全缘或上半部边缘疏生细锯齿；花序簇生于叶腋；花萼 4 裂，分裂达于基部，裂片长椭圆形，白色或黄色，芳香；雄花具雄蕊 2；雌花有雌蕊 1，子房卵圆形。核果长椭圆形，熟时蓝黑色。种子 1 枚。花期 9～10 月。

【生境分布】　生于低山或近海的常绿阔叶林中。分布于我国江苏、安徽、浙江、江西、福建及台湾等省区。

【主治用法】　用于胃痛，腹痛，风湿关节痛；外用治跌打损伤。用量15～20 克。

应　用

胃腹冷痛，阳虚内寒：桂皮、附子、干姜、吴茱萸各 3 克。水煎服。

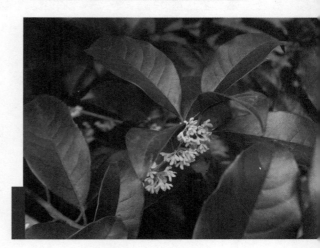

【生境分布】　我国大部地区有栽培。分布于河北、陕西、甘肃、山东及长江以南各省区。

【主治用法】　花用于牙疼，主治痰多咳喘，闭经腹痛。果用于虚寒胃痛。根用于风湿筋骨疼痛，腰痛，肾虚牙疼。用量：花 3～12 克，果 6～12 克，根60～90 克。

应　用

桂花、百药煎、孩儿茶做成膏饼噙。可生津、辟臭、化痰，治风虫牙疼。

木犀（桂花）

性味功能

花：味辛、性温。有散寒破结、化痰止咳的功能。

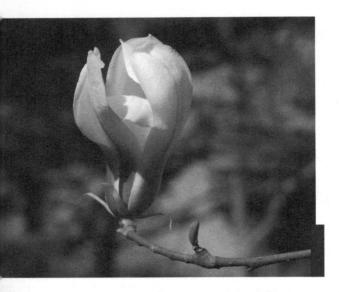

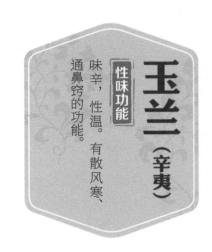

玉兰（辛夷）

性味功能 味辛，性温。有散风寒、通鼻窍的功能。

【基　　源】　本品为木兰科植物玉兰的干燥花蕾。

【原 植 物】　落叶乔木，株高15米。冬芽密生灰绿色或灰黄色茸毛。叶倒卵形至倒卵状长圆形，先端凸尖，基部楔形或宽楔形，全缘。花单生于小枝顶端，先叶开放，白色或紫红色，有芳香，花被9片，萼片与花瓣无明显区别。花被片倒卵状长圆形，聚合果，圆柱形。花期4月初，果期5月。

【生境分布】　我国北京以南广为栽培。

【主治用法】　用于风寒头痛，鼻塞，鼻渊，鼻疮，鼻流浊涕，齿痛等。用量3～9克；外用适量。

应　用

1. **急性鼻炎、副鼻窦炎**：辛夷、木香各0.3克，酒知母、酒黄柏各9克，水煎服。
2. **感冒头痛**：辛夷1.5克，苏叶6克，开水泡服。
3. **慢性鼻炎**：辛夷、鱼脑石等份，研末，棉球蘸药末塞鼻。

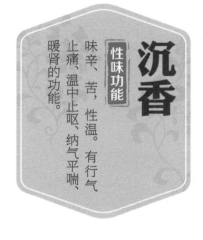

沉香

性味功能 味辛、苦，性温。有行气止痛、温中止呕、纳气平喘、暖肾的功能。

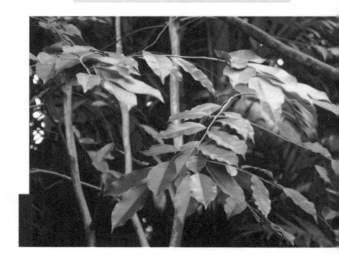

【基　源】　本品为瑞香科植物白木香含有树脂的木材。

【原植物】　别名：土沉香（海南）、女儿香（广东）。高大常绿乔木。叶互生，革质，长卵形、椭圆形，先端渐尖，有光泽，基部楔形，全缘。伞形花序顶生和腋生，花黄绿色；雄蕊10枚，着生于花被筒喉部；子房上位。蒴果木质，扁倒卵形，下垂，密被灰色毛，花被宿存。种子1，基部有长于种子两倍的角状附属体，棕红色。花期4～5月，果期7～8月。

【生境分布】　生于平地、丘陵。分布于广东、海南、广西省等地。

【主治用法】　用于胸腹胀闷疼痛，胃寒呕吐呃逆，肾虚气逆喘急。

应　用

1.急性胃炎：沉香、丁香、肉桂。水煎服。

2.气虚便秘：沉香、肉苁蓉。水煎服。

丁香

性味功能

味辛，性温。有温中降逆、补肾助阳、止痛的功能。

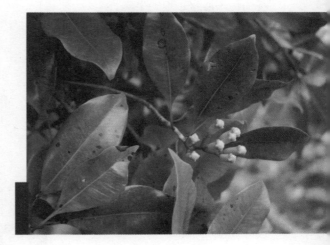

【基　源】　本品为桃金娘科植物丁香的花蕾。

【原植物】　别名：公丁香。常绿小乔木。叶对生，革质，长圆状倒卵形，先端尖，基部渐狭至叶柄，全缘。聚伞状圆锥花序顶生，芳香；花萼肥厚，绿色后转淡紫色，长管状，先端4裂；花冠白色，带淡紫色，短管状，4裂。浆果红棕色，长方椭圆形，有光泽，先端宿存花萼，裂片肥厚，有香气。种子长方形，与果皮分离。花期6～7月，果期8～9月。

【生境分布】　我国广东、海南有栽培。

【主治用法】　用于脾胃虚寒，呃逆呕吐，食少吐泻，心腹冷痛，肾虚阳痿，小儿吐乳，腰膝酸痛，阴冷等症。用量1～3克。

应　用

胃寒呕逆：丁香、柿蒂各3克，生姜6克，党参12克。水煎服。

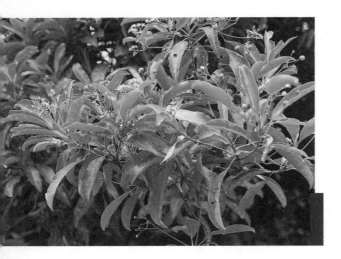

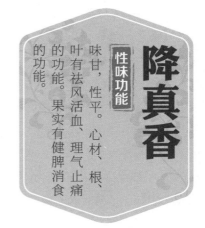

【基　源】　本品为芸香科降真香的树干心材、根、果实。

【原 植 物】　别名：山橘、山油柑。乔木，高 10 米。单叶对生，矩圆形或长椭圆形，先端微圆或钝且微凹，基部窄尖，全缘，上面青绿色，光亮；叶柄顶端有 1 结节。聚伞花序近顶部腋生，萼片、花瓣均 4，青白色，花瓣两侧边缘内卷，内面密被毛；雄蕊 8；子房密被毛。核果黄色，平滑，半透明。种子黑色，有肉质胚乳。花期 8 ～ 9 月。

【生境分布】　生于常绿阔叶林中。分布于广西、广东、云南等省区。

【主治用法】　心材、根、叶：用于风湿腰脚痛，跌打肿痛，支气管炎，骨痛，疝气痛。果实：用于食欲不振，消化不良。用量 9 ～ 15 克。

应　用

跌打损伤：降真香、乳香、没药、三七、自然铜。研极细末，水调服，并外敷患处。

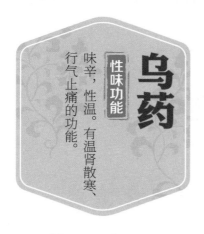

乌药

性味功能

味辛，性温。有温肾散寒、行气止痛的功能。

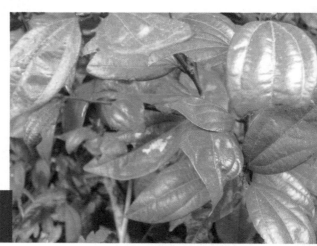

【基　源】　本品为樟科植物乌药的块根。

【原 植 物】　别名：台乌药，香叶子树，白叶柴，青竹香，铜钱树，白背树。

常绿灌木或小乔木，高达5米。根木质，纺锤形，有结节膨大，淡紫红色，内部灰白色。树皮灰绿色，小枝灰褐色至棕褐色，幼时密被褐色柔毛，老时无毛；茎枝坚韧，不易断。花小，黄绿色，伞形花序腋生，总花梗短或无，小花梗长1.5～3毫米，被毛，簇生多数小花；花单性，雌雄异株；花被6片，广椭圆形，雄花有能育雄蕊9枚，排3轮，最内1轮基部有腺体，花药2室；雌花有不育雄蕊多数，子房上位，球形，1室，胚珠1。核果近球形，成熟时变黑色，基部有浅齿状宿存花被。花期3～4月，果期9～10月。

【生境分布】 生于向阳荒地灌木林中或草丛中。分布于我国陕西、安徽、江苏、浙江、福建、台湾、广西等省区。

【主治用法】 用于心胃气痛，吐泻腹痛，痛经，疝痛，尿频，遗尿，风湿疼痛，跌打损伤，外伤出血。用量3～12克。水煎服。气虚、内热者忌服。

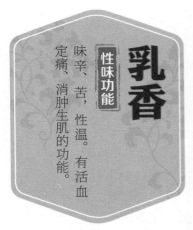

乳香

性味功能 味辛、苦，性温。有活血定痛、消肿生肌的功能。

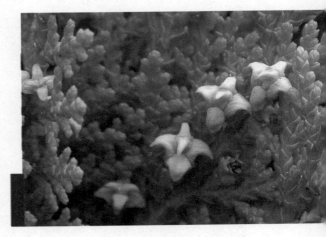

【基　源】 本品为橄榄科植物乳香树及同属植物树皮渗出的树脂。

【原植物】 别名：薰陆香，马尾香，乳头香，天泽香。矮小灌木，高4～5米，稀达6米。树干粗壮，树皮光滑，淡棕黄色，纸状，粗枝的树皮鳞片状，逐渐剥落。奇数羽状复叶互生，长15～25厘米花小，排列成稀疏的总状花序；花萼杯状，5裂，裂片三角状卵形；花瓣5，淡黄色，卵形，长约为萼片的2倍，先端急尖；雄蕊10，着生于花盘外侧，花丝短，子房上位，3～4室，柱头头状，略3裂。核果倒卵形，长约1厘米，具3棱，钝头，果皮肉质，肥厚，每室具种子1颗。花期4月。

【生境分布】 生于热带沿海山地，分布于红海沿岸至利比亚、土耳其等地。

【主治用法】 用于胸痹心痛，胃脘疼痛，痛经经闭，产后瘀阻，风湿痹痛，筋脉拘挛，跌打损伤，痈肿疮痛。煎汤或入丸、散，用量3～5克；外用适量，研末调敷。

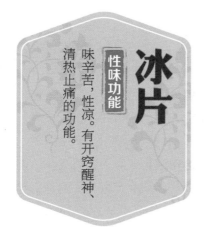

冰片

性味功能

味辛苦，性凉。有开窍醒神、清热止痛的功能。

【基　源】　本品为龙脑香科植物龙脑香的树脂和挥发油加工品提取获得的结晶，是近乎纯粹的右旋龙脑。

【原植物】　别名：冰片、片脑、桔片、梅花冰片、羯布罗香、梅花脑、冰片脑、梅冰。乔木，常有星状毛或盾状的鳞秕；木质部有树脂。单叶，革质，互生，全缘或具波状圆齿；托叶小或大，脱落。花两性，辐射对称，芳香，排成顶生或腋生的圆锥花序，稀为聚伞花序；苞片小或无，稀大而宿存；萼筒长或短，与子房离生或合生，花萼裂片 5，结果时通常扩大呈翅；花瓣 5 片，分离或稍合生，常被毛；雄蕊 5～15 或更多，下位或周位，子房上位，稀半下位，3 室，每室有下垂或倒生的胚珠 2 颗。果不开裂或开裂，通常有种子 1 枚，常为增长的宿萼所围绕，花萼裂片中 2 或 3 枚或全部发育成狭长的翅。

【生境分布】　分布于南洋群岛一带。

【主治用法】　用于热病神昏、痉厥，中风痰厥，气郁暴厥，中恶昏迷，目赤，口疮，咽喉肿痛，耳道流脓。用量 0.15～0.3 克，入丸散用；外用研粉点敷患处。

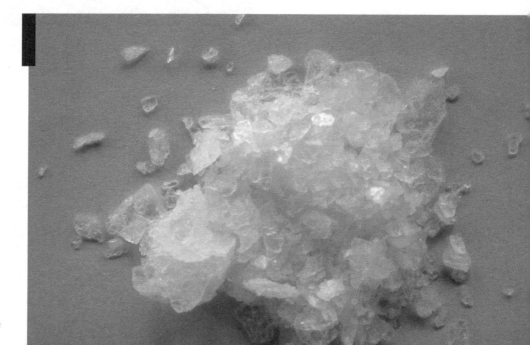

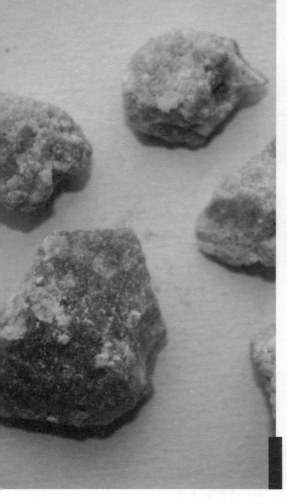

苏合香

性味功能

味辛，性温。有开窍、辟秽、止痛的功能。

【基　源】　本品为金缕梅科植物苏合香树的树干渗出的香树脂，经加工精制而成。

【原 植 物】　别名：苏合油、流动苏合香。乔木，高10～15米。叶互生；具长柄；托叶小，早落；叶片掌状5裂，偶为3或7裂，裂片卵形或长方卵形，先端急尖，基部心形，边缘有锯齿。花小，单性，雌雄同株，多数成圆头状花序，黄绿色。雄花的花序成总状排列；雄花无花被，仅有苞片；雄蕊多数，花药矩圆形，2室纵裂，花丝短。雌花的花序单生；花柄下垂；花被细小；雄蕊退化；雌蕊多数，基部愈合，子房半下位，2室，有胚珠数颗，花柱2枚，弯曲。果序圆球状，直径约2.5厘米，聚生多数蒴果，有宿存刺状花柱；蒴果先端喙状，成熟时顶端开裂。种子1或2枚，狭长圆形，扁平，顶端有翅。

【生境分布】　喜生于湿润肥沃的土壤。原产于小亚细亚南部。我国广西有栽培。主产土耳其西南部。

【主治用法】　用于中风痰厥，猝然昏倒，胸腹冷痛，惊痫。用量0.3～1克，宜入丸散服。

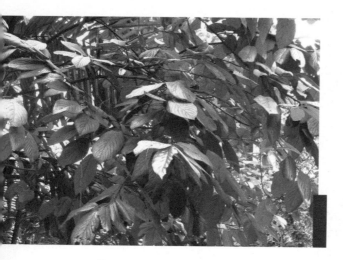

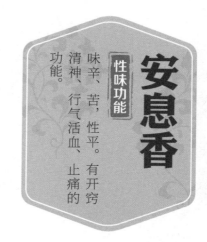
【基　源】　本品为安息香科植物白花树的干燥树脂。树干经自然损伤或于夏、秋二季割裂树干，收集流出的树脂，阴干。

【原植物】　别名：白花榔。乔木，高 10～20 米。树皮绿棕色，嫩枝被棕色星状毛。叶互生，长卵形，长达 11 厘米，宽达 4.5 厘米，叶缘具不规则齿牙，上面稍有光泽，下面密被白色短星状毛；叶柄长约 1 厘米。总状或圆锥花序腋生及顶生，被毡毛；苞片小，早落；花萼短钟形，5 浅齿；花冠 5 深裂，裂片披针形，长约为萼筒的 3 倍；花萼及花瓣外面被银白色丝状毛，内面棕红色；雄蕊 8～10，花药线形，2 室；子房上位，卵形，密被白色茸毛，下部 2～3 室，上部单室，花柱细长，棕红色。果实扁球形，长约 2 厘米，灰棕色。种子坚果状，红棕色，具 6 浅色纵纹。

【生境分布】　野生或栽培于稻田边。分布于印度尼西亚的苏门答腊及爪哇岛，及我国江西、福建、湖南、贵州、云南等地。

【主治用法】　用于中风痰厥，气郁暴厥，中恶昏迷，心腹疼痛，产后血晕，小儿惊风。用法用量，0.6～1.5 克，多入丸散用。

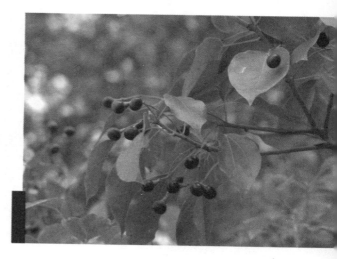

【基　　源】　本品为樟科植物樟的根、树干、枝及叶经加工制成的颗粒或透明块。

【原 植 物】　常绿乔木，有香气。叶互生，革质，长卵形或卵状椭圆形，先端长尖，基部广楔形，全缘，有光泽，脉腋有腺点。圆锥花序腋生，绿白色或黄绿色，花被片6。果实卵球形，紫黑色，基部有膨大花托。花期4～5月，果期10～11月。

阿魏

性味功能

味苦、辛，性温。有消积、散痞、杀虫的功能。

【基　　源】　本品为伞形科植物新疆阿魏或阜康阿魏的树脂。

【原 植 物】　别名：臭阿魏，细叶阿魏。多年生草本，具强烈蒜臭味。根生叶近肉质，早落；近基部叶三至四回羽状全裂，长达50厘米，叶柄基部略膨大；末回裂片长方披针形或椭圆状披针形，灰绿色，下面常有毛；茎上部叶一至二回羽状全裂。花茎粗壮，高达2米，具纵纹。花单性或两性；复伞形花序顶生，中内花序有伞梗20～30枝；两性花和单性花各成单独花序，或两性花序中内

【生境分布】　栽培或野生于河边或湿润地。分布于长江以南各省区。

【主治用法】　用于霍乱，心腹诸痛。外用寒湿脚气，风湿骨痛，跌打损伤，疥癣痒疮等。内服宜慎，用量0.1～0.2克。外用适量。孕妇忌服。

应 用

风火牙痛：樟脑、细辛各6克；制成霜，用棉球裹，敷患牙处咬定。

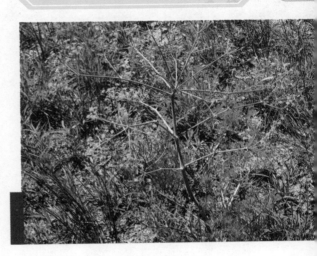

着生1雌花序；两性花黄色；萼齿5，小；花瓣5，椭圆形；雄蕊5，长于花瓣；雄花与两性花相似；雌花白色，花盘肥大，2心皮合生，被毛。双悬果卵形、长卵形或近方形，长16～22毫米，宽6～12毫米，背面无毛，果棱10条，丝状，略突起。花期3～4月，果期4～5月。

【生境分布】　生于戈壁滩及荒山上。主要分布于我国的新疆。

【主治用法】　用于肉食积滞，瘀血癥瘕，腹中痞块，虫积腹痛。用法用量，1～1.5克，多入丸散和外用膏药。

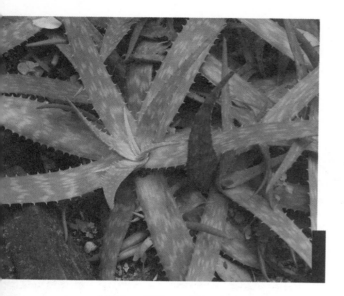

芦荟

性味功能

味苦，性寒。有清肝热、通便的功能。

【基　　源】　本品为百合科植物芦荟的鲜叶或叶的干浸膏。

【原植物】　别名：斑纹芦荟。多年生肉质常绿草本，有短茎。叶莲座状，肥厚，多汁，叶片披针形，基部较宽，先端长渐尖，粉绿色，具白色斑纹，边缘疏生三角形齿状刺，刺黄色。花茎单一或分枝，有少数苞片；总状花序顶生，下垂，花被管状，花黄色或具红色斑点。蒴果三角形，室背开裂。花期7～8月。

【生境分布】　喜生于湿热地区，多栽培于温室中。

【主治用法】　用于头晕，头痛，耳鸣，烦躁，便秘，小儿惊痫。用量3～15克。外用于龋齿，疔痈肿毒，烧烫伤。

应　用

1. 习惯性便秘、热积便秘：芦荟21克，朱砂15克，研细末，酒少许为丸，每服3.6克。

2. 小儿疳积：芦荟、白芍、独脚金、蓄、甘草、厚朴、山楂、布渣叶。水煎服。

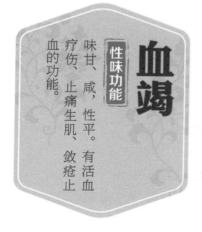

血竭

性味功能

味甘、咸，性平。有活血疗伤、止痛生肌、敛疮止血的功能。

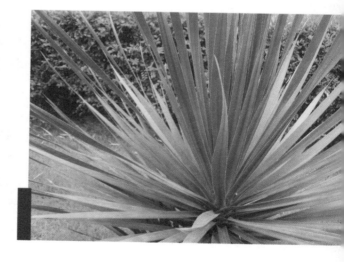

【基　　源】　本品为棕榈科植物麒麟竭果实及树干的树脂。

【原形态】　别名：麒麟竭、血竭粉、血竭块。羽状复叶在枝梢互生，基部有时近于对生；叶柄和叶轴均被稀疏小刺，小叶片多数，互生，条形至披针形。花单性，雌雄异株，肉穗花序形大，具有圆锥状分枝；基部外被长形苞包，花黄色。果实核果状，阔卵形或近球形，果皮赤褐色，表皮密被复瓦状鳞片。

【生境分布】　多为栽培，分布于马来西亚、印度尼西亚、伊朗等地，我国广东、台湾等地也有栽培。

【主治用法】　用于跌打损伤，外伤出血，伤口久不愈合。内服，研末，1～2克，或入丸剂；外用研末撒或入膏药内敷贴。不宜入煎剂，应研末冲服；孕妇忌用。

【应　用】

跌打损伤，筋骨疼痛：常配没药、乳香、儿茶等药用，如七厘散。

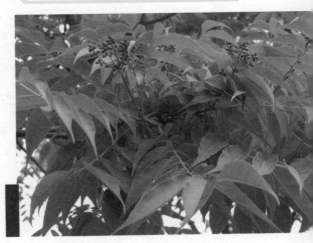

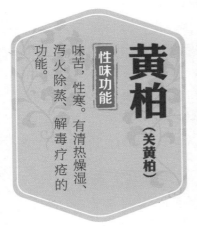

黄柏（关黄柏）

性味功能

味苦，性寒。有清热燥湿、泻火除蒸、解毒疗疮的功能。

【基　　源】　本品为芸香科植物黄檗的树皮。

【原植物】　高大落叶乔木。树皮具厚栓皮，有弹性，内层鲜黄色。单数羽状复叶对生，长圆状披针形、卵状披针开或近卵形，有波状细钝锯齿及缘毛，齿缘有腺点，中脉基部有白色长柔毛。聚伞状圆锥花序顶生，花轴及花枝有毛；花单性，雌雄异株；花瓣5，黄白色。浆果状核果圆球形，紫黑色，有特殊香气。花期5～6月，果期9～10月。

【生境分布】　生于杂木林或山间河谷，有栽培。分布于东北、华北及山东、江苏、浙江等省区。

【主治用法】　用于湿热泻痢，黄疸，带下，热淋，脚气，风湿性关节炎，泌尿系统感染，骨蒸劳热，盗汗，遗精。用量3～12克。外用于疮疡肿毒，湿疹，瘙痒，口疮，黄水疮，烧、烫伤。外用适量。

【应　用】

热痢：黄柏、白头翁、秦皮。水煎服。

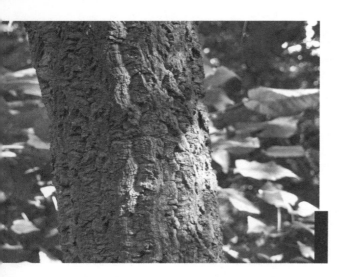

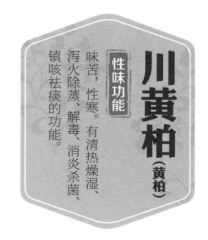

川黄柏（黄柏）

【性味功能】 味苦，性寒。有清热燥湿、泻火除蒸、解毒、消炎杀菌、镇咳祛痰的功能。

【基　源】 本品为芸香科植物黄皮树的干燥树皮。

【原植物】 别名：黄皮树。高大落叶乔木。树皮灰棕色，木栓层厚，内层薄，鲜黄色，有黏性。小枝通常暗红棕色或紫棕色，无毛。奇数羽状复叶对生，小叶7～15片，长圆状披针形至长圆状卵形，全缘，下面有长柔毛。花序圆锥状；花小，黄绿色，5数，雌雄异株。果轴及果枝密生短毛。浆果状核果球形，密集成团，紫黑色。花期5～6月，果期10月。

【生境分布】 生于杂木林中，有栽培。分布于陕西、浙江、江西、湖北、四川、贵州、云南等省。

【主治用法】 用于湿热泻痢，黄疸，风湿性关节炎，泌尿系统感染，遗精，赤白带下，盗汗，热淋，骨蒸劳热，痔疮，便血，足膝肿痛，目赤肿痛，口舌生疮，痈肿疮毒，湿疹瘙痒等症。用量3～12克。

应用

热痢： 黄柏、白头翁、秦皮。水煎服。

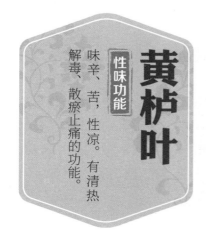

黄栌叶

【性味功能】 味辛、苦，性凉。有清热解毒、散瘀止痛的功能。

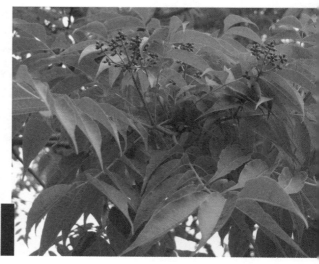

【基　　源】　本品为漆树科植物黄栌的嫩枝及叶；根也供药用。

【原 植 物】　落叶灌木或小乔木。单叶互生，卵圆形或倒卵形，先端圆或微凹，基部近圆形或宽楔形，全缘，两面被灰色柔毛。圆锥花序顶生，被柔毛，花杂性；花萼5，裂片卵状三角形；花瓣5，黄绿色，卵形或卵状披针形。果序紫绿色。核果肾形，熟时红色。花期4～5月，果期6～7月。

【生境分布】　生于向阳山坡、疏林中，有栽培。分布于华北及山东、浙江、湖北、贵州、四川、云南等省区。

【主治用法】　用于急性黄疸型肝炎，慢性肝炎，无黄疸型肝炎，麻疹不出。外用水、火烫伤，漆疮，丹毒，煎水洗患处。用量15～30克。外用适量。

应　用

1.急性黄疸型肝炎：制成黄栌糖浆，水丸或片剂。成人每次3克，小儿减半，或枝叶30克，水煎服。
2.漆疮，烫伤：枝叶适量，煎水洗患处。

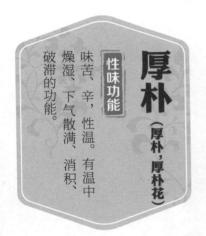

厚朴（厚朴，厚朴花）

性味功能　味苦，辛，性温。有温中燥湿、下气散满、消积、破滞的功能。

【基　　源】　本品为木兰科植物厚朴的树皮、根皮及枝皮。

【原 植 物】　别名：川朴。乔木。单叶互生；革质，倒卵形或倒卵状椭圆形，先端圆，有短尖，基部楔形。花与叶同时开放，花大，杯状，白色，芳香；花被片9～12，或更多，厚肉质，外轮3片，淡绿色，内两轮乳白色，倒卵状匙形。聚合果长椭圆状卵形，外皮鲜红色，

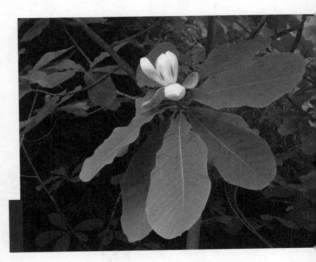

内皮黑色。花期5～6月，果期8～9月。

【生境分布】　生于温暖、湿润的山坡。全国大部分地区有栽培。

【主治用法】　厚朴用于胸腹胀满，反胃呕吐，食积不消，肠梗阻，痢疾，喘咳痰多等症。厚朴花用于胸脘痞闷胀满，纳谷不香等症。用量3～9克。

应　用

阿米巴痢疾：厚朴6克。水煎服。

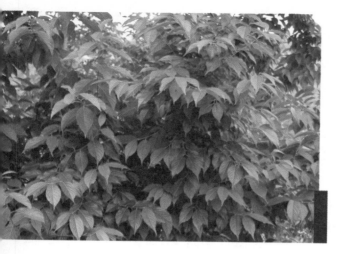

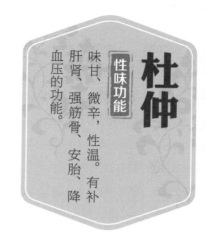

杜仲

性味功能

味甘、微辛，性温。有补肝肾、强筋骨、安胎、降血压的功能。

【基　源】　本品为杜仲科植物杜仲的干燥树皮。

【原植物】　落叶乔木。树皮折断后有银白色橡胶丝。小枝具片状髓心。单叶互生，卵状椭圆形，先端锐尖，基部宽楔形或圆形，边缘有锯齿，背面脉上有长柔毛。雌雄异株，无花被。小坚果具翅，扁平。花期4～5月，果期9～10月。

【生境分布】　生于山地林中或栽培。分布于陕西、甘肃、河南、湖北、湖南、四川、云南、贵州、浙江等地。

【主治用法】　用于肾虚腰痛，筋骨痿弱，阳痿，梦遗，胎动不安，妊娠漏血，小便余沥，高血压等。用量6～10克。

応　用

肾虚腰痛、足膝痿软、头晕耳鸣：
杜仲、续断、菟丝子、肉苁蓉。水煎服。

椿皮

性味功能

味苦、涩，性寒。有清热燥湿、涩肠、止血的功能。

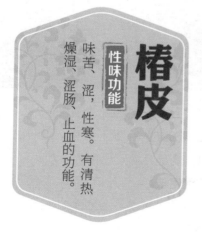

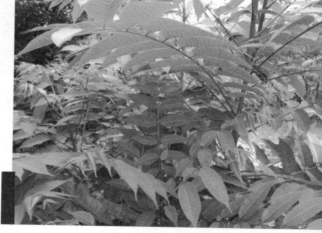

【基　源】　本品为苦木科植物臭椿的干燥根皮或干皮。

【原植物】　别名：臭椿，椿根皮，樗白皮，樗根皮，樗木。落叶乔木，高达20米。树皮灰褐色，光滑，有纵裂纹，幼枝有细毛。单数羽状复叶，互生，小叶 13～21 片，小叶柄短；小叶卵状披针形，长 7～12 厘米，宽 2～5 厘米，先端渐尖，基部偏斜，一边圆形，另一边楔形，近基部处常有 1～2 对粗齿，齿端有 1 圆形腺体，全缘，有时稍皱缩或反卷，搓碎有臭味。圆锥花序顶生，花小，杂性；萼片 5～6，三角状卵形，边缘有细毛；花瓣 5～6，绿白色；雄花有雄蕊 10，着生于花盘基部；两性花雄蕊较短，且少于 10 枚；雌蕊有 5～6 心皮，基部多少连合，柱头 5 裂。翅果扁平，长椭圆形，淡黄绿色或淡红褐色，每个翅果中部有 1 种子。种子卵圆形或近圆形，扁平，淡褐色，光滑。花期 6～7 月，果期 8～9 月。

【生境分布】　生于山坡、林中。分布于全国各地。

【主治用法】　用于慢性痢疾，肠炎，腹泻，胃及十二指肠溃疡，便血，遗精，白带。用量 6～9 克，水煎服。

苦楝皮

性味功能

味苦，性寒；有毒。有清热、燥湿、杀虫的功能。

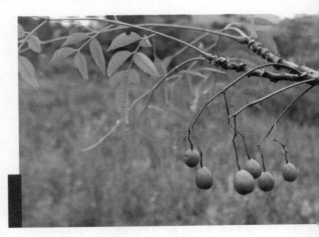

【基　源】　本品为楝科植物苦楝的树皮及根皮。

【原植物】　别名：楝树、楝。高大落叶乔木。树皮纵裂，小枝绿色，有星状细毛，老枝紫褐色。叶互生，2～3 回羽状复叶，卵形或椭圆形，先端长尖，基部圆形，两侧常不等，边缘有锯齿。圆锥伞形花序腋生或顶生；花淡紫色或紫色；花萼 5，有柔毛；花瓣 5，宽线形或倒披针形，平展或反曲，有柔毛。核果椭圆形或球形，淡黄色；内果皮坚硬。种子线状棱形，黑色。花期 4～5 月，果期 10～11 月。

【生境分布】　生于山坡、路旁、田野。多有栽培。分布于河北、陕西、甘肃、河南、山东及长江以南各地区。

【主治用法】　用于蛔虫病，钩虫病，蛲虫病，阴道滴虫病，风疹，疥癣等症。用量 4.5～9 克；外用适量，研末，用猪脂调敷患处。肝炎，肾炎患者慎用。

应　用

胆道蛔虫病：苦楝皮，水煎服。

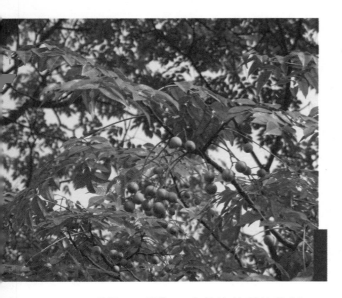

性味功能

川楝子

味苦，性寒；；有小毒。有清肝火、除湿热、止痛、杀虫的功能。

【基　　源】　本品为楝科植物川楝的果实。

【原 植 物】　高大落叶乔木。2回羽状复叶；小叶5～11，狭卵形或长卵形，先端渐尖，基部圆形，偏斜，全缘或小有疏齿，幼时两面密被黄色星状毛。圆锥花序腋生；花萼5～6；花瓣5～6，紫色或淡紫色。核果椭圆形或近圆形，黄色或黄棕色；内果皮木质坚硬，有棱。种子扁平，长椭圆形，黑色。花期3～4月，果期9～11月。

【生境分布】　生于平原，丘陵地。分布于陕西、甘肃、河南、湖北、湖南、贵州、四川、云南等省区。

【主治用法】　用于热证脘腹胁肋诸痛，虫积腹痛，疝痛，痛经。用量4.5～9克。外敷治秃疮。

应　用

慢性肝炎，尤其肝区疼痛、自觉痛处有热者： 川楝子、延胡索各6克。研末，温开水送服。

性味功能

槐（槐花）

槐花味苦，性寒。有凉血止血、清肝明目的功能。

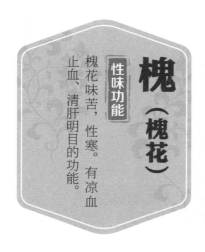

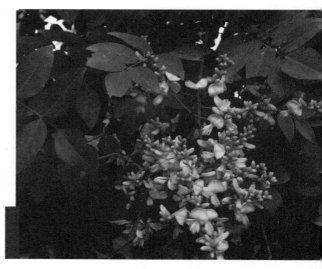

【基　源】　本品为豆科植物槐的干燥花及花蕾，其果实为槐角。

【原植物】　大落叶乔木。树皮暗灰色或黑褐色，呈块状裂。小叶卵状长圆形或卵状披针形，长宽1.2～3厘米，先端急尖，基部圆形或宽楔形，下面有伏毛及白粉；圆锥花序顶生，有柔毛。花黄白色，有短梗。萼长有柔毛。花冠蝶形，旗瓣近圆形，先端凹，基部具短爪，有紫脉纹，翼瓣与龙骨瓣近等长，同形，具2耳。荚果，念珠状，皮肉质不裂有黏性。种子1～6粒，肾形，黑褐色。花期7～8月，果期10月。

【生境分布】　生于山坡、平原或栽培于庭院，全国各地有种植。

【主治用法】　用于吐血，衄血，便血，痔疮出血，血痢，崩漏，风热目赤，高血压。用量9～15克。

应　用

头癣：槐花，炒后研末，油调成膏，涂敷患处。

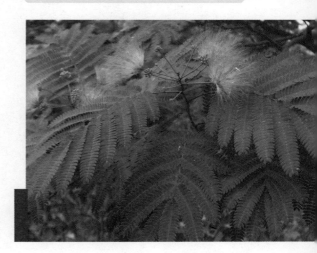

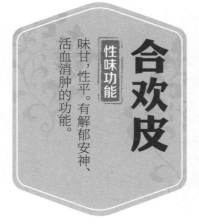

性味功能

合欢皮

味甘，性平。有解郁安神、活血消肿的功能。

【基　源】　本品为含羞草科植物合欢的干燥树皮。

【原植物】　别名：绒花树、芙蓉花。落叶乔木。2回羽状复叶互生；羽片5～15对；每羽片小叶10～30对，镰刀状长圆形，全缘，有短柔毛。头状花序腋生或顶生伞房状；花淡红色。荚果扁平，黄褐色。扁种子椭圆形，褐色，光滑。花期6～8月，果期8～10月。

【生境分布】　生于山谷、林缘，栽培。分布于辽宁、河北、甘肃、宁夏、陕西、山东、河南及长江以南各省区。

【主治用法】　用于心神不安，忧郁失眠，健忘，肺脓疡，咯脓痰，痈肿，心胃气痛，风火眼疾，咽痛，瘰疬，跌扑伤痛。用量6～12克。

应　用

神经衰弱，失眠，抑郁：合欢皮30克，丹参、夜交藤各15克，柏子仁9克。水煎服。

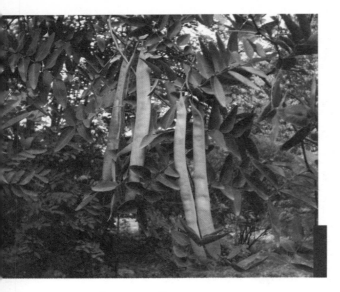

【基　　源】　本品为豆科植物皂荚的干燥畸形果实；其干燥棘刺为皂角刺。

【原 植 物】　别名：皂角、天丁。落叶乔木。树干有坚硬的棘刺，刺圆柱形，常分枝。偶数羽状复叶，近革质，长卵状或卵形，总花序顶生或腋生，荚果长条状，肥厚，膨起，紫黑色，有灰色粉霜。或稍弯曲呈新月形，内无种子，称猪牙皂。

【生境分布】　生于山坡、溪谷等地。分布于全国大部分地区。

【主治用法】　猪牙皂用于突然昏厥，中风牙关紧闭，喘咳痰壅，癫痫等，用量 1～3 克。皂角刺用于痈肿疮毒，乳汁不下，急性扁桃腺炎等。用量4.5～9克。孕妇忌用。

应　用

1. 中风牙关紧闭：猪牙皂、明矾，研末，温水调灌。
2. 湿痰壅滞，胸闷咳喘：猪牙皂角 1 克，焙干研末，红枣汤调服。

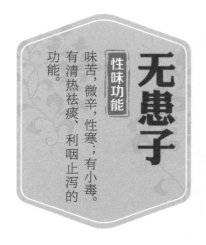

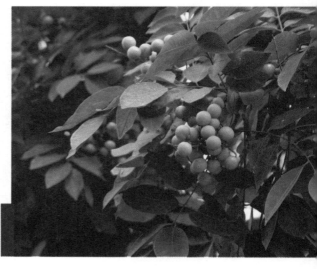

【基　源】　本品为无患子科植物无患子的种子。

【原植物】　高大落叶乔木。双数羽状复叶互生；小叶 8～16，互生或近对生，纸质，卵状披针形或长圆状披针形，先端尖，基部偏楔形，稍不对称，无毛。圆锥花序顶生，被短柔毛，花小，杂性同株；花瓣 5，黄白色或淡黄色，边缘有睫毛。核果球形，肉质，有棱，黄色或棕黄色。种子球形，黑色，坚硬。

花期 5～6 月，果期 10～11 月。

【生境分布】　生于山坡疏林中，村边向阳处或有栽培。分布于长江以南各省区。

【主治用法】　用于白喉，咽喉炎，扁桃体炎，支气管炎，百日咳，急性肠胃炎（煅炭用）。用量 6 克。

应用

白喉，扁桃体炎：无患子。多次蒸晒去毒，研粉。

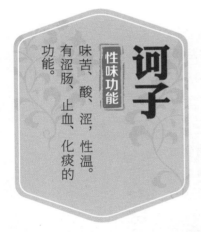

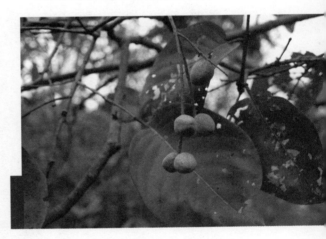

性味功能

词子

味苦、酸、涩，性温。有涩肠、止血、化痰的功能。

【基　源】　本品为使君子科植物诃子的果实。

【原植物】　别名：诃黎勒、藏青果。落叶乔木，叶有锈色短柔毛，顶端处有 2 腺体；叶卵形、椭圆形或长椭圆形，先端短尖，基部钝圆或楔形。穗状花序组成圆锥花序；淡黄色；花萼杯状，5 齿裂，无花瓣；雄蕊 10；子房下位。核果卵形或椭圆形，粗糙，灰黄色或黄褐色，有 5～6 条纵棱及纵皱纹，基部有圆形果柄痕。果核易剥离，长纺锤形，

浅黄色，粗糙，种子 1，白色。花期 4～5 月，果期 7～9 月。

【生境分布】　生于林缘。分布于广东、海南、广西、云南等地。

【主治用法】　用于久泻，久痢，脱肛，便血，白带，慢性气管炎，哮喘，慢性喉炎，溃疡病，久咳失音等症。用量 3～9 克。

应用

久痢脓血：诃子，五倍子，乌梅，樗根白皮。

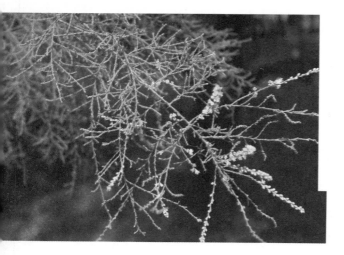

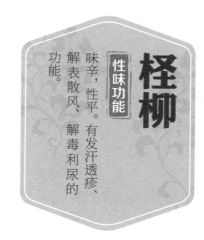

柽柳

性味功能

味辛，性平。有发汗透疹、解表散风、解毒利尿的功能。

【基　　源】　本品为柽柳科植物柽柳的干燥细嫩枝叶。

【原植物】　别名：西河柳、山川柳。落叶灌木或小乔木，高2～5米。老枝深紫色或紫红色，嫩枝绿色，有疏散开张下垂的枝条。茎多分枝，枝条柔弱。单叶互生，无柄，抱茎，蓝绿色，细小鳞片状，基部鞘状抱茎。复总状花序排列成圆锥形，生于当年嫩枝端；常松散下垂。花小，粉红色，花瓣5；雄蕊5；雌蕊1，柱头3裂。蒴果长圆锥形。花期一年3次，4月、6月、8月各一次。

【生境分布】　生于荒原砂质盐碱地或栽培于庭园。分布于华北、西北及河南、山东、安徽、西藏等省区。

【主治用法】　用于麻疹不透，感冒，风湿关节痛，小便不利。用量3～9克。外用于风疹瘙痒，煎水洗。

应　用

慢性气管炎：柽柳50克，白矾0.5克。水煎服。

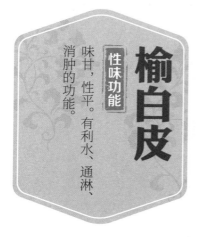

榆白皮

性味功能

味甘，性平。有利水、通淋、消肿的功能。

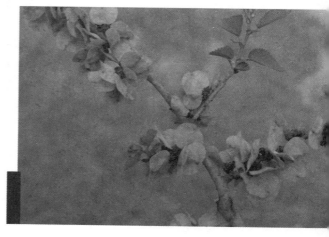

【基　　源】　本品为榆科植物榆树的树皮或根皮的韧皮部。

【原植物】　落叶乔木，高达20米。单叶互生；叶柄长1～8毫米，有毛；

托叶披针形，有毛。叶倒卵形，椭圆状卵形或椭圆状披针形，长2～8厘米，宽2～2.5厘米，先端尖，基部圆形或楔形，边缘具单锯齿。花先叶开放，簇生；花萼4～5裂；雄蕊4～5；子房扁平，花柱2。翅果倒卵形或近圆形，光滑，先端有缺口。种子位于中央，与缺口相接。花期3～4月，果期4～6月。

【生境分布】　生于河边、路边。

分布于东北至西北，华南至西南各地区，多为栽培。

【主治用法】　用于小便不通，淋浊，水肿，痈疽发背，丹毒，疥癣等症。用量9～15克；外用适量，煎汤洗或捣末外敷。

新编本草纲目实用图谱

应　用

血淋、尿淋、小便不通：榆白皮6克，研末，水煎服。

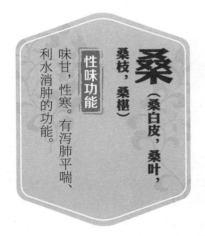

性味功能

味甘，性寒。有泻肺平喘、利水消肿的功能。

桑（桑白皮，桑叶，桑枝，桑椹）

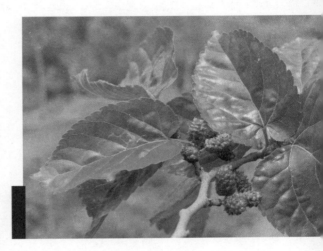

【基　源】　本品为桑科植物桑的干燥根皮；桑叶、桑枝、桑椹，亦供入药。

【原植物】　落叶乔木。叶互生，卵形，基部近心形。花单性，雌雄异株，雌、雄花均为柔荑花序。聚花果，黑紫色或白色。花期5月，果期6月。

【生境分布】　多栽培于村旁、田间。分布于全国各地。

【主治用法】　桑白皮用于肺热喘咳，水肿尿少。桑叶用于风热感冒，肺

热燥咳，头晕头痛。桑枝用于关节酸痛麻木。桑椹用于眩晕耳鸣，心悸失眠，须发早白，津伤口渴，内热消渴，血虚便秘。用量9～15克。

应　用

1. 小便不利，面目浮肿：桑白皮12克，冬瓜仁15克，葶苈子9克。水煎服。
2. 偏头痛：桑叶、牡丹皮、丹参。捣烂制丸剂，开水冲服。

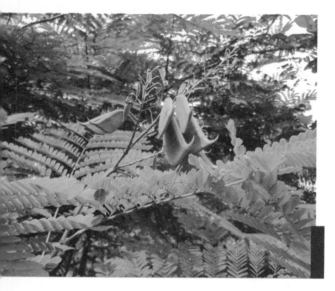

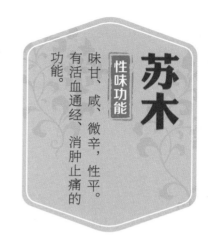

苏木

性味功能

味甘、咸、微辛，性平。有活血通经、消肿止痛的功能。

【基　源】 本品为豆科植物苏木的干燥心材。

【原植物】 别名：红苏木、苏方木、红柴。小乔木。2回复数羽状复叶互生，小叶长圆形，先端钝圆或微凹，基部截形，全缘，有腺点。圆锥花序顶生或腋生，花黄色。荚果，扁斜状倒卵圆形，厚革质，红棕色，有短柔毛，背缝线处明显，不裂。种子椭圆形，褐黄色。花期4～6月，果期8～11月。

【生境分布】 生于坡地。分布于我国福建、台湾、广东、海南、广西、贵州、四川、云南等省区。

【主治用法】 用于瘀血腹刺痛，产后瘀阻，慢性肠炎，吐血，黄疸型肝炎，痢疾，贫血，尿路感染，刀伤出血。用量3～9克。

应　用

1. 跌打损伤所致瘀肿疼痛：苏木、乳香、没药、桃仁、红花。水煎服。
2. 产后流血过多，头晕目眩：苏木、党参、麦冬。

棕榈
（棕榈皮，棕榈子）

性味功能

味苦、涩，性平。有收敛、止血的功能。

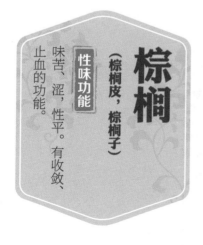

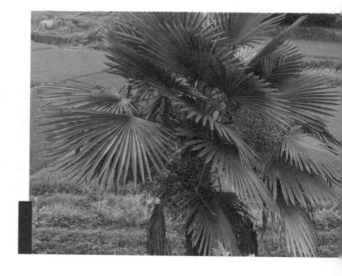

【基　　源】　本品为棕榈科植物棕榈的叶鞘纤维。棕榈子为棕榈科植物棕榈的成熟果实。

【原 植 物】　常绿乔木。叶簇生于茎顶，叶柄坚硬，边缘有小齿，基部具褐色纤维状叶鞘；叶片圆扇形，革质，具多数皱褶，掌状分裂至中部，先端再浅 2 裂。肉穗花序自茎顶叶腋抽出，基部具多数大型鞘状苞片，淡黄色，具柔毛；雌雄异株。核果球形或近肾形熟时外果皮灰蓝色，被蜡粉。花期 4～5 月，果熟期 10～12 月。

【生境分布】　生于向阳山坡及林间，常栽培于村边或庭院中。分布于华东、华南、西南及河南、湖北、湖南等地。

【主治用法】　用于子宫出血，带下，吐衄，便血，痢疾，腹泻。用量 10～15 克。外用适量。

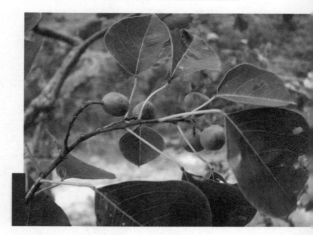

──── 应　用 ────

高血压：棕榈果 50 克。水煎服。

乌桕

性味功能

味微苦，性寒；有毒。有破积逐水，杀虫解毒的功能。

【基　　源】　本品为大戟科植物乌桕的根皮，树皮及叶入药。

【原 植 物】　落叶乔木，有乳汁。幼枝淡黄绿色。单叶互生，纸质，菱状卵形或菱状卵圆形，先端长渐尖，基部宽楔形，全缘，两面无毛。穗状花序顶生；花单性，雌雄同株，无花瓣及花盘，雄花生于花序上部，雌花 1～4，生于花序基部；着生处两侧各有肾形腺体 1 枚，花萼 3 深裂；子房光滑，3 室，柱头 3 裂。蒴果卵球形或椭圆形，先端尖，室背开裂成 3 瓣。花期 4～5 月，果期 8～10 月。

【生境分布】　生于村边、溪边或山坡上。分布于陕西、河南及华东等省区。

【主治用法】　用于血吸虫病，肝硬化腹水，传染性肝炎，大小便不利，毒蛇咬伤。外用于疔疮，鸡眼，乳腺炎，跌打损伤，湿疹，皮炎。用量，根皮或树皮 3～9 克。叶 9～15 克。外用适量。

──── 应　用 ────

传染性肝炎：乌桕鲜根 30 克，加红糖炖服。

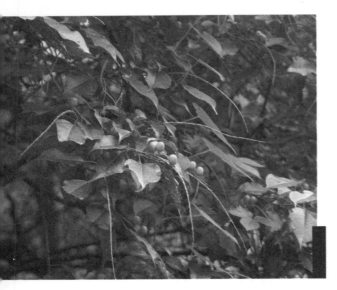

巴豆

性味功能　味辛，性热；有大毒。有泻下祛积、逐水消肿的功能。

【基　　源】　本品为大戟科植物巴豆的干燥成熟果实。

【原 植 物】　别名：猛子仁、巴仁。小乔木。叶卵形至矩圆状卵形，顶端渐尖，掌状3出脉，被稀疏星状毛，基部两侧各有1无柄腺体。总状花序顶生；花小，单性，雌雄同株；萼片5；雄蕊多数；雌花无花瓣，子房3室，密被星状毛。蒴果矩圆状，有3棱，种子长卵形，淡褐色。花期3～6月，果期6～9月。

【生境分布】　生于山谷、林缘、溪旁或密林中，常栽培。分布于我国浙江、江苏、福建、台湾、湖南、湖北、广东、广西、云南、贵州、四川等省区。

【主治用法】　用于寒积停滞，胸腹胀痛，腹水肿胀，喉痹。外用于疮毒，顽癣。巴豆种子有大毒。内服务必去油用（巴豆霜）。用量：巴豆霜0.15～0.3克入丸、散剂。

应　用

恶疮疥癣：巴豆，碾轧成细泥状，去油，涂敷患处。

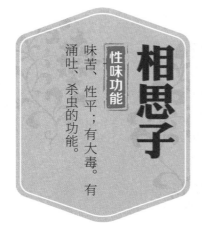

相思子

性味功能　味苦、性平；有大毒。有涌吐、杀虫的功能。

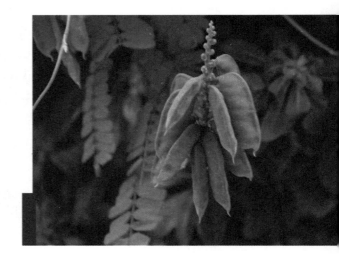

【基　源】　本品为豆科植物相思子的干燥种子；根、藤、叶也可入药。

【原植物】　缠绕藤本。茎丛生，疏生贴伏细刚毛。叶互生，偶数羽状复叶，叶轴被稀毛；小叶片近长方形至倒卵形，先端钝圆，具细尖，基部广楔形或圆形，全缘，上面无毛，下面被贴伏细刚毛。总状花序腋生，花小，淡紫色；花萼钟状、萼齿 4 裂花冠蝶形；荚果黄绿色，先端有短喙，表面被白色细刚毛，种子椭圆形，上部红色，基部近种脐部分黑色，有光泽。花期 3 ～ 5 月，果期 5 ～ 6 月。

【生境分布】　生于干燥的丘陵路旁或近海岸灌丛中。分布于我国广东、广西、云南、福建、台湾等省区。

【主治用法】　用于疥癣等皮肤病。本品不宜内服，以防中毒。外用适量，捣烂涂敷患处。

【应　用】

1. 癣疥，痈疮，湿疹：相思子（炒），研粉调油涂患处。

2. 皮肤癌：相思子，捣烂涂敷皮肤癌患处。

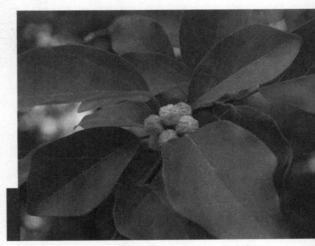

柘（柘木白皮）

性味功能：味苦，性平。有补肾固精、凉血舒筋的功能。

【基　源】　本品为桑科植物柘的去掉栓皮的树皮或根皮。

【原植物】　别名：柘树。灌木或小乔木。具坚硬棘刺。叶互生，近革质，卵圆形或倒卵形，全缘或 3 裂。花单性，雌雄异株；头状花序，单一或成对腋生。聚花果近球形，橙红色或橙黄色，有肉质宿存花被及苞片包裹瘦果。花期 6 月，果期 9 ～ 10 月。

【生境分布】　生于荒地、坡地及溪旁。分布于全国大部分地区。

【主治用法】　用于腰痛，遗精，咯血，跌打损伤。用量 50 ～ 100 克。

【应　用】

1. 腰痛：柘木白皮 200 克。酒炒后，水煎服。或根皮捣烂外敷伤处。

2. 咯血、呕血：柘木白皮 50 克。炒焦，水煎服。

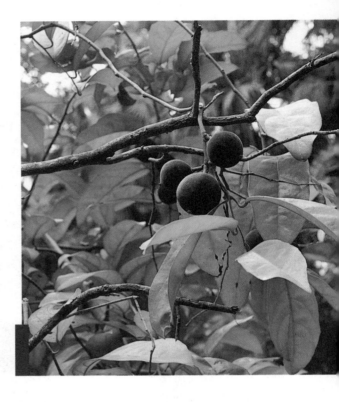

大风子

味辛，性热；有毒。有祛风燥湿、攻毒、杀虫的功能。

【基　源】　本品为大风子科植物海南大风子的干燥成熟种子。

【原植物】　乔木，高6～9米，树皮灰褐色，小枝圆柱状。叶互生，叶薄革质，长椭圆形，先端短急尖，基部楔形，全缘，或具不规则的浅波状疏锯齿，具侧脉7～8对，细脉网状，两面凸出，光滑无毛。短总状花序腋生；雄花密集，萼片4，椭圆形；花瓣4，肾状卵形，边缘有睫毛，内面基部鳞片肥厚，被长柔毛；雄蕊12，全育，花丝基部粗壮，疏被短柔毛；雌花较雄花略大，子房卵状椭圆形，密生黄色茸毛，几无花柱，柱头3，为高三角形，顶端2浅裂。浆果球形，较小，密被褐色柔毛，果柄粗壮。花期4～9月，果期5～10月。

【生境分布】　生于山坡疏林的半阴处及山地石灰岩林中。分布于海南、广西等省区。

【主治用法】　用于麻风，癣疥，杨梅疮毒等。用量1.5～3克。外用适量。内服多用大风子霜入丸，散用。阴虚血热者忌服。

应　用

癣痒疥疮：大风子肉10克，土硫黄6克，枯矾3克，雄黄6克。共为末，菜油调涂患处。

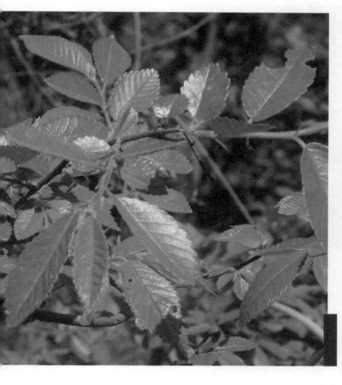

芜荑

性味功能

味辛、苦，性温。有杀虫消积的功能。

【基　　源】　本品为榆科落叶小乔木或灌木植物大果榆果实的加工品。

【原植物】　别名：臭芜荑、白芜荑。落叶小乔木或灌木状，高15～30米。大枝斜向，开展，小枝淡黄褐色或带淡红褐色，有粗毛，枝上常有发达的木栓质翅。叶互生；叶柄长2～6毫米，密生短柔毛；叶片阔倒卵形，长5～9厘米，宽4～5厘米，先端突尖，基部狭，两边不对称或浅心形，边缘具钝单锯齿或重锯齿，两面粗糙，有粗毛。花5～9朵簇生，先叶开放；花大，长达15毫米，两性，花被4～5裂，绿色；雄蕊与花被片同数，花药大，带黄玫瑰色；雌蕊1，绿色，柱头2裂。翅果大形，倒卵形或近卵形，长2.5～3.5厘米，宽2～3厘米，全部有毛，有短柄。种子位于翅果中部。花期春季。

【生境分布】　生长于山地、山麓及岩石地。分布黑龙江、吉林、山西等地。

【主治用法】　用于杀蛔虫、绦虫，并治疳积。配槟榔用于蛔虫病、蛲虫病。3～10克，煎服；或入丸、散，每次2～3克。外用：研末调涂。

应　用

蛔虫、蛲虫、绦虫之面黄、腹痛：可单用本品和面粉炒成黄色，为末，米饮送服；也可与木香、槟榔研末，石榴根煎汤送服，如芜荑散。

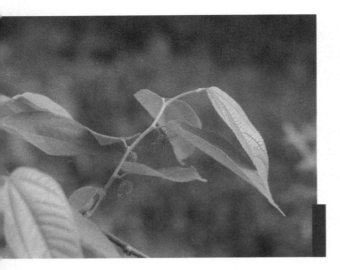

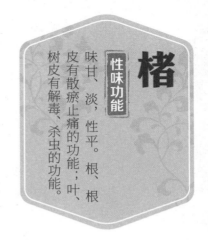

楮

味甘、淡，性平。根、根皮有散瘀止痛的功能；叶、根树皮有解毒、杀虫的功能。

【基　源】　本品为桑科植物楮的根皮、树皮及叶。

【原植物】　别名：小构树、谷皮树、谷树。灌木，直立或蔓生，植株有乳汁。老茎赤褐色，具黄赤色小凸点，小枝带紫红色。叶互生，卵形至窄卵形，完整不裂或偶有深裂，先端渐尖或急尖，基部圆形或心形，边缘有锯齿，上面粗糙，下面具短毛。花单性，雌雄同株，雄花序柔荑状，雄花花被4，雄蕊4；雌花序圆头状，花被稍管状，3～4裂，子房长圆形。复果圆球形，肉质，红色。

【生境分布】　生于村边，路旁，灌木丛中。分布于华中、华南等省区。

【主治用法】　根、根皮用于跌打损伤，腰痛，用量30～60克。叶、树皮用于神经性皮炎，顽癣，外用适量，涂敷患处。

应　用

1. **跌打损伤，腰痛：**楮根皮30克。水煎服。
2. **神经性皮炎，顽癣：**鲜楮树皮、叶，捣烂取汁，涂敷患处。

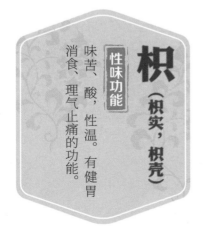

枳（枳实，枳壳）

味苦、酸，性温。有健胃消食、理气止痛的功能。

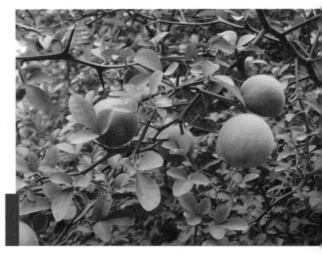

【基　　源】　本品为芸香科植物酸橙及其栽培变种甜橙等的幼果及成熟果实。

【原 植 物】　别名：枸橘、枸桔。灌木或小乔木，茎枝有粗大棘刺。三出复叶互生，顶生小叶倒卵形或椭圆形，先端微凹，基部楔形，有小细锯齿；侧生小叶较小。花单生或对生叶腋，先叶开放，白色，香气；花瓣5。柑果球形，橙黄色，短柔毛及油腺点。花期4～5月，果期7～10月。

【生境分布】　多栽培。分布于河北、河南、山东及长江以南各省区。

【主治用法】　用于胃痛，消化不良，胸腹胀痛，便秘，子宫脱垂，脱肛，睾丸肿痛，疝痛。用量9～15克。

应　用
胃下垂：枳实，水煎服。

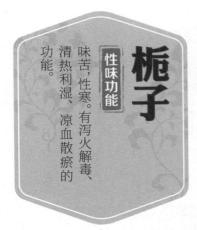

栀子

【性味功能】　味苦，性寒。有泻火解毒、清热利湿、凉血散瘀的功能。

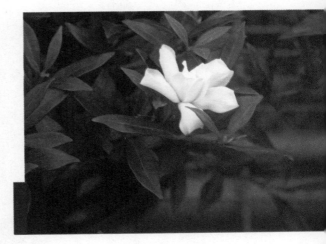

【基　　源】　本品为茜草科植物栀子的干燥成熟果实。

【原 植 物】　常绿灌木，高2米。叶对生，托叶膜质，在叶柄内侧通常2片连合成筒状；叶革质，椭圆形、倒披针形或倒卵形，长6～12厘米，宽2～4厘米，先端急尖、渐尖或钝；基部楔形。花腋生或顶生，浓香，花冠白色，后变乳黄色，质厚，高脚碟状，基部合生成筒，蒴果倒卵形或椭圆形，金黄色或橘红色，有翅状纵棱6～8条，花萼宿存，与果体几相等长。花期5～7月，果期8～11月。

【生境分布】　生于低山坡温暖阴湿处。分布于河南及长江省区，有栽培。

【主治用法】　用于热病高烧，心烦不眠，实火牙疼，口舌生疮，鼻血，吐血，尿血，眼结膜炎，黄疸型肝炎。用量3～10克。

应　用
1. 关节扭伤，软组织损伤：栀子9克。水煎服。
2. 小儿发热：栀子9克。水煎服。

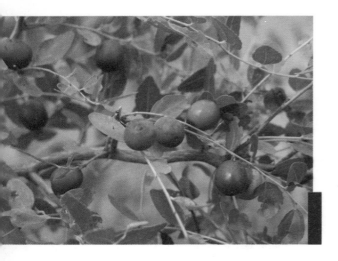

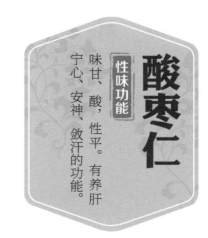

酸枣仁

性味功能 味甘、酸，性平。有养肝宁心、安神、敛汗的功能。

【基　源】 本品为鼠李科植物酸枣的干燥成熟种子。

【原植物】 灌木或小乔木。枝上有刺。叶互生，椭圆形，先端钝，基部圆形，边缘具细齿形。花2～3朵簇生于叶腋；花瓣5，黄绿色。核果近球形或广卵形，暗红褐色，果皮薄。花期6～7月，果期9～10月。

【生境分布】 生长于山坡、山谷、丘陵地。分布于辽宁、内蒙古、河北、河南、山东、山西、陕西、甘肃、安徽、江苏。

【主治用法】 用于神经衰弱，虚烦不眠，惊悸多梦，体虚多汗，津少口渴。用量9～15克。

应　用

体弱多汗，头昏：酸枣仁（炒）15克，五味子6克，党参9克，白芍12克。水煎服。

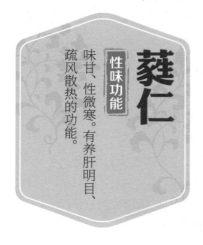

蕤仁

性味功能 味甘、性微寒。有养肝明目、疏风散热的功能。

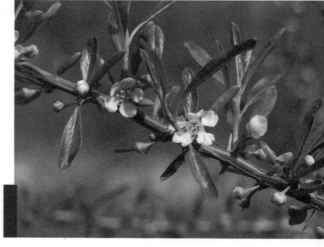

【基　源】 本品为蔷薇科植物蕤核或齿叶扁桃木的干燥成熟果核。

【原植物】 别名：扁核木、马茹子、单花扁核木。落叶灌木。茎多分枝，开展，无毛；叶腋处有短刺，先端微带红色。单叶互生或数叶簇生，线状长圆形，狭倒卵形或卵状披针形，先端圆钝，基部楔形。花1～3朵簇生于叶腋，萼筒杯状，5裂，绿色；花瓣5，白色，有爪；雄蕊10；雌蕊1。核果球形，黑色，微被蜡质白粉；果核卵圆形，稍扁，有皱纹，棕褐色。花期4～6月，果期7～8月。

【生境分布】 生于山坡、林下、稀疏灌丛中。分布于山西、内蒙古、陕西、甘肃、河南、四川等省区。

【主治用法】 用于目赤肿痛，睑缘炎，角膜炎，视物昏暗，早期白内障，玻璃体浑浊。用量5～9克。

应 用

翳膜赤痛，视物不明：蕤仁1克，甘草2克，防风3克，黄连6克。水煎服。

山茱萸

性味功能

味酸、涩，性微温。有补益肝肾，涩精固脱的功能。

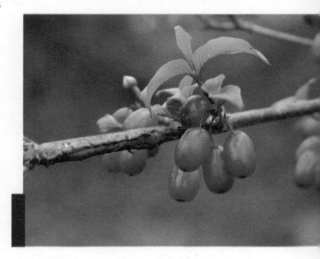

【基 源】 本品为山茱萸科植物山茱萸的干燥成熟果肉。

【原植物】 落叶灌木或乔木。叶对生，卵形至椭圆形，先端渐尖，基部楔形，上面疏生平贴毛，下面毛较密，侧脉6～8对，脉腋具黄褐色髯毛。伞形花序先叶开放，腋生，总苞片4；花瓣4，黄色；雄蕊4；花盘环状，肉质；子房下位。核果长椭圆形，深红色，有光泽，果梗细长，外果皮革质，中果皮肉质，内果皮骨质。种子1，长椭圆形。花期3～4月，果期9～10月。

【生境分布】 生于向阳山坡、溪旁的杂木林中，或栽培。分布于陕西、山西、河南、山东、安徽、四川等省区。

【主治用法】 用于眩晕耳鸣，腰酸痛，阳痿遗精，遗尿尿频，崩漏带下，大汗虚脱，内热消渴。用量6～15克。

应 用

肝肾不足所致高血压：山茱萸、杜仲、石菖蒲、鸡血藤等。水煎服。

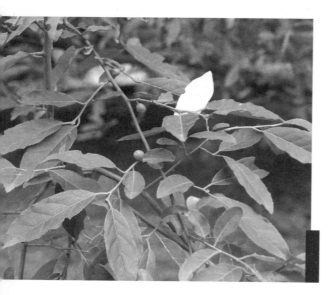

胡颓子叶

性味功能 味酸，性平。有敛肺、平喘、止咳的功能。

【基　源】 本品为胡颓子科植物胡颓子的叶。

【原植物】 别名：天青地白、羊奶奶、甜棒子。灌木。全株被锈色鳞片。叶互生，革质，广椭圆形，全缘或微波状，下面被银白色星状毛。花 1～5 朵腋生，无花瓣；雄蕊 4；子房上位，柱头不裂。核果圆形，外包肉质花托，棕红色，味酸甜而涩。花期 10～11 月，果期 11 月至翌年 5 月。

【生境分布】 生于林下或灌木丛中。分布于陕西、安徽、江苏、浙江、江西、福建、湖北、湖南、贵州、四川等省区。

【主治用法】 用于肺虚，咳嗽气喘，咯血，肾炎，肾结石等症。

应 用

1. **慢性气管炎：** 胡颓子叶、鬼针草各 15 克。水煎服。
2. **虚寒咳嗽，哮喘：** 胡颓子叶研粉，文火炒至微黄，热米汤送服。
3. **肺结核咯血：** 鲜胡颓子 24 克，冰糖 15 克。开水炖服。

金樱子

性味功能 味酸、甘、涩，性平。有益肾、涩精、止泻、缩尿、止带的功能。

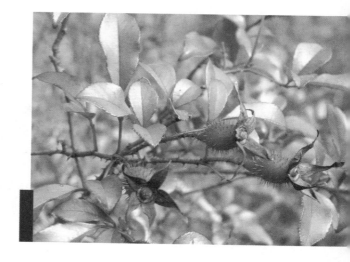

【基　源】　本品为蔷薇科植物金樱子的果实。

【原 植 物】　别名：糖罐子（浙江）、刺梨（福建）。攀援灌木。有倒钩状皮刺和刺毛。叶单数羽状互生，小叶3～5片，椭圆状卵形或披针状卵形，革质，先端尖，基部宽楔形。花大，单生于侧枝顶端，有直刺；花托膨大，有细刺；萼片5，宿存；花瓣5，白色。蔷薇果梨形或倒卵形，黄红色，外有直刺，顶端有长弯宿萼，瘦果多数，花期3～4月，果期6～12月。

【生境分布】　生于向阳多石山坡灌木丛中，山谷旁。分布于华东、华中、华南及四川、贵州、云南等地区。

【主治用法】　用于遗精滑精，遗尿，尿频，崩漏带下，久泻久痢，子宫脱垂等症。用量6～12克。

应　用

1. **慢性痢疾：**金樱子、莲子、芡实。水煎服。

2. **子宫脱垂：**金樱子，浓煎服。

3. **肾虚遗精、尿频：**金樱子、芡实各3克。酒糊为丸，米汤或温开水送下。

郁李仁

性味功能

味辛、苦、甘，性平。有缓泻、利尿、消肿的功能。

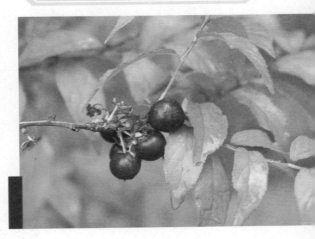

【基　源】　本品为蔷薇科植物郁李、欧李、长柄扁桃的种子。

【原 植 物】　别名：小李仁、麦李。落叶灌木。叶互生，长卵形或卵圆形，先端渐尖，叶片中部以上最宽，基部圆形，边缘有锐重锯齿。花2～3朵簇生，花梗长5～10厘米。花瓣5，浅红色或近白色，花柱被柔毛。核果近球形，深红色，光滑无沟；核圆形或近圆形，黄白色。种子上端尖，下端钝圆，种皮红棕色。花期4～5月，果期5～6月。

【生境分布】　生于向阳山坡、路旁或小灌木丛中。分布于华北、华东等地区。

【主治用法】　用于大便秘结，水肿，小便不利，四肢浮肿，脚气等症。用量6～9克。孕妇慎服。

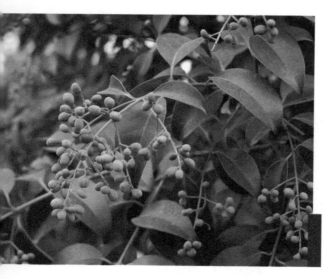

【基　源】　本品为木犀科植物女贞的干燥成熟果实。

【原植物】　别名：冬青、蜡树。常绿小乔木。叶对生，革质，卵圆形或长卵状披针形，先端尖，基部阔楔形，全缘，上面有光泽，下面密生细小透明腺点。圆锥花序顶生，芳香，花冠白色；雄蕊2，花药"丁"字形着生；子房上位，柱头2浅裂。浆果状核果，椭圆形或肾形，稍弯，蓝黑色或棕黑色，皱缩不平。花期6～7月，果期8～12月。

【生境分布】　生于山坡向阳处或疏林中，常栽培于庭园及路旁。分布于河北、陕西、甘肃及华东、西南等地区。

【主治用法】　用于肝肾阴虚，头晕目眩，耳鸣，头发早白，腰膝酸软，老年性便秘等。用量9～15克。

应　用

1. 神经衰弱：女贞子、桑椹子、墨旱莲、枸杞子。
2. 视神经炎：女贞子、决明子、青葙子。水煎服。

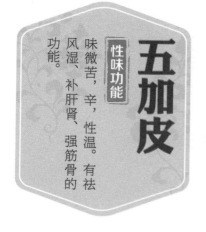

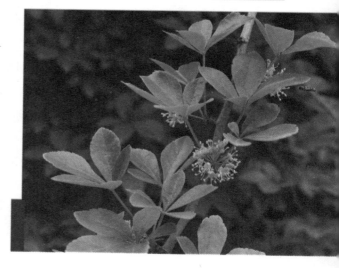

【基　源】　本品为五加科植物细柱五加的根皮。

【原植物】　别名：细柱五加、南五加皮。灌木。枝节上疏生反曲扁刺。小叶5，长枝上互生，短枝上簇生，倒卵形，基部楔形，边缘有细钝齿。伞形花序单个或2个腋生或顶生于短枝上，花多数；花瓣5黄绿色。果实扁球形，黑色，花柱宿存。花期4～8月，果期6～10月。

【生境分布】　生于灌木丛。分布于山西、陕西及长江以南各省区。

【主治用法】　用于风湿痹痛，腰腿酸痛，半身不遂，跌打损伤，水肿。用量9～15克。外用适量。

应用

小儿发育迟缓、筋骨痿弱：五加皮15克，牛膝、桑寄生、续断各7.5克。研末，每服1.5克。

枸杞子

性味功能

味甘，性平。有滋补肝肾、益精明目的功能。

【基　源】　本品为茄科植物宁夏枸杞的果实。

【原植物】　别名：甘枸杞、西枸杞、山枸杞。落叶灌木。短枝刺状。叶互生或簇生于枝顶上；先端尖，基部楔形，全缘。花腋生；花萼杯状，2～3裂，花冠漏斗状，5裂，向后反卷，粉红色或浅紫红色。浆果倒卵形或卵形，红色或橘红色。果实顶部有花柱痕，基部有果梗痕，质柔润。花期5～6月，果期6～11月。

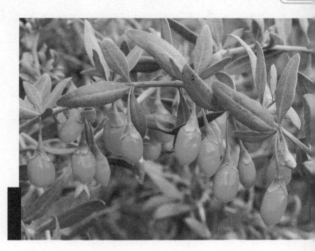

【生境分布】　生于河岸、山坡等处。分布于河北、内蒙古、山西、陕西、甘肃、宁夏、青海等省区。

【主治用法】　用于虚劳精亏，腰膝酸痛，眩晕耳鸣，消渴，血虚萎黄，目昏不明，糖尿病等症。用量5～10克。

应用

1. 慢性肝炎、肝硬化：枸杞子、生地黄各18克，当归、北沙参、麦冬各9克，川楝子4.5克。水煎服。
2. 体弱肾虚，腰膝酸软：枸杞子、熟地黄、杜仲、女贞子。水煎服。

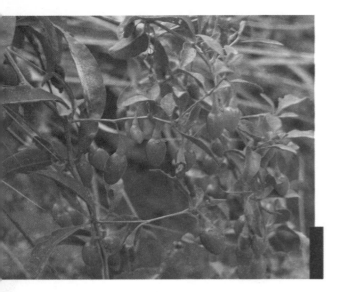

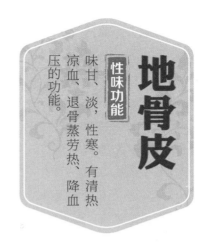

性味功能 味甘、淡，性寒。有清热凉血、退骨蒸劳热、降血压的功能。

【基　　源】　本品为茄科植物中华枸杞的根皮。

【原植物】　别名：枸杞菜、狗奶子、枸杞。落叶灌木。叶互生，菱状卵形，先端钝尖或圆，基部楔形，全缘。花单生或2～5朵腋生；花萼钟状，3～5裂，基部有深紫色条纹；花冠漏斗状，淡紫色，5裂。浆果卵圆形或长圆形，红色。种子扁平，长圆状卵形，黄色。花期7～9月，果期7～10月。

【生境分布】　生于山坡、路边或丘陵。分布于全国大部分省区。

【主治用法】　用于阴虚发热，盗汗，心烦，口渴，肺热咳喘，咯血，衄血，尿血，内热消渴，肺结核低热，痈肿，恶疮等症。用量9～15克；外用适量。

应　用

1. **虚热骨蒸，痨热，盗汗：**地骨皮、知母、银柴胡、孩儿参、黄芩、鳖甲、赤茯苓。水煎服。
2. **肺热咳嗽：**地骨皮、桑皮白、甘草、粳米。水煎服。

性味功能 味辛，苦，性平；有小毒。有祛风通络、益肾、止痛的功能。

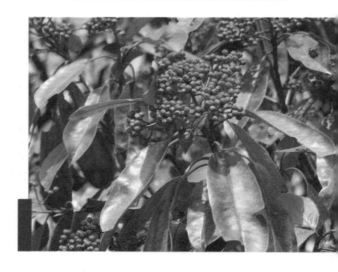

【基　源】　本品为蔷薇科植物石楠的叶。

【原植物】　常绿灌木或小乔木。树皮灰褐色，多分枝，无毛。叶互生，叶柄长2～4厘米；叶革质，长椭圆形、长倒卵形或倒卵状椭圆形，先端急尖或渐尖，基部阔楔形或近圆形，边缘有带腺点的锯齿，上面深绿色，有光泽，下面常有白粉。圆锥状伞房花序顶生，花萼钟状，萼片5，三角形，宿存；花瓣5，广卵圆形，白色。梨果近球形，熟时红色，顶端有宿存花萼。花期4～5月，果期9～10月。

【生境分布】　生于山谷、河边、林缘及杂木林中，有栽培。分布于陕西及长江以南各省区。

【主治用法】　用于风湿痹症，腰背酸痛，肾虚脚弱，偏头痛，阳痿，滑精，宫冷不孕，月经不调等症。用量4.5～9克。

应　用

风疹瘙痒：石楠叶15克。水煎服。

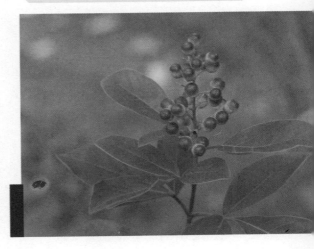

蔓荆子

性味功能

味苦，辛，性微寒。有疏风散热、清利头目的功能。

【基　源】　本品为马鞭草科植物蔓荆的果实。

【原植物】　落叶灌木，有香味，密生细柔毛。三出复叶，小叶卵形或倒卵形，先端钝或短尖，基部楔形，全缘，下面密被灰白色茸毛。圆锥花序顶生，密被灰白色茸毛；花萼钟形，5齿裂；花冠淡紫色或蓝紫色，5裂，二唇形，下唇中间裂片较大。核果近圆形，直径5毫米，黑色，果萼宿存，外被灰白色茸毛。花期7月，果期9～11月。

【生境分布】　生于平原、沙滩及疏林灌丛中。分布于福建、云南等省区。

【主治用法】　用于头痛，头晕，目赤，齿龈肿痛，关节疼痛拘挛。用量3～10克。

应　用

偏热型的高血压头痛：蔓荆子、菊花各9克，薄荷、白芷各6克，钩藤12克。水煎服。

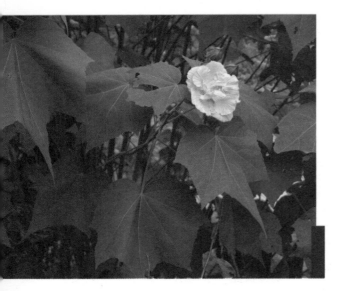

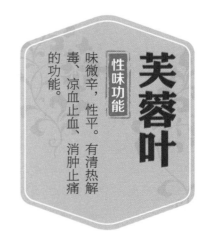

性味功能

芙蓉叶

味微辛，性平。有清热解毒、凉血止血、消肿止痛的功能。

【基　源】　本品为锦葵科植物木芙蓉的叶。

【原植物】　落叶灌木。叶互生，宽卵圆形，基部心形，边缘有钝锯齿，5～7掌状分裂，先端渐尖，被疏星状毛。花单生叶腋或簇生枝端；花萼5裂；花瓣5或重瓣，初时白色或淡红色，后变为玫瑰红色。蒴果扁球形，被毛，果瓣5。种子肾形，被长毛。花期8～10月，果期9～11月。

【生境分布】　生于山坡、水边等地。分布于长江以南各省区。

【主治用法】　用于肺热咳嗽，吐血，崩漏，痈肿，疮毒，淋巴结炎，阑尾炎；用量9～30克。外用于痈疖脓肿，毒蛇咬伤，跌打损伤，腮腺炎，烧烫伤。

应　用

1. 流行性腮腺炎：木芙蓉叶，研细粉，鸡蛋清调匀，涂于油纸上，贴于患处。
2. 烫伤、外伤出血：木芙蓉叶粉末加凡士林调成软膏，外敷。

性味功能

接骨木

味甘，苦，性平。有接骨续筋、活血止痛、祛风利湿的功能。

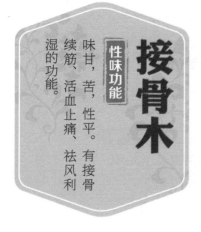

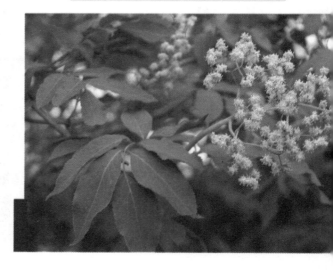

【基　源】　本品为忍冬科植物接骨木的全株。

【原植物】　落叶灌木或小乔木；老枝淡红褐色，具明显的皮孔。单数羽状复叶具长柄，常具小叶 2～3 对，侧生小叶片卵圆形、倒长圆状披针形，先端尖，基部不对称，边缘具锯齿，顶生小叶卵形或倒卵形，幼叶被稀疏短柔毛，搓揉后有臭气，托叶狭带形，或退化成蓝色的突起。圆锥状聚伞花序，顶生，具总花梗，花序分枝多成直角开展；花小，萼筒杯状，花冠蕾时带粉红色，开后白色或淡黄色。果实蓝紫黑色，卵圆形或近圆形。花期 4～5 月，果期 9～10 月。

【生境分布】　生于山坡，灌木丛，路旁。分布于东北、华北、甘肃等省区。

【主治用法】　用于骨折，跌打损伤，风湿性关节炎，痛风，大骨节病，慢性肾炎。外用于创伤出血。用量 9～15 克。外用适量。捣烂外敷。

应　用

创伤出血：接骨木研粉，高压消毒后，外敷伤处。

茯苓

性味功能

味甘、淡，性平。有利水渗湿、健脾宁心的功能。

【基　源】　本品为多孔菌科真菌茯苓的菌核。

【原植物】　菌核有特殊臭味，球形或不规则形，大小不等。新鲜时较软，干后坚硬。外为淡灰棕色或深褐色，有瘤状皱缩皮壳；内部由多数菌丝体组成，粉粒状，外层淡粉红色，内部白色；子实体平卧于菌核表面，白色，干燥后变浅褐色，管孔多角形或不规则形，孔

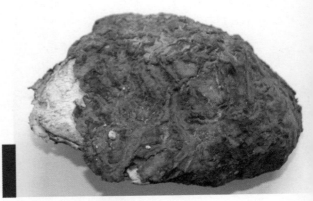

壁薄，孔缘渐变为齿状。

【生境分布】　生于向阳、温暖的山坡，多寄生于松属植物较老的根部。全国大部分省区有培育。

【主治用法】　用于水肿，尿少，痰饮眩悸，脾虚食少，便溏泄泻，心宁不安，惊悸失眠。用量 9～15 克。水煎服或入丸散。

应　用

水肿，小便不利：茯苓、猪苓、泽泻、白术各 9 克。水煎服。

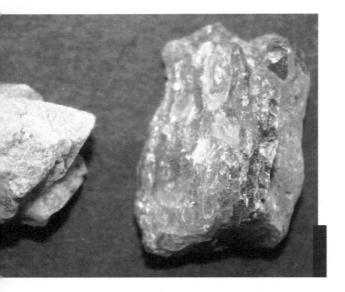

琥珀

性味功能

味甘，性平。有镇惊安神、活血散瘀、利尿通淋的功能。

【基　　源】　本品为古代松科植物的树脂埋藏地下经年久转化而成的化石样物质。

【原　形　态】　别名：血琥珀、老琥珀、琥珀屑。多呈不规则的粒状、块状、钟乳状及散粒状。有时内部包含着植物或昆虫的化石。颜色为黄色、棕黄色及红黄色。条痕白色或淡黄色。具松脂光泽。透明至不透明。断口贝壳状极为显著。硬度 2 ～ 2.5。比重 1.05 ～ 1.09。性极脆。摩擦带电。

【生境分布】　生于黏土层、砂层、煤层及沉积岩内。分布于云南、福建等地。

【主治用法】　惊悸失眠，血淋血尿，小便不通，妇女闭经，产后瘀滞腹痛，痈疽疮毒，跌打创伤。用量 1.5 ～ 3 克，研末冲服，不入煎剂，多入丸、散用。外用适量。

应　用

心神不宁，心悸失眠，健忘等症： 与远志、菖蒲、茯神等同用，如琥珀定志丸。

猪苓

性味功能

味甘，性平。有利水渗湿、抗癌的功能。

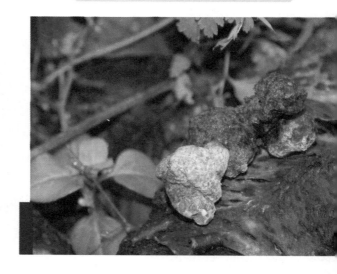

【基　　源】　本品为多孔菌科真菌猪苓的干燥菌核。

【原植物】　菌核形状不规则，为凹凸不平瘤状突起的块状球形，稍扁，有的分枝如姜状，棕色或黑色，有油漆光泽，内部白色至淡褐色，半木质化，干燥后坚而不实，较轻，略有弹性。子实体在夏秋季且条件适宜时，从菌核体内伸出地面，伞状或伞状半圆形，有柄，无环纹，边缘薄而锐，常内卷；菌管与菌肉皆为白色，管口圆形至多角形。

【生境分布】　生于凉爽干燥的山坡阔叶林或混交林中，菌核埋生于地下树根旁。全国大部分地区有分布。

【主治用法】　用于水肿，小便不利，泌尿系感染，腹泻，白带，淋浊，肿瘤等。用量 6 ～ 12 克。

【应　用】

1. **肾炎浮肿，小便赤热：**猪苓、茯苓、泽泻、滑石各 9 克，阿胶珠 4.5克。水煎服。
2. **急性尿道炎：**猪苓、木通、滑石各 6 克。水煎服。

功劳木

【性味功能】　味苦，性凉。有清热解毒、消炎止痢、止血、健胃止泻的功能。

【基　　源】　本品为小檗科植物细叶十大功劳的干燥茎。

【原植物】　常绿灌木。茎多分枝。奇数羽状复叶；小叶 5 ～ 9，革质，长圆状披针形或狭状披针形，先端长渐尖，基部楔形，边缘各具 6 ～ 13 刺状锐齿。总状花序生自枝顶芽鳞腋间；花瓣 6，花黄色。浆果，圆形或长圆形，蓝黑色，有白粉。花期 7 ～ 8 月。

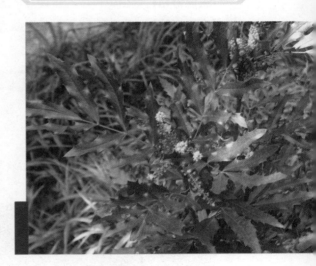

【生境分布】　生于山坡、灌丛中，也有栽培。分布于江苏、浙江、江西、福建、湖北、湖南、四川、贵州等地。

【主治用法】　用于湿热泻痢，黄疸，目赤肿痛，胃火牙痛，疮疖，痈肿，黄疸型肝炎。用量 9 ～ 15 克。

【应　用】

支气管炎、肺炎：十大功劳根、虎杖、枇杷叶各 15 克。水煎服。

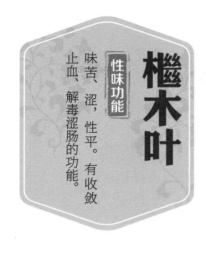

檵木叶

性味功能

味苦、涩，性平。有收敛止血、解毒涩肠的功能。

【基　　源】　本品为金缕梅科植物檵木的叶。

【原 植 物】　别名：清明花、坚漆檵。落叶灌木或小乔木。叶互生；革质，卵圆形或椭圆形，先端锐尖，基部钝，不对称，全缘或稍有齿，上面叶深绿色，被疏毛，下面浅绿色，密生星状柔毛。花两性，3～4朵簇生；花瓣4，淡黄色，线形；雄蕊4；子房半下位。蒴果开裂。种子2，长圆形。花期4～5月，果期8～9月。

【生境分布】　生于山坡、疏林下或灌木丛中。分布于长江以南各省区。

【主治用法】　用于吐血，咯血，崩漏下血，泄泻，痢疾，烧烫伤。用量15～30克，水煎服。

应　用

1. 子宫出血：檵木叶、大血藤各30克。水煎服。
2. 急、慢性痢疾、腹泻：檵木叶制成抗泻痢片，每片重0.27克，每日3～4次，每次5片。
3. 外伤出血：檵木花适量，研末敷患处。

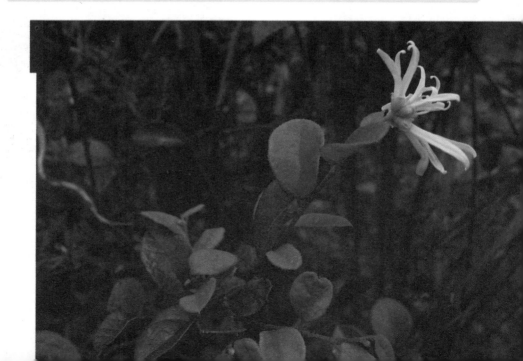

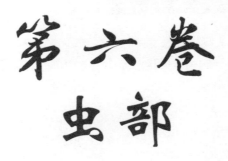

第六卷
虫部

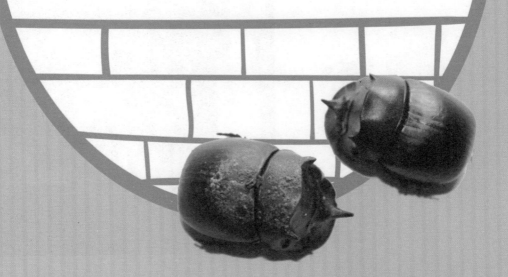

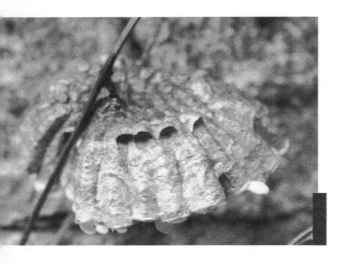

蜂房

味甘，性平，有毒，有祛风、攻毒、杀虫、止痛、抗过敏的功能。

【基　　源】　本品为胡蜂科昆虫果马蜂、日本长脚胡蜂或异腹胡蜂的巢。别名：露蜂房、马蜂窝、蜂巢、野蜂窝、黄蜂窝、百穿之巢。

【生境分布】　群栖性，营巢于树木上或屋檐下。我国各地均有，南方地区尤多。

【主治用法】　龋齿牙痛，疮疡肿毒，乳痈，瘰疬，皮肤顽癣，鹅掌风，过敏性体质。用量3～5克。外用适量，研末油调敷患处，或煎水漱或洗患处。

应　用

1. 疮肿初发：与生草乌、生南星、赤小豆、白矾共为细末，淡醋调涂。
2. 瘰疬：与黄芪、蛇蜕、玄参、黄丹等为膏外用，如蜂房膏。

蜜蜡

性味功能

味甘、淡，性平。有收涩敛疮、生肌止痛的功能。

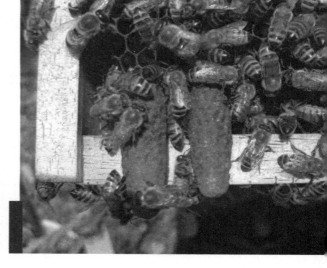

【基　　源】　本品为蜜蜂科昆虫中华蜜蜂或意大利蜂分泌的蜡。将蜂巢置水中加热，滤过，冷凝取蜡或再精制而成。

【原动物】 别名：蜂蜡、蜡、蜜跖、黄蜡、白蜡、黄占。

1.中华蜜蜂，蜂群由工蜂、蜂王及雄蜂组成。工蜂全体被黄褐色毛。头略呈三角形。胸部3节。翅2对，膜质透明。足3对，有采集花粉的构造。腹部圆锥状，有毒腺和螫针。腹下有蜡板4对，内有蜡腺，分泌蜡质。蜂王体最大，翅短小，腹部特长，生殖器发达，专营生殖产卵。雄蜂较工蜂稍大，头呈球形，尾无毒腺和螫针，足上无采贮花粉构造，腹无蜡板及蜡腺。

2.意大利蜜蜂，体似中华蜜蜂，但较之为大。

【生境分布】 我国大部分地区均有养殖。

【主治用法】 外用于溃疡不敛，臁疮糜烂，创伤，烧、烫伤。用法用量，外用适量，熔化敷患处；常作成药赋型剂及油膏基质。

五倍子

性味功能
味酸、涩，性寒。敛肺降火、涩肠止泻、敛汗止血、收湿敛疮的功能。

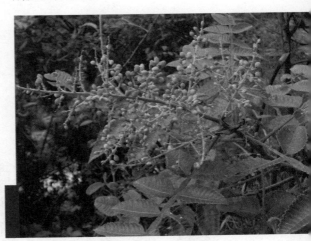

【基　源】 本品为漆树科植物盐肤木受瘿绵蚜科昆虫角倍蚜寄生后形成的虫瘿，称角倍。

【原植物】 落叶乔木。单数羽状复叶互生，小叶5～13，卵形、长卵形，先端尖，基部楔形，边缘有粗锯齿，密被淡褐色短柔毛。圆锥花序顶生；两性花萼片5，绿黄色；花瓣5，白色。果序直立；核果扁圆形，橙红色至红色，被灰白色短柔毛，种子1，扁圆形。花期6～9月，果期9～11月。

【生境分布】 生于山坡上、荒野、灌丛中。分布于四川、贵州、云南、湖南、湖北、陕西、河南、浙江等省区。

【主治用法】 用于肺虚久咳，肺热咳嗽，久泻久痢，盗汗，消渴，便血，痔血；外用于外伤出血，痈肿疮毒，皮肤湿烂。用量3～6克，水煎服。外用适量，研末撒敷或调敷。

应　用

久泻久痢： 五倍子、茯苓各等份。研细末，炼蜜为丸服。

273

僵蚕

性味功能

味咸、辛，性平。有祛风定惊、化痰散结的功能。

【基　源】　本品为蚕蛾科昆虫家蚕4～5龄的幼虫感染（或人工接种）白僵菌而致死的干燥体。

【原动物】　别名：白僵蚕、僵虫、天虫。雌、雄蛾全身均密被白色鳞片。体长1.6～2.3厘米。翅展3.9～4.3厘米。体翅黄白色至灰白色。前翅外缘顶角后方向内凹切，各横线色稍暗，不甚明显，端线与翅脉灰褐色，后翅较前翅色淡，边缘有鳞毛稍长。雌蛾腹部肥硕，末端钝圆；雄蛾腹部狭窄，末端稍尖。幼虫即家蚕，体色灰白至白色，胸部第2、第3节稍见膨大，有皱纹。腹部第8节背面有一尾角。

【生境分布】　主产于江苏、浙江、四川、广东等省份。

【主治用法】　用于惊风抽搐，咽喉肿痛，颌下淋巴结炎，面神经麻痹，皮肤瘙痒。用法用量，煎剂：6～15克。丸散：0.3～9克。外用适量。

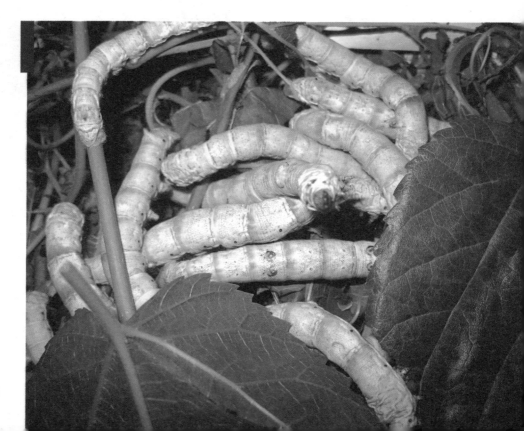

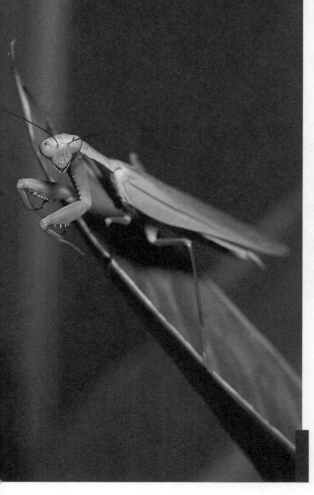

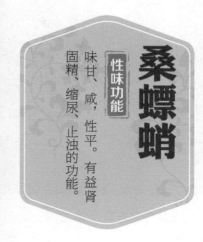

桑螵蛸

性味功能

味甘、咸，性平。有益肾固精、缩尿、止浊的功能。

【基　　源】　本品为螳螂科昆虫大刀螂、小刀螂或巨斧螳螂的干燥卵鞘。

【原　动　物】　别名：团螵蛸，长螵蛸，黑螵蛸，螳螂巢，螳螂子，刀螂子，螳螂蛋，流尿狗。亦称刀螂，无脊椎动物。属于昆虫纲、有翅亚纲、螳螂科，是一种中至大型昆虫，头三角形且活动自如，复眼大而明亮；触角细长；颈可自由转动。前足腿节和胫节有利刺，胫节镰刀状，常向腿节折叠，形成可以捕捉猎物的前足；前翅皮质，为覆翅，缺前缘域，后翅膜质，臀域发达，扇状，休息时叠于背上；腹部肥大。

【生境分布】　栖于草丛及树枝上、向阳背风的灌木、矮小丛及草丛荒地处。全国大部分地区均有分布。

【主治用法】　用于遗精滑精，遗尿尿频，小便白浊。用法用量，内服：煎汤，4.5～9克；或入丸、散。

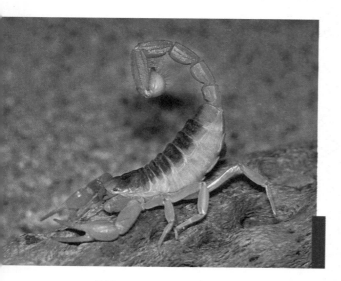

全蝎

味辛，性平；有毒。有息风镇痉、攻毒散结、通络止痛的功能。

【基　源】　本品为钳蝎科动物东亚钳蝎的干燥体。

【原动物】　别名：钳蝎、全虫、蝎子。东亚钳蝎，体长约 60 毫米，躯干（头胸部和前腹部）为绿褐色，尾（后腹部）为土黄色。头胸部背甲梯形。侧眼 3 对。胸板三角形，螯肢的钳状上肢有 2 齿。触肢钳状，上下肢内侧有 12 行颗粒斜列。第 3、第 4 对步足胫节有距，各步足跗节末端有 2 爪和 1 距。前腹部的前背板上有 5 条隆脊线。生殖厣由 2 个半圆形甲片组成。栉状器有 16～25 枚齿。后腹部的前 4 节各有 10 条隆脊线，第 5 节权有 5 条，第 6 节的毒针下方无距。

【生境分布】　生活于阴暗潮湿处。主产于河南、山东、湖北、安徽等地。

【主治用法】　用于小儿惊风，抽搐痉挛，中风口歪，半身不遂，破伤风，风湿顽痹，偏正头痛，疮疡，瘰疬。用法用量，内服：煎汤，2～5 克；研末入丸、散，每次 0.5～1 克。外用适量。

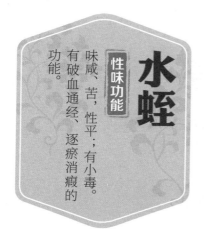

水蛭

味咸、苦，性平；有小毒。有破血通经、逐瘀消癥的功能。

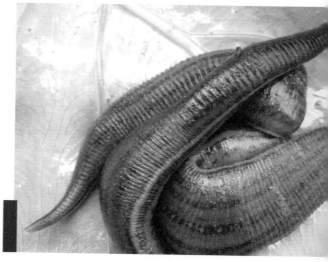

276

【基　　源】　本品为水蛭科动物蚂蟥、水蛭或柳叶蚂蟥的干燥全体。

【原 动 物】　别名：蚂蟥。体长稍扁，体长约 2～2.5 厘米，宽约 2～3 毫米。背面绿中带黑，有 5 条黄色纵线，腹面平坦，灰绿色，无杂色斑，整体环纹显著，体节由 5 环组成，每环宽度相似。当吸着动物体时，用此颚片向皮肤钻进，吸取血液，由咽经食道而贮存于整个消化道和盲囊中。身体各节均有排泄孔，开口于腹侧。雌雄生殖孔相距 4 环，各开口于环与环之间。前吸盘较易见，后吸盘更显著，吸附力也强。

【生境分布】　全国大部地区的湖泊、池塘以及水田中均有，以有机质丰富的池塘或无污染的小河中最多。

【主治用法】　用于治疗血瘀经闭，癥瘕积聚，铁打损伤，心腹疼痛等。用法用量：煎服，1.5～3 克；研末服，0.3～0.5 克。

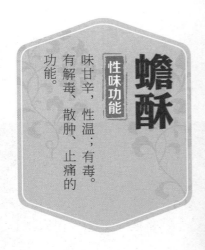

蟾酥

【性味功能】

味甘辛，性温；有毒。有解毒、散肿、止痛的功能。

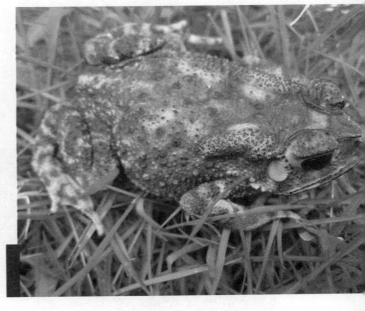

【基　　源】　本品为蟾蜍科动物中华大蟾蜍或黑眶蟾蜍的干燥分泌物。

【主治用法】　治发背、疔疮、痈毒、咽喉肿痛、龋齿牙痛等症。用法用量，入丸散，每次 0.015～0.03 克。外用适量。

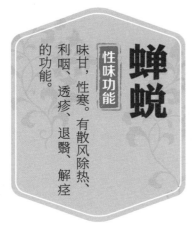

蝉蜕

性味功能

味甘，性寒。有散风除热、利咽、透疹、退翳、解痉的功能。

【基　源】　本品为蝉科昆虫黑蚱的幼虫羽化时脱落的皮壳。

【原动物】　别名：蝉衣、蝉壳、知了皮、金牛儿。全形似蝉而中空，稍弯曲。表面呈茶棕色，半透明，有光泽，被黑棕色或黄棕色细毛。头部触角 1 对，呈丝状，多已断落；复眼凸出，透明；额部凸出；上唇宽短，下唇延长成管状。胸的背面纵裂或呈十字形纵横裂开；左右具小翅两对，前对较长，后对较短；腹面足 3 对，前足腿节及胫节先端具锯齿，肘节先端有 2 个小刺，齿刺皆呈黑棕色；中足及后足均细长。腹部扁圆；共分 9 节，尾端呈三角状钝尖。

【生境分布】　栖于杨、柳、榆、槐、枫杨等树上。主要产于山东、河南、河北、湖北、江苏、四川等地。

【主治用法】　用于风热感冒，咽痛，麻疹不透，风疹瘙痒，目赤翳障，惊风抽搐等。用法用量，煎汤：3 ～ 10 克；或入丸、散。外用：煎水洗或研末调敷。

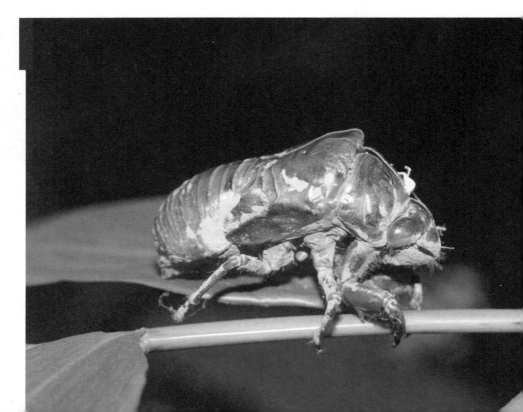

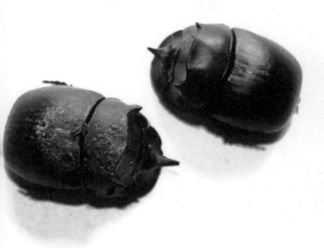

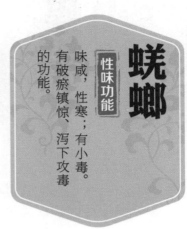

蜣螂

性味功能

味咸，性寒；有小毒。有破瘀镇惊、泻下攻毒的功能。

【基　　源】　本品为金龟子科昆虫屎壳螂的干燥虫体。

【原 动 物】　全体黑色，稍带光泽。雄虫体长3.3～3.8厘米，雌虫略小。雄虫头部前方呈扇面状，表面有鱼鳞状皱纹，中央有一基部大而向上逐渐尖细并略呈方形的角突；其后方之两侧有复眼，复眼间有一光亮无皱纹的狭带。前胸背板密布匀称的小圆突，中部有横形隆脊，隆脊中段微向前曲呈钝角状，两侧端各有齿状角突1枚，在齿突前下方有一浅凹，其底部光滑无小圆突，浅凹外侧有一较深的凹，底部小圆突十分模糊或缺如；小盾片不可见；前翅为鞘翅，相当隆起，满布致密皱形刻纹，各方有7条易辨的纵线；后翅膜质，黄色或黄棕色。口部、胸部下方，有很多褐红色或褐黄色纤毛，中后足跗节两侧有成列的褐红色毛刺。雌虫外形与雄虫很相似，惟头部中央不呈角状突而为后面平、前面扁圆形的隆起，顶端呈一横脊；前胸背板横形隆脊近似直线，两侧端不呈齿状突角，且只有外侧的深凹，明显可见。

【生境分布】　栖息在牛粪堆、人屎堆中，主要分布于江苏、浙江、河北、湖北等地。

【主治用法】　用量1.5～3克，煎服；或入丸、散。外用研末，调敷或捣敷。

应 用

1. 小便血淋：蜣螂研水服。
2. 小儿重舌：烧蜣螂末和唾敷舌上。

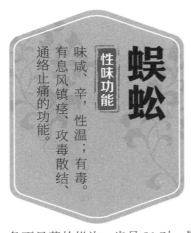

蜈蚣

性味功能

味咸、辛，性温；有毒。有息风镇痉、攻毒散结、通络止痛的功能。

【基　源】　本品为蜈蚣科动物少棘巨蜈蚣的干燥体。春、夏二季捕捉，用竹片插入头尾，绷直，干燥。

【原动物】　别名：天龙、百脚、吴公、百足虫、千足虫、天虫。

1. 少棘蜈蚣成体体长 110 ～ 140 毫米。头板和第 1 背板金黄色，自第 2 背板起墨绿色或暗绿色，末背板有时近于黄褐色，胸腹板和步足淡黄色。背板自 4 ～ 9 节起，有两条不显著的纵沟。步足 21 对，最末步足最长，伸向后方，呈尾状；基侧板后端有 2 小棘；前腿节腹面外侧有 2 棘，内侧有 1 棘；背面内侧有 1 棘和 1 隔棘；隔棘顶端有 2 小棘。

2. 多棘蜈蚣本种与少棘蜈蚣是两个近似的地理亚种。在形态上大体相似，主要区别是：个体较大；尾足的前股节背面内侧棘数、腹面外侧棘数、腹面内侧棘数均较少棘蜈蚣为多；颚肢齿板的齿数亦多。

【生境分布】　生长于山坡、田野、路边或杂草丛生的地方，或栖息在井沿、柴堆以及砖瓦缝隙间，特别喜欢阴湿、陈旧的地面。全国各地多有分布。主产于江苏、浙江、湖北、湖南、安徽、河南、陕西等地。

【主治用法】　用于小儿惊风，抽搐痉挛，中风口歪，半身不遂，破伤风，风湿顽痹，疮疡，瘰疬，毒蛇咬伤。用法用量 3 ～ 5 克。

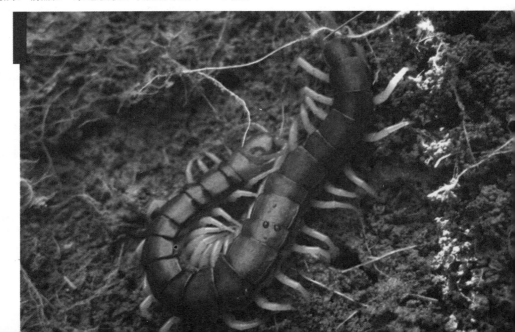

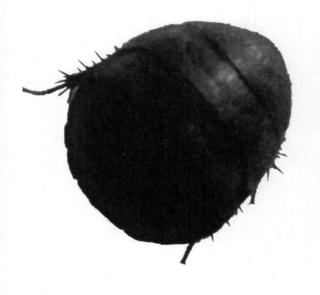

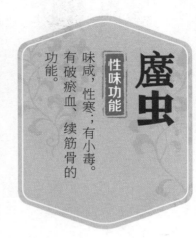

䗪虫

性味功能

味咸，性寒，有小毒。有破瘀血、续筋骨的功能。

【基　　源】　本品为鳖蠊科昆虫地鳖或冀地鳖的雌虫干燥体。

【原 动 物】　别名：地鳖虫、地乌龟、土鳖虫。

1. 地鳖雌雄异形，雄虫有翅，雌虫无翅。雌虫长约3厘米，体上下扁平，黑色而带光泽。头小，向腹面弯曲。口器咀嚼式，大颚坚硬。复眼发达，肾形；单眼2个。触角丝状，长而多节。前胸盾状，前狭后阔，盖子头上。雄虫前胸呈波状纹，有缺刻，具翅2对。

2. 冀地鳖雌虫体宽卵圆形，较地鳖宽。虫体表面暗黑色，无光泽，不如地鳖光亮。体背较地鳖扁。前胸背板前缘及身体周围具红褐色或黄褐色边缘。体背面有密集的小颗粒状突起，无翅。雄虫有翅，体灰黑色，除前胸背板前缘处有明显的淡色宽边外，身体其他部分无细碎斑纹。

【生境分布】　栖息于阴暗潮湿，有机质丰富，偏碱性的疏松土层中。全国大部分地区均有分布。

【主治用法】　用于筋骨折伤，瘀血经闭，癥瘕痞块。用法用量：煎服，3～10克；研末服，1～1.5克，黄酒送服。外用适量。

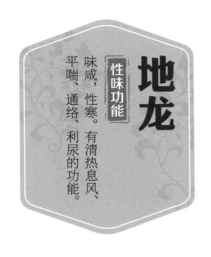

地龙

性味功能

味咸，性寒。有清热息风、平喘、通络、利尿的功能。

【基　源】　本品为巨蚓科动物参环毛蚓、通俗环毛蚓、威廉环毛蚓或栉盲环毛蚓的干燥体。前一种习称"广地龙"，后三种习称"沪地龙"。广地龙春季至秋季捕捉，沪地龙夏季捕捉，及时剖开腹部，除去内脏及泥沙，洗净，晒干或低温干燥。

【原动物】　别名：曲蟮、坚蚕、引无、却行、寒欣、鸣砌、蚯蚓。体长约 60～120 毫米，体重约 0.7～4 克。最大的有 1.5 公斤。生活在潮湿、疏松和肥沃的土壤中，身体呈圆筒形，褐色稍淡，约由 100 多个体节组成。前段稍尖，后端稍圆，在前端有一个分节不明显的环带。腹面颜色较浅，大多数体节中间有刚毛，在蚯蚓爬行时起固定支撑作用。在 11 节体节后，各节背部背线处有背孔，有利于呼吸，保持身体湿润。

【生境分布】　生于潮湿、疏松之泥土中，行动迟缓。分布于福建、广东、广西、江苏、浙江、湖北及上海、天津等地。

【主治用法】　热病惊狂、小儿惊风、咳喘、头痛目赤、咽喉肿痛、小便不通、风湿关节疼痛，半身不遂等症。外用涂丹毒、漆疮等症。用量 4.5～9 克。

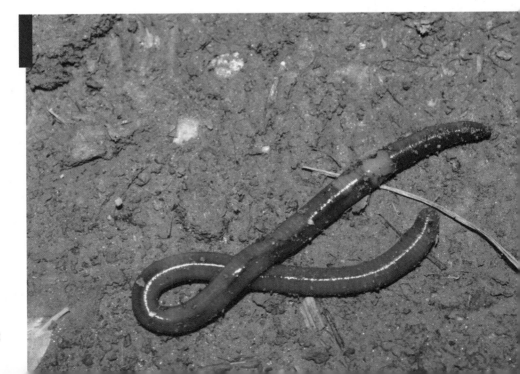

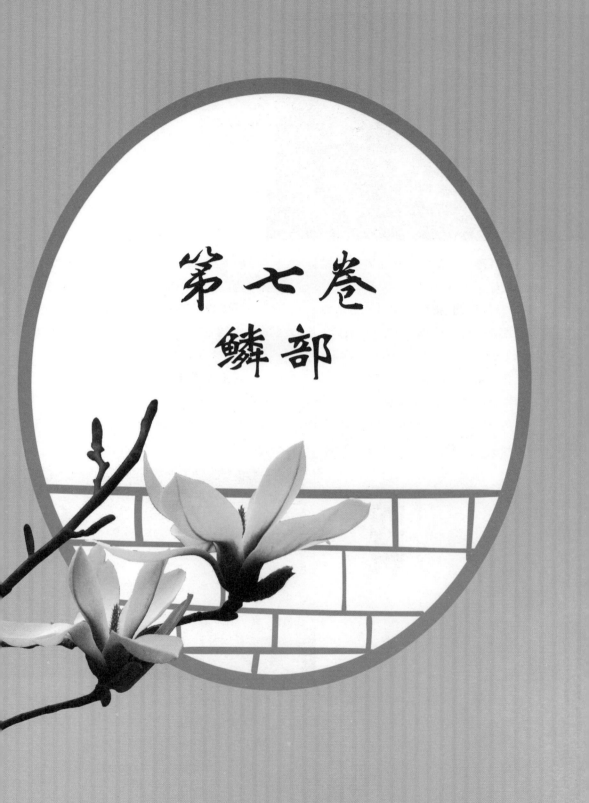

第七巻
鱗部

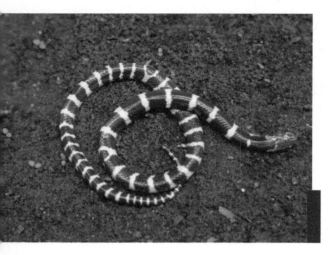

金钱白花蛇

性味功能

味甘、咸，性温；有毒。有祛风、通络、止痉的功能。

【基　源】　本品为眼镜蛇科动物银环蛇的干燥体。

【原 动 物】　别名：百节蛇，寸白蛇。蛇体全长60～120厘米。头部稍大于颈部。眼小，椭圆形。臭鳞2片，臭孔椭圆形，位于二鳞之间。无颊鳞常7片。眼前鳞1片，眼后鳞2片。前颞鳞1片，少数2片，后颞鳞2片。体鳞光滑，背鳞15列。腹鳞200～211片，肛鳞单一，尾下鳞单列，41～51片。体背面黑色，有多数白色横带，腹部白色。

【生境分布】　栖息于平原、丘陵的多水地带或山坡、田野、路旁。分布于安徽、台湾、湖北、广西、云南等地。

【主治用法】　用于风湿顽痹，麻木拘挛，中风口呙，半身不遂，抽搐痉挛，破伤风症等。用法用量：煎服，3～4.5克；研粉吞服1～1.5克。

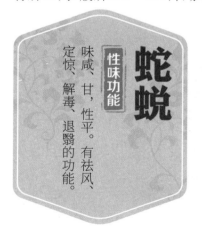

蛇蜕

性味功能

味咸、甘，性平。有祛风、定惊、解毒、退翳的功能。

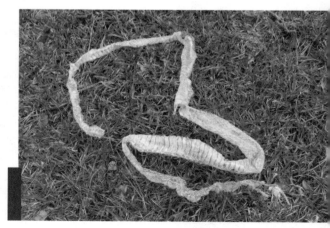

【基　源】　本品为游蛇科动物黑眉锦蛇、锦蛇或乌梢蛇等蜕下的干燥表皮膜。春末夏初或冬初采集，除去泥沙，干燥。

【原 动 物】　别名：蛇皮，蛇退，长虫皮，龙衣，蛇壳。锦蛇全长可达1.8米。头部比颈部稍大。吻鳞宽大于高，从背面可以看到。鼻间鳞长宽略相等。前额鳞宽大于长，两鳞间的缝合线比鼻间鳞长。额鳞前方稍宽于后方。颅顶鳞宽大。前鼻鳞狭长，后鼻鳞宽广，鼻孔大，位于2鼻鳞之间而稍向后。眼前鳞2片，有时3片，极少为1片。眼后鳞2片。前颞鳞2片，狭长；偶有3片者。后颞鳞3片，短而宽。上唇鳞8片，第4、5两片入眼；第7片最大。颊鳞1片，偶有2片者。下唇鳞10片。前5片与前颏鳞相接。前颏鳞比后颏鳞大。体鳞23～19行，除最外1、2行鳞列光滑外，余都起棱。腹鳞215～226片，肛

鳞2裂，尾下鳞84～101对。体背面及头部的鳞片四周黑色，中央黄色，体之前半部有30条左右较明显的黄色横斜斑纹，至体后半部消失，只在鳞片中央有黄斑。腹面黄色，有黑色斑纹。

【生境分布】 栖于高山及平原地区。性活泼，动作迅速。主产浙江、云南等地。

【主治用法】 用于小儿惊风，抽搐痉挛，翳障，喉痹，疔肿，皮肤瘙痒。用法用量，2～3克；研末吞服0.3～0.6克。

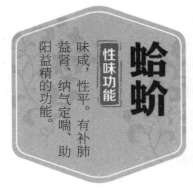

蛤蚧

性味功能

味咸，性平。有补肺益肾、纳气定喘、助阳益精的功能。

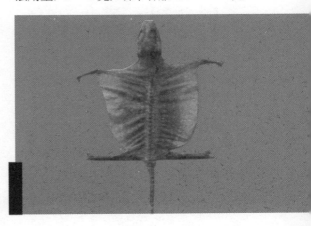

【基　源】 本品为壁虎科动物蛤蚧的干燥体。

【原 动 物】 别名：对蛤蚧、蛤蚧于、仙蟾。形如壁虎而大，全长20余厘米。头部较大，呈三角形；吻端凸圆；鼻孔近吻端；耳孔椭圆形；眼大，凸出；口中有许多小齿。全身生密鳞，上唇鳞12～14，第1片达鼻孔；吻鳞宽，其后缘有3片较大的鳞，头及背面鳞细小，成多角形。指、趾间具蹼；指、趾膨大，底部具有单行褶襞皮瓣，除第1指、趾外，末端均具小爪。雄性有股孔20余枚，左右相连。尾基部较粗，肛后囊孔明显。体

背紫灰色，有砖红色及蓝灰色斑点；浸液标本成为深浅相间的横斑，背部约有7～8条，头部、四肢及尾部亦有散在；尾部有深浅相间的环纹7条，色深者较宽；腹面近白色，散有粉红色斑点。尾易断，能再生。

【生境分布】 多栖于山岩及树洞中，或居于墙壁上，昼伏夜出，动作敏捷。捕食昆虫，有时也捕食壁虎、小鸟及蝇类等动物。分布广东、广西、贵州等地。

【主治用法】 用于虚喘气促，劳嗽咳血，阳痿遗精。用法用量，3～6克，多入丸散或酒剂。

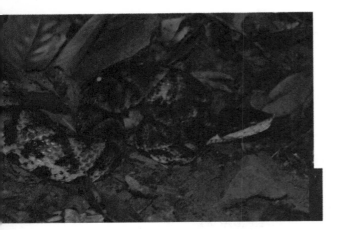

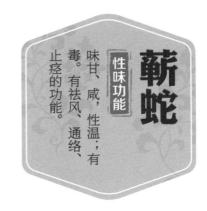

蘄蛇

性味功能

味甘、咸，性温；有毒。有祛风、通络、止痉的功能。

【基　　源】　本品为蝰科动物五步蛇的干燥体。

【原 动 物】　别名：大白花蛇，棋盘蛇，五步蛇，百步蛇。蘄蛇体长120～150厘米，大者可达200厘米以上。头大、三角形，与颈部可明显区分，有长管牙。鼻孔与眼之间有一椭圆形颊窝，为温觉感受器官。背面棕褐色或稍带绿色，其上具灰白色大方形斑块17～19个，尾部3～5个，此斑由左右两侧大三角斑在背正中合拢形成。背鳞多为21行，少数23行，除靠近腹鳞的1～3行鳞细弱外，其余均是强棱并具有鳞孔，棱的后半隆起成嵴，所以体表很粗糙。腹鳞雄性为157～165片，雌性为163～171片。尾下鳞雄性为56～63片，雌性为52～58片，前端约20枚为单行或杂以个别成对的，尾后端为双行；尾尖一枚鳞片侧扁而尖长，角质化程度较高，形成一角质刺，俗称"佛指甲"。

【生境分布】　产于蘄春蘄州龙峰山，两湖、三角山一带，喜食蛙、蟾蜍、蜥蜴、鸟、鼠等。

【主治用法】　用于风湿顽痹，麻木拘挛，中风口眼歪斜，半身不遂，抽搐痉挛，破伤风，麻风疥癣等。用法用量，煎服：3～9克；研末吞服，一次1～1.5克，一日2～3次。

乌梢蛇

性味功能

味甘，性平。有祛风、通络、止痉的功能。

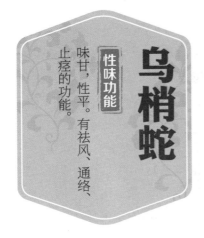

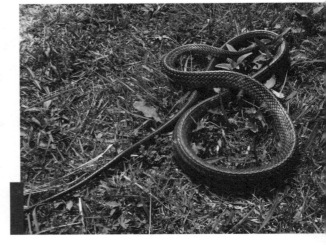

【基　　源】　本品为游蛇科动物乌梢蛇的干燥体。

【原 动 物】　别名：乌蛇，乌风蛇。体全长可达 2.5 米以上。体背绿褐或棕黑色及棕褐色；背部正中有一条黄色的纵纹；体侧各有两条黑色纵纹，至少在前段明显（成年个体），至体后部消失（有的个体是通身墨绿色的，有的前半身看上去是黄色，后半身是黑色）。次成体通身纵纹明显。头颈区别显著；吻鳞自头背可见，宽大于高；鼻间鳞为前额鳞长的 2/3；顶鳞后有两枚稍大的鳞片；上唇鳞 8，第七枚最大；下唇鳞 8 ～ 10；背鳞鳞行成偶数 16 － 16 －（14）－ 14，中央 2 ～ 4 行起强棱，腹鳞雄 192 ～ 204，雌 191 ～ 205；肛鳞二分；尾下鳞雄 95 ～ 137 对，雌 98 ～ 131 对。

【生境分布】　生于丘陵地带或低山地区农田、菜地、河沟附近以及草丛旁。分布于河北、甘肃、广西等地。

【主治用法】　用于风湿顽痹，麻木拘挛，中风口眼歪斜，半身不遂，抽搐痉挛，破伤风等。煎服，用量 9 ～ 12 克。或者研粉吞服，用量 2 ～ 3 克；或入丸剂、酒浸服。

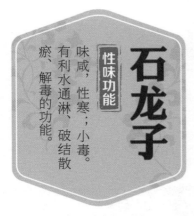

石龙子

性味功能

味咸，性寒；小毒。有利水通淋、破结散瘀、解毒的功能。

【基　　源】　本品为石龙子科动物石龙子或蓝尾石龙子除去内脏的全体。

【原 动 物】　别名：蜥易、易蜴、蜥蜴、山龙子、守宫、石蜴、猪蛇婆等。头体头 103 ～ 125 毫米，尾长 144 ～ 189 毫米。背面灰橄榄色；头部棕色；颈侧及体侧红棕色，雄性更为显著，体侧有分散的黑斑点；腹面白色。幼体背面黑灰色，有 3 条浅黄色纵纹向后直达尾部，随个体成长而消失或隐约可见。雄性颞

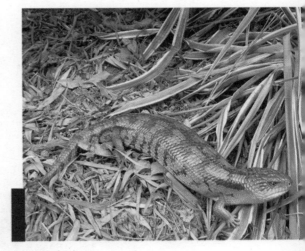

部显著隆肿。

【生 境 分 布】　生 活 于 海 拔 200 ～ 1000 米的山区、平原耕作区、开阔地、住宅、路旁杂草乱石堆中捕食昆虫。分布于江苏、安徽、浙江、江西等地。

【主治用法】　治癃闭，石淋，小便不利，恶疮，臁疮，瘰疬。内服：烧存性研末，用量 1.5 ～ 3 克；或入丸、散。外用适量，熬膏涂；或研末调敷。

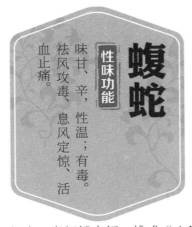

蝮蛇

性味功能

味甘、辛，性温；有毒。祛风攻毒、息风定惊、活血止痛。

【基　源】　本品为蝮蛇科动物蝮蛇除去内脏的全体。

【原动物】　别名：土锦、土虺蛇、灰地匾、反鼻蛇、草上飞、地扁蛇、七寸子。蝮蛇全长60厘米左右。头略呈三角形，与颈区分明显，背面浅褐色到红褐色，正脊有两行深棕色圆斑，彼此交错排列略并列，背鳞外侧及腹鳞间有1行黑褐色不规则粗点，略呈星状；腹面灰白，密布棕褐色或黑褐色细点。鼻间鳞宽短，排成"∧"形；眶前鳞2，眶后鳞2（3），眶璨来新月形，颞鳞2+4（3）；上唇鳞2～1～4（2～1～3、3～1～4）式。背鳞21（23）～21～17（15）行，中段最外行平滑或均具棱；腹鳞137～173，肛鳞完整；尾下鳞29～54对，少数为单行。

【生境分布】　多栖息于平原、丘陵地带、荒野、田边和路旁。我国北部、中部均有分布，以内蒙古、辽宁、大连蛇岛、吉林、黑龙江、山西、河北产量最高，浙江、江西也产。

【主治用法】　治风湿痹痛，麻风，瘰疬，疮疖，疥癣，痔疾，肿瘤。内服：浸酒，每条蝮蛇用60度白酒1000毫升浸3个月，每次饮5～10毫升，日饮1～2次；或烧存性研成细粉，每次0.5～1.5克，日服2次。外用：适量，油浸、酒渍或烧存性研末调敷。

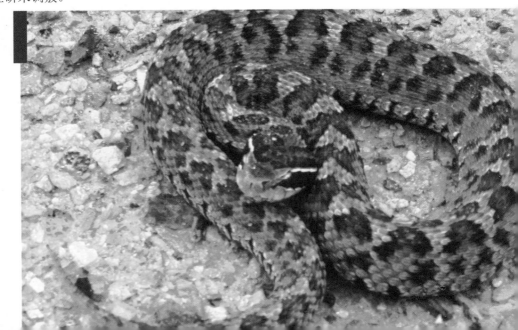

第八卷
介部

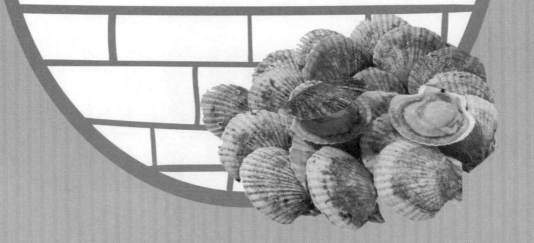

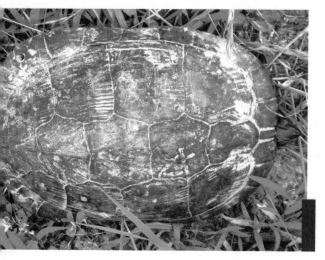

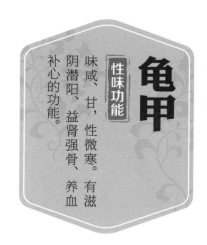

龟甲

味咸、甘，性微寒。有滋阴潜阳、益肾强骨、养血补心的功能。

【基　　源】　本品为龟科动物乌龟的背甲及腹甲。别名：乌龟壳，乌龟板，下甲，血板，烫板。

【原 动 物】　体呈扁圆形，腹背均有坚硬的甲，甲长约 12 厘米，宽 8.5 厘米，高 5.5 厘米。头形略方，头部光滑，后端具小鳞，鼓膜明显。吻端尖圆，颌无齿而形成角质喙；颈能伸缩。尾短而尖细。四肢较扁平，指，趾间具蹼，

后肢第 5 趾无爪，余皆有爪。

【采收加工】　全年均可捕捉，以秋、冬二季为多，捕捉后杀死，剥取背甲及腹甲，除去残肉，称为血板。或用沸水烫死，剥取背甲及腹甲，除去残肉，晒干者，称为烫板。

【主治用法】　用于阴虚潮热，骨蒸盗汗，头晕目眩，虚风内动，筋骨痿软，心虚健忘。用法用量 9 ～ 24 克，先煎。

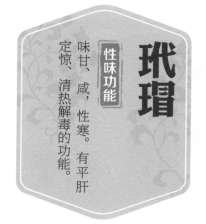

玳瑁

味甘、咸，性寒。有平肝定惊、清热解毒的功能。

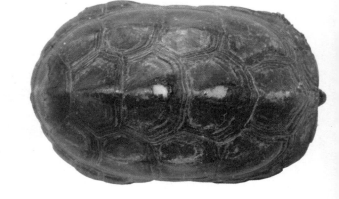

【基　　源】　本品为海龟科动物玳瑁的背甲。

【原 动 物】　别名：明玳瑁、玳瑁片。本品为近圆形、三角形或多角形

的板片，长 10 ～ 20 厘米，厚 1.5 ～ 3 毫米。边缘较薄，中央稍厚。表面呈暗褐色的半透明体。并有暗褐色与乳黄色的花纹，平滑而有光泽；内面密布白色

的条纹或斑点，并有纵横交错的沟纹。质坚韧，不易折断，断面角质。

【生境分布】 分布于我国福建、台湾、海南岛、西沙群岛等地。为野生品种。

【主治用法】 治热病高热，神昏谵语抽搐，小儿惊痫，眩晕，心烦失眠，痈肿疮毒。内服：煎汤，用量9～15克；或磨汁；亦可入丸、散。外用适量，研末调涂。

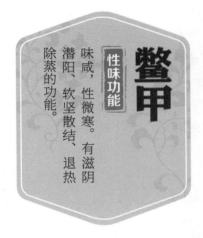

鳖甲

性味功能

味咸，性微寒。有滋阴潜阳、软坚散结、退热除蒸的功能。

【基　源】 本品为鳖科动物鳖的背甲。

【原动物】 别名：团鱼盖，脚鱼壳，上甲。体呈椭圆形，背面中央凸起，边缘凹入。腹背均有甲。头尖，颈粗长，吻突出，吻端有1对鼻孔。眼小，瞳孔圆形。颈基部无颗粒状疣；头颈可完全缩入甲内。背腹甲均无角质板而被有软皮。背面橄榄绿色，或黑棕色，上有表皮形成的小疣，呈纵行排列；边缘柔软，俗称裙边。腹面黄白色，有淡绿色斑。背、

应　用

原发性血小板减少性紫癜：玳瑁、黄药子、山豆根、北黄芪、当归、茜草根、仙鹤草、鸡血藤、牡丹皮、土大黄、紫草、蒲草、川芎、赤芍、三七各适量。制成蜜丸，每丸重15克，每服1丸，每日3次。儿童酌减。

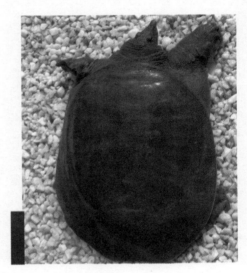

腹骨板间无缘板接连。前肢5指，仅内侧3指有爪；后肢趾亦同。指、趾间具蹼。雄性体较扁，尾较长，末端露出于甲边；雌性相反。

【生境分布】 多生活于湖泊、小河及池塘旁的沙泥里。主产湖北、安徽、江苏、河南、湖南、浙江、江西等地。此外，四川、福建、陕西、甘肃、贵州亦产。以湖北、安徽二省产量最大。

【主治用法】 用于阴虚发热，劳热骨蒸，虚风内动，经闭，癥瘕，久疟疟母。用法用量：9～24克，捣碎，先煎。

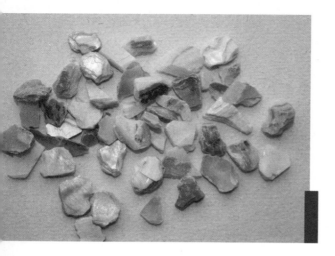

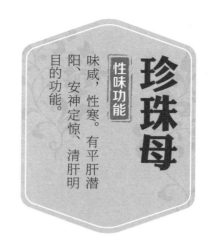

性味功能

味咸，性寒。有平肝潜阳、安神定惊、清肝明目的功能。

【基　　源】　本品为蚌科动物三角帆蚌、褶纹冠蚌或珍珠贝壳动物马氏珍珠贝的贝壳。

【原 动 物】　别名：珠牡丹、珠母、明珠母。贝壳呈不规则圆形，壳质坚厚。壳顶位于背缘前端并向前弯，右壳顶前方有一凹陷，为足丝出孔，两壳耳不明显，壳表面棕褐色或绿褐色，壳顶光滑，暗绿色，其余部分被有同心形鳞片，鳞片延伸至壳的边缘呈棘状或锯齿状，中部鳞片常脱落，多数留有淡白色放射状。壳内面珍珠层厚，有虹彩光泽，无齿，韧带强壮，紫褐色，前上掣肌痕较小，闭壳肌痕宽大，长圆形，略呈葫芦状，外套缘黑色，肛门膜具黑色素，肥厚宽大，顶端有一小突起。

【生境分布】　栖息于风浪较平静的海湾中，泥沙、岩礁或砾较多的海底。主要分布于广东、广西及西沙群岛等沿海地带。

【主治用法】　用于治头眩，耳鸣，心悸，失眠，癫狂，惊痫等。用法用量，煎服；10～25克；宜先煎。或入丸、散剂。外用适量。

石决明

性味功能

味咸，性寒。有平肝潜阳、除热明目的功能。

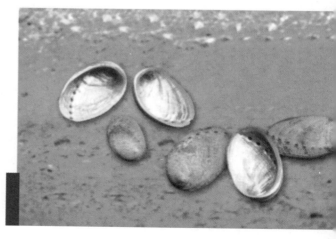

【基　　源】　本品为鲍科动物杂色鲍、皱纹盘鲍、羊鲍等的贝壳。

【原 动 物】　别名：真珠母、鳆鱼甲、九孔螺、千里光、金蛤蜊皮。贝壳较小型而坚厚，呈椭圆形，有 3 个螺层，缝合线浅。螺旋部极小，体螺层极宽大，几乎占贝壳全部，壳顶钝，略高于体螺层的壳面。自第二螺层中部开始至体螺层边缘，有 30 多个一列凸起和小孔，前端凸起小而不显著，末端 8 ～ 9 个特别大，并且开口。体螺层被凸起和小孔形成的螺肋区分成上下两部分：上部宽大，呈一倾斜面；下部窄小，前端与上部略呈垂直，壳面呈绿褐色；生长纹极明显，呈一条条明显的肋状条纹。贝壳内面白

色，有美丽的彩色光泽；壳口椭圆形，与体螺层大小相等。

【生境分布】 栖息在潮间带及低潮线附近，以腹足吸附在岩石下或岩石缝间。分布于暖海地区，如福建、广东、海南等沿海地带。

【主治用法】 用于肝阳上亢、头目眩晕、虚劳骨蒸、吐血、青盲内障等。用法用量，煎服：3 ～ 15 克；宜先煎。平肝、清肝宜生用，外用宜煅用、水飞。

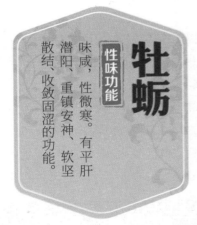
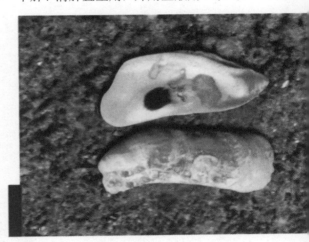

牡蛎

【性味功能】 味咸，性微寒。有平肝潜阳、重镇安神、软坚散结、收敛固涩的功能。

【基　源】 本品为牡蛎科动物长牡蛎、大连湾牡蛎或近江牡蛎的贝壳。

【原动物】 别名：蛎蛤、牡蛤、海蛎子壳、海蛎子、生蚝。长牡蛎贝壳呈长条形，坚厚，一般壳长 140 ～ 330 毫米，高 57 ～ 115 毫米，长比高约大 3 倍，已知最大的长达 722 毫米。左壳稍凹，壳顶附着面小，右壳较平如盖，背腹缘几乎平行，壳表面淡紫色、灰白色或黄褐色。自壳顶向后缘环生排列稀疏的鳞片，略呈波状，层次甚少，没有明显放射肋。壳内面瓷白色，

韧带槽长而宽大，闭壳肌痕大，位于壳的后部背侧，呈棕黄色马蹄形。

【生境分布】 生活于低潮线附近、江河入海近处、泥滩及泥沙质海底、潮间带的蓄水入口及岩礁上。我国沿海等地均有分布。

【主治用法】 用于眩晕耳鸣，惊悸失眠；瘰疬瘿瘤，癥瘕痞块；自汗盗汗；遗精；崩漏；带下等。用法用量：9 ～ 30 克；宜打碎先煎。外用适量。收敛固涩宜煅用，其他宜生用。

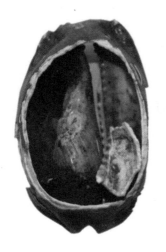
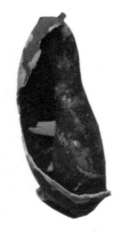
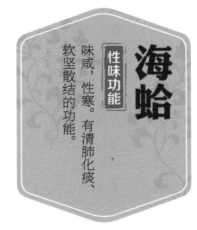

海蛤

性味功能

味咸，性寒。有清肺化痰、软坚散结的功能。

【基　　源】　本品为帘蛤科动物文蛤和青蛤等的贝壳。

【原 动 物】　海产软体动物。贝壳坚厚，背缘略呈三角形，腹缘略呈圆形。壳顶凸出，位于贝壳中部，略靠前方，壳顶尖端微向腹面弯曲。贝壳表面膨胀光滑，外面被有一层光泽如漆的黄灰色壳皮。由壳顶开始常有许多环形的褐色带，顶部具有齿状花纹，有的壳全为暗褐色，放射线和轮线不明显，老年时壳顶的表皮很易脱落而现白色。外套线痕显明，外套窦短，呈半圆形，后闭壳肌痕大。呈卵形，前闭壳肌痕较狭，略呈半圆形。

【生境分布】　栖息于浅海泥沙中。分布于我国沿海地区，北自辽宁，南至海南岛等地区均有。

【主治用法】　用于痰热咳嗽，瘿瘤，痰核，胁痛，湿热水肿等。煎服，用量10～15克，先煎；或入丸、散。外用适量，研末撒或调敷。

瓦楞子

性味功能

味咸，性平。有消痰软坚散结、制酸止痛的功能。

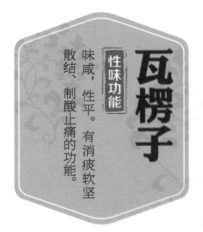
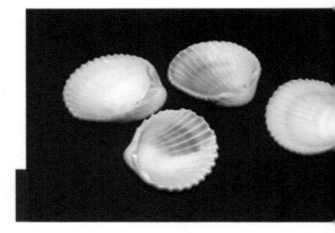

【基　　源】　本品为蚶科动物魁蚶、泥蚶及毛蚶的贝壳。

【原 动 物】　别名：蛤壳、瓦屋子、花蚬壳。魁蚶贝壳斜卵圆形，坚厚。两壳合抱，左壳比右壳稍大，极膨胀，壳顶凸出，向内弯曲，稍超过韧带面。韧带梭形，具黑褐色角质厚皮。壳面白色，被棕褐色绒毛状壳皮，壳顶部壳皮带脱落，使壳顶呈白色。壳内面白色，铰合部直，铰合齿60～70枚，中间者细小直立，两端渐大而外斜。闭壳肌痕明显，前痕小，卵形；后痕大呈梨形，外套痕明显，鳃黄赤色。壳边缘厚，有与放射肋沟相应的齿状凸起。

【生境分布】 生活于潮下带5米至10～30米深的软泥或泥沙质海底或生活于浅海泥沙底。产于各地沿海地区。

【主治用法】 同用于治痰火郁结之瘿瘤、瘰疬、痰核等症。用法用量，煎服：用量10～15克，宜打碎先煎。研末服，每次1～3克。

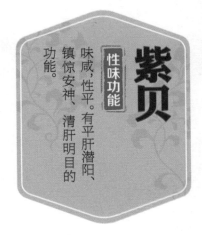

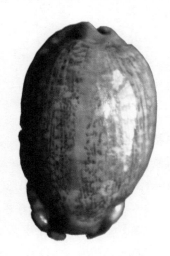

紫贝

性味功能 味咸，性平。有平肝潜阳、镇惊安神、清肝明目的功能。

【基　源】 本品为宝贝科动物蛇首眼球贝、山猫宝贝或绶贝等的贝壳。

【原 动 物】

1. 蛇首眼球贝　贝壳小型，坚固，略呈卵圆形。壳长约3厘米，宽约2.4厘米，高约1.5厘米。贝壳周缘呈深褐色，前后端为淡褐色，背面有大小不同的白斑散布，腹面周缘呈灰青色。壳口狭长，内外两唇周缘各有细白的齿14～17个。幼体的壳薄，可看到2～3个螺层，壳面乳白色，背面中部有一条宽褐色带。体柔软，可全部缩入壳内。头部宽，吻短，触角长而尖，眼凸出，位于触角的外侧。足部发达。

2. 山猫宝贝　贝壳中型，壳长约4.3厘米，宽约2.7厘米，高约2.2厘米，周缘及底部呈白色；背面呈褐色，上布有不规则的深褐色及淡蓝色的斑点。壳口唇周缘各有齿26～29个，齿间为血红色。

【生境分布】 生活于低潮线附近岩石或珊瑚礁的洞穴内。分布于我国海南岛、台湾等地。

【主治用法】 用于惊悸心烦不眠，小儿斑疹，目赤云翳。用量10～15克，煎服。宜打碎先煎。

应 用

惊悸失眠： 与磁石、龙骨、酸枣仁等同用，共收安神、平肝之效。

蛤蜊

性味功能

味咸，性寒。有滋阴、利水、化痰、软坚的功能。

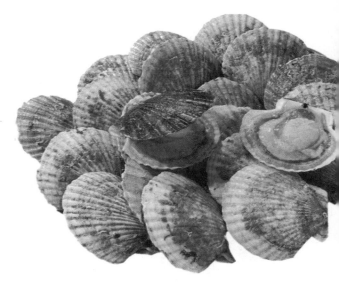

【基　　源】　本品为蛤蜊科动物四角蛤蜊等的肉。

【原 动 物】　别名：吹蛤梨、蛤刺、吹潮、沙蛤、沙蜊、白蚬子、白蚶子、布鸽头。四角蛤蜊，贝壳略呈四角形，质坚，壳长 36 ～ 48 毫米，壳高 34 ～ 46 毫米，壳宽 28 ～ 37 毫米，壳顶凸出，略向前屈，并向内卷，位于背缘中央略靠前方。小月面及楯面心形。壳面中部膨胀，并向前后及近腹缘急遽收缩，壳顶白色，幼小个体通常淡紫色，近腹缘为黄褐色，腹面边缘常有一条狭黑边。生长线略粗，形成凹凸不平的同心环纹。壳内面白色，略具光泽。外韧带小，淡黄色膜状；内韧带发达，呈三角形，黄褐色。铰合部狭长，左壳具 1 枚分叉主齿，右壳有 2 枚主齿排列成八字形。两壳前后侧齿均呈片状，左壳单片，右壳为双片。前闭壳肌痕略小，卵圆形；后闭壳肌痕稍大，近圆形。外套窦不甚深，末端钝圆。外套膜边缘双层，内缘有分枝的小触手。小管黄白色，末端具触手。足部发达，呈斧状。

【生境分布】　生活于潮间带中、下区及浅海泥沙滩中。栖埋深度 50 ～ 100 毫米，喜栖息于近河口沿海。北方生殖季节在 4 ～ 6 月。我国沿海均有分布。

【主治用法】　治消渴，水肿，痰积，癥块，瘿瘤，崩、带，痔疮。内服：煮食。

应 用

肺结核、阴虚盗汗：蛤蜊肉加韭菜（韭黄更好）煮做菜经常食。

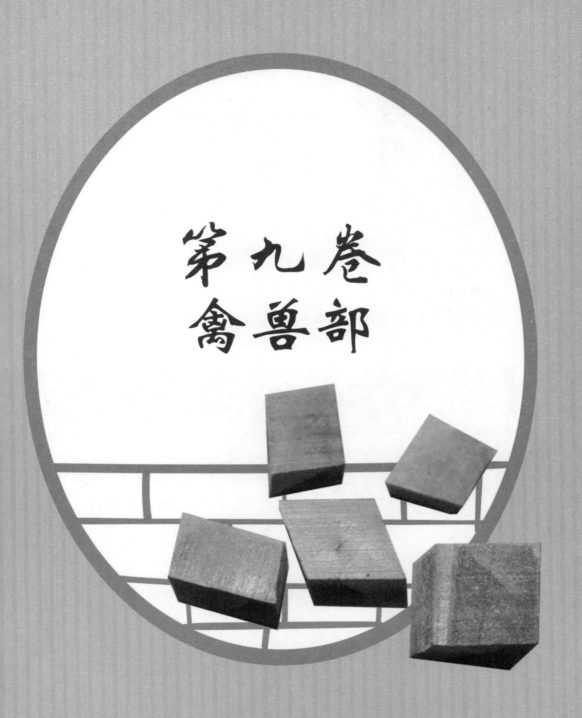

第九卷
禽兽部

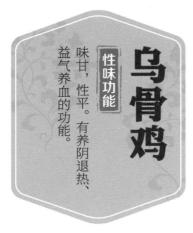

乌骨鸡

性味功能

味甘，性平。有养阴退热、益气养血的功能。

【基　源】　本品为雉科动物乌骨鸡的肉或除去内脏的全体。

【原动物】　别名：乌鸡。体躯短矮而小。头小，颈短，具肉冠，耳叶绿色，略呈紫蓝。遍体毛羽色白，除两翅羽毛外，全呈绒丝状；头上有一撮细毛凸起，下颌上连两颊面生有较多的细短毛。翅较短，而主翼羽的羽毛呈分裂状，致飞翔力特别强。毛脚，5爪。跖毛多而密，也有无毛者。皮、肉、骨均黑色。也有黑毛乌骨、肉白乌骨、斑毛乌骨等变异种。

【生境分布】　多为人工饲养，原产江西泰和县，现其他地区也有饲养。

【主治用法】　用于虚劳羸瘦，骨蒸痨热，消渴，遗精，久泻，久痢，崩中，带下。内服：煮食，适量；或入丸、散。

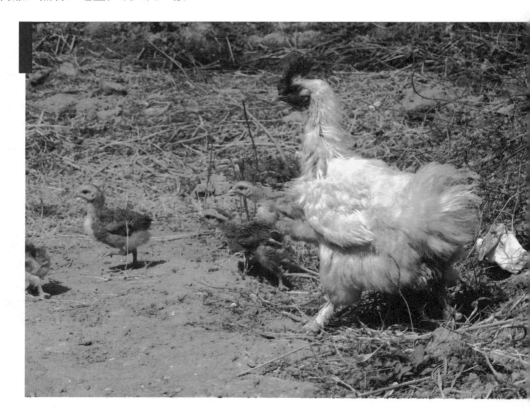

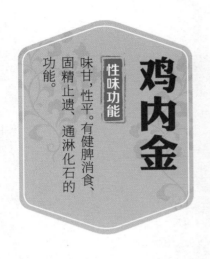

鸡内金

性味功能

味甘，性平。有健脾消食、固精止遗、通淋化石的功能。

【基　　源】　本品为雉科动物鸡的干燥沙囊的角质内壁。

【原动物】　家鸡，家禽。嘴短而坚，略呈圆锥状，上嘴稍弯曲。鼻孔裂状，被鸡内金有鳞状瓣。眼有瞬膜。头上有肉冠，喉部两侧有肉垂，通常呈褐红色；肉冠以雄者为高大，雌者低小；肉垂亦以雄者为大。翼短；羽色雌、雄不同，雄者羽色较美，有长而鲜丽的尾羽；雌者尾羽甚短。足健壮，跗、跖及趾均被有鳞板；趾4，前3趾，后1趾，后趾短小，位略高，雄者跗跖部后方有距。

【生境分布】　全国各地均产。

【主治用法】　用于水肿腹胀，泻痢，食积，反胃吐酸，小儿疳疾，泌尿系统结石，遗尿。用量3～10克，水煎服。研末用量1.5～3克，研末冲服比煎剂效果好。

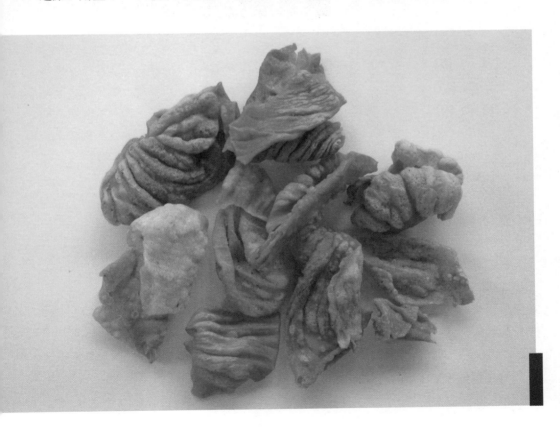

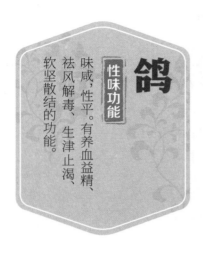

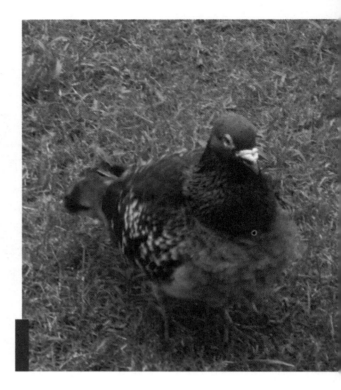

鸽

性味功能

味咸，性平。有养血益精、祛风解毒、生津止渴、软坚散结的功能。

【基　源】　本品为鸠鸽科动物原鸽、家鸽或岩鸽的肉或全体。

【原 动 物】　别名：鹁鸽、飞奴。

1. 原鸽　体长约30厘米。头较小而圆。头、颈、胸和上背为石板灰色，在颈部、上背、前胸闪耀着金属绿紫色；背的其余部分及两翅覆羽呈暗灰色，翅上各有1道黑色横斑；下体自胸以下为鲜灰色。雌鸟体色似雄鸟，但要暗一些。幼鸟背部灰黑，羽端多少为白色，下体也较暗。

2. 家鸽　由原鸽驯养而来，同时又有家鸽野生化。但在人工饲养过程中其形态的变化较大，以青灰色较普遍，有纯白、茶褐、黑白混杂等。

【生境分布】　原鸽栖息于高山岩壁上或高大建筑物上。性喜群飞，晨、晚飞至耕作地上觅食，以各种植物种子及果实为食。岩鸽栖息于山区多岩和峭壁处。常小群在山谷或平原觅食。分布于我国北部地区。家鸽我国大部分地区均有饲养。

【主治用法】　用于虚羸，妇女血虚经闭，消渴，久疟，麻疹，肠风下血，恶疮，疥癣。内服，煮食或蒸食。

应　用

1. **消渴饮水不知足：** 白花鸽1只，切作小脔，以土苏煎，含之咽汁。

2. **久疟：** 鸽肉蒸食。

3. **妇女干血劳和月经闭止：** 鸽肉、魔芋、夜明砂、鳖甲、龟甲各适量，共炖服。

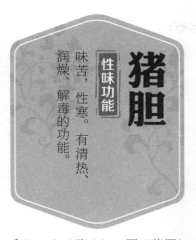

猪胆

性味功能

味苦，性寒。有清热、润燥、解毒的功能。

【基　　源】　本品为猪科动物猪的胆汁。

【原 动 物】　别名：猪、豚、彘。猪的品种繁多，达150多种，形态也有差异基本特征是：躯体肥胖，头大。鼻与口吻皆长略向上屈。眼小。耳壳有的大而下垂，有的较小而前挺。四肢短小，4趾，前2趾有蹄，后2趾有悬蹄。颈粗，项背疏生鬃毛。尾短小，末端有毛丛。毛色有纯黑、纯白或黑白混杂等。本动物的皮肤（猪肤）、毛（猪毛）、骨（猪骨）、血（猪血）、骨髓及脊髓（猪髓）、脑（猪脑）、甲状腺体（猪靥）、蹄（猪蹄）、蹄甲（猪蹄甲）、睾丸（豚卵）、心（猪心）、肝（猪肝）、脾（猪脾）、肺（猪肺）、肾（猪肾）、胆（猪胆）、胃（猪肚）、胰（猪胰）、肠（猪肠）、膀胱（猪脬）、脂肪（猪脂膏）亦供药用。

【主治用法】　用于热病燥渴，大便秘结，咳嗽，哮喘，目赤，目翳，泄痢，黄疸，喉痹，聤耳，痈疽疔疮，鼠瘘，湿疹，头癣。内服：煎汤，用量6～9克；或取汁，每次3～6克；或入丸、散。外用适量，涂敷、点眼或灌肠。

应　用

1. **黄病：** 猪胆一个，鸡蛋一个。共调匀，不拘时服。如嫌苦难下，用于糕咽之，连服三次。
2. **喉痛：** 猪胆、射干、玄明粉、人中白、知母。煎服。
3. **大便燥结：** 猪胆、蜂蜜，煎服。

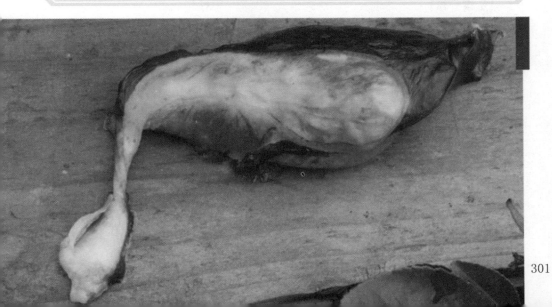

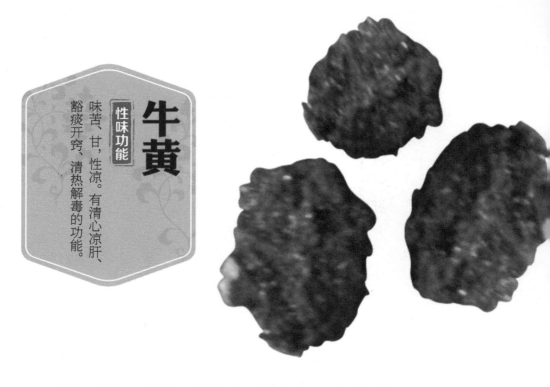

牛黄

味苦、甘，性凉。有清心凉肝、豁痰开窍、清热解毒的功能。

【基　　源】　本品为牛科动物牛干燥的胆结石。即天然牛黄。

【性　　状】　别名：西黄，丑宝。完整者呈卵形，方圆形或三角形，直径0.5～3厘米。表面金黄色或棕黄色，深浅不一，细腻而稍有光泽；有时外部有一层黑色光亮的薄膜，习称"乌金衣"；有的表面有裂纹，亦有呈麻面而不光滑的。质轻松脆，易于破碎。断面棕黄或金黄色，深浅不等，亦显光泽，有排列整齐的环状层纹，重重相叠。气清香，味先微苦，后微甜。入口芳香清凉，嚼之不粘牙，可慢慢溶化。以少许粉末，和以清水，涂于指甲上能染黄色，经久不褪，习称"透甲"或"挂甲"。

【生境分布】　产于西北者，称西牛黄或西黄；产于东北者，称东牛黄或东黄；产于北京、天津等地者，称京牛黄。进口的牛黄，产于加拿大、阿根廷、乌拉圭、巴拉圭、智利、玻利维亚等地者，称金山牛黄；产于印度者，称印度牛黄。进口牛黄的色泽、气味，均不及国产牛黄。

【主治用法】　用于热病神昏，中风窍闭，惊痫抽搐，小儿急惊，咽喉肿烂，口舌生疮，痈疽疔毒。内服：研末，每次1.5～3克；或入丸剂。外用适量，研末撒或调敷。

应　用

热病神昏： 与朱砂、麝香、冰片、黄连、栀子等配伍，如安宫牛黄丸。

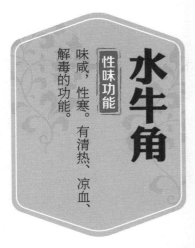

性味功能

水牛角

味咸，性寒。有清热、凉血、解毒的功能。

【基　　源】　本品为牛科动物水牛的角。

【原 动 物】　水牛为大家畜，体壮，蹄大，额方，鼻宽，嘴向前伸，下颌和颈几乎与地面平行。公、母牛皆有角，角呈方棱状或呈三角形，弧形对生，角面多带纹。上颚无门齿及犬齿，臼齿皆强大，颈较短。体躯肥满，腰隆凸，四肢强健，肢具四趾，各有蹄，前2趾着地，后2趾不着地而悬蹄。毛粗硬，稀疏，皮毛黑灰色而有光泽，冬季则为青灰色，品种不多，毛色以灰青、石板青为多，黑色、黄褐色为少，纯白色则较罕见。

【生境分布】　全国各地均有饲养，主要分布于华南、华东地区。

【主治用法】　用于温病高热，神昏谵语，发斑发疹，吐血衄血，惊风，癫狂。煎服，用量6～15克，宜锉碎先煎，或锉末冲服。

应　用

痈肿疮疡，咽喉肿痛：配黄连、连翘、黄芩等药用，如水牛角解毒丸。

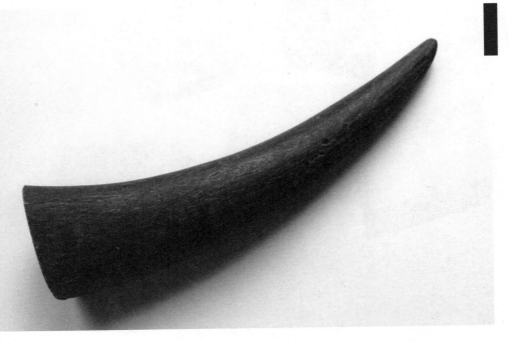

阿胶

【性味功能】 味甘，性平。有补血滋阴、止血、安胎的功能。

【基　源】 本品为马科动物驴的皮经煎煮，浓缩而制成的固体胶。

【原 动 物】 别名：驴、漠骊、毛驴。驴，体型比马小，体重一般200千克左右。驴肉的头型较长，眼圆，其上生有1对显眼的长耳。颈部长而宽厚，颈背鬃毛短而稀少。躯体匀称，四肢短粗，蹄质坚硬。尾尖端处生有长毛。驴的体色主要以黑、栗、灰三种为主。中国著名的品种关中驴，体型高大，繁殖力强。

【生境分布】 驴性情较温驯，饲养管理方便，饲料粗劣。分布于山东的东阿市、浙江。上海、北京、天津、武汉、沈阳、河南禹州等地也产。

【主治用法】 用于虚证，虚劳咯血，吐血，尿血，便血，血痢，妊娠下血，崩漏，阴虚心烦失眠，肺虚燥咳，虚风内动之痉厥抽搐。用量5～10克，烊化服。止血宜蒲黄炒，润肺宜蛤粉炒。

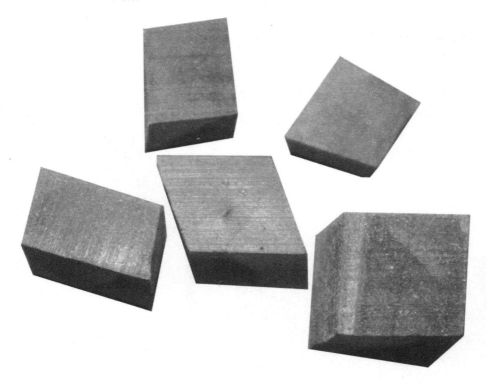

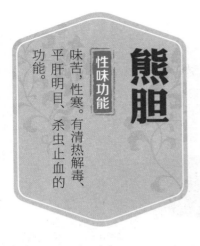

熊胆

性味功能

味苦，性寒。有清热解毒、平肝明目、杀虫止血的功能。

【基　　源】 本品为脊椎动物熊科棕熊和黑熊的胆囊。

【原 动 物】 黑熊雌性体长 110 ~ 150 厘米，雄性体长 120 ~ 189 厘米；尾长小于 12 厘米；肩高 70 ~ 100 厘米。雌性体重 40 ~ 140 千克，雄性体重 60 ~ 200 千克。体毛黑亮而长，下颏白色，胸部有一块"V"字形白斑。头圆，耳大，眼小，吻短而尖，鼻端裸露，足垫厚实，前后足具 5 趾，爪尖锐不能伸缩。身体粗壮。栖息于山地森林，主要在白天活动，善爬树，游泳；能直立行走。

视觉差，嗅觉、听觉灵敏；食性较杂，以植物叶、芽、果实、种子为食，有时也吃昆虫、鸟卵和小型兽类。北方的黑熊有冬眠习性，整个冬季蛰伏洞中，不吃不动，处于半睡眠状态，至翌年 3 ~ 4 月出洞活动。

【主治用法】 用于湿热黄疸，暑湿泻痢，热病惊痫，目赤翳障，喉痹，鼻蚀，疔疮，痔漏，疳疾，蛔虫，多种出血。内服：入丸散，用量 0.2 ~ 0.5 克。外用适量，研末调敷或点眼。

应　用

1. 肝胆疾病（患有胆结石、胆道炎和黄疸的患者）：可采用熊胆汁配伍郁金、姜黄和茵陈蒿，水煎服，进行治疗，有一定疗效。
2. 眼科疾病：取 20% 熊胆注射液结合膜下注射，每次 0.2 毫升，对晶体混浊、眼底出血及球后视神经炎有较好疗效。

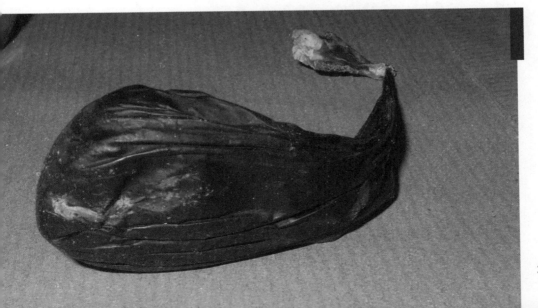

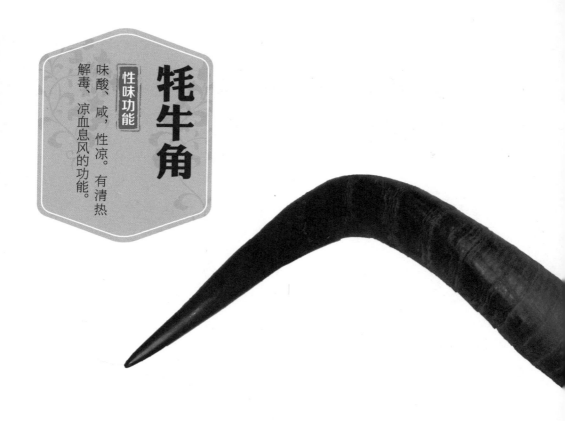

牦牛角

性味功能

味酸、咸，性凉。有清热解毒、凉血息风的功能。

【基　　源】　本品为牛科动物牦牛的角。

【原动物】　别名：牦牛、旄牛、犏牛、毛犀、猫牛、竹牛、毛牛。牦牛，状如牛，体粗大，体重在 500 千克以上，头及躯体背面的毛短而光滑。肩部有突起隆肉。体侧、颈、胸、腹、尾、颌、喉部均被下垂的长毛，尤以尾毛为甚。通体暗褐黑色，吻部、鼻部稍杂白色。四肢短粗；雄兽角大，而雌盖角小，角基略扁，二角分离甚远，角先向上，再向外，近末端复向内向上，角尖略向后弯。

【生境分布】　栖息于青藏高原的荒凉之处，怕热而不畏冰雪。喜游荡，常数十成群，以高原山谷的粗草为食。分布于青藏高原，北至昆仑山，阿尔金山和祁连山西段，东至四川西北部，南达西藏境内。在青藏高原地区，牦牛已被驯为家畜。

【主治用法】　用于高热惊痫，血热出血。内服：煎不汤，用量 15 ～ 30 克。

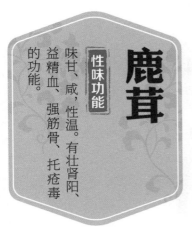

性味功能

鹿茸

味甘、咸，性温。有壮肾阳、益精血、强筋骨、托疮毒的功能。

【基　源】　本品为鹿科动物梅花鹿或马鹿雄鹿未骨化密生茸毛的幼角。前者称"梅花茸"，后者称"马鹿茸"。

【原动物】

梅花鹿体长约1.5米，体重100千克左右。眶下腺明显，耳大直立，颈细长。四肢细长，后肢外侧踝关节下有褐色足迹腺，主蹄狭小，侧蹄小。臀部有明显的白色臀斑，尾短。雄鹿有分叉的角，长全时有4～5叉，眉叉斜向前伸，第二枝与眉叉较远，主干末端再分两小枝。

梅花鹿冬毛棕色，白色斑点不显。鼻面及颊部毛短，毛尖沙黄色。从头顶起沿脊椎到尾部有一深棕色的背线。白色臀斑有深棕色边缘。腹毛淡棕，鼠蹊部白色。四肢上侧同体色，内侧色稍淡。夏毛薄，无绒毛，红棕色，白斑显著，在脊背两旁及体侧下缘排列成纵行，有黑色的背中线。腹面白色，尾背面黑色，四肢色较体色为浅。

【主治用法】　主肾阳虚衰，阳痿滑精，宫冷不孕，虚劳羸瘦，神疲畏寒，眩晕，耳鸣耳聋，腰背酸痛，筋骨痿软，小儿五迟，女子崩漏带下，阴疽。内服：研粉冲服，1～3克；或入丸剂，亦可浸酒服。

应　用

精血耗竭，面色黧黑，耳聋目昏，口干多渴，腰痛脚弱，小便白浊，上燥下寒，不受峻补：鹿茸（酒浸）、当归（酒浸）等份。为细末，煮乌梅膏子为丸，如梧桐子大。每服五十丸，空心用米饮送下。

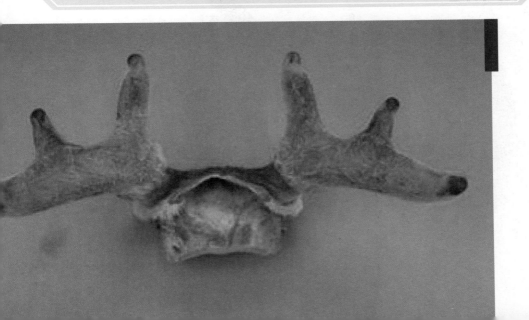

鹿角

性味功能

味咸，性温。有补肾阳、益精血、强筋骨、行血消肿的功能。

【基　源】　本品为鹿科动物马鹿或梅花鹿已骨化的角或锯茸后翌年春季脱落的角基，分别习称"马鹿角""梅花鹿角""鹿角脱盘"。

【原 动 物】　同307页鹿茸条。

【主治用法】　用于肾虚腰脊冷痛，阳痿遗精，崩漏，白带，尿频尿多，阴疽疮疡，乳痈肿痛，跌打瘀肿，筋骨疼痛。内服：煎汤，用量5～10克；研末，每次1～3克；或入丸、散。外用适量，磨汁涂、研末撒或调敷。熟用偏于补肾益精，生用偏于散血消肿。

应 用

1. **奶发，诸痈疽发背：**烧鹿角，捣末，以苦酒和涂之。

2. **下注脚疮：**鹿角，烧存性，入轻粉同研，油调涂之。

3. **妇人白浊，滑数虚冷者：**鹿角屑，炒黄，为末，酒服6克。

4. **骨虚极，面肿垢黑，脊痛不能久立，气衰发落齿槁，腰脊痛，甚则喜唾：**鹿角60克，川牛膝（去芦，酒浸，焙）45克。上为细末，炼蜜为丸，如梧桐子大。每服七十丸，空心盐汤送下。

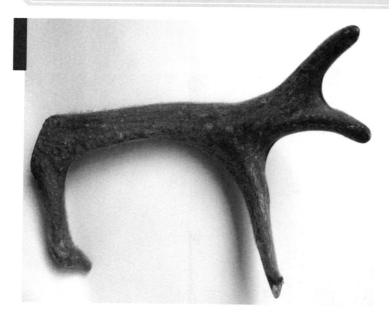

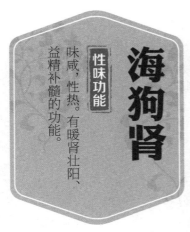

海狗肾

性味功能

味咸，性热。有暖肾壮阳、益精补髓的功能。

【基　源】　本品为脊椎动物哺乳纲、鳍脚目、海豹科动物腽肭兽的干燥阴茎及睾丸。

【原 动 物】　别名：腽肭脐。海狗体肥壮，形圆而长，至后部渐收削。雄兽身长达 2.5 米，雌者身长仅及其半。头略圆，颧骨高，眼大，耳壳甚小，口吻短，旁有长须。四肢均具 5 趾，趾间有蹼，形成鳍足，尾甚短小。体深灰褐色，腹部黄褐色。生活于寒带或温带海洋中，常随适当的水温而洄游。食物以鱼类和乌贼类为主。

【生境分布】　海狗喜晒日光，多集于岩礁和冰雪上。产于我国渤海及黄海沿岸，如辽宁的锦西、兴城、盘州、旅大及欧洲大西洋和北太平洋沿岸。

【主治用法】　用于虚祛寒，阳痿遗精，早泄，腰膝痿软，心腹疼痛。内服：煎汤，用量 3～9 克；或研末；或浸酒。

应　用

1. **阳痿精冷，精少不育**：与鹿茸、人参、附子等药同用，以增强壮阳散寒，暖肾益精之效，如腽肭脐丸。

2. **肾阳衰微，心腹冷痛**：与甘松、吴茱萸、高良姜等同用，共收补阳散寒之功，如腽肭脐散。

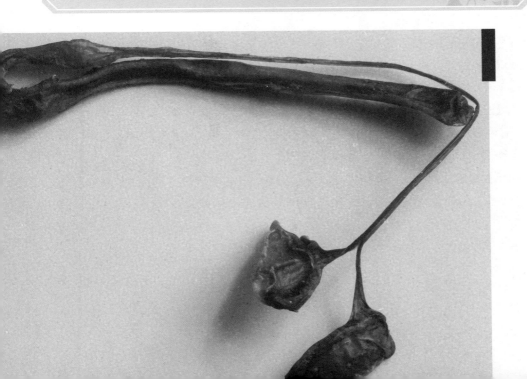

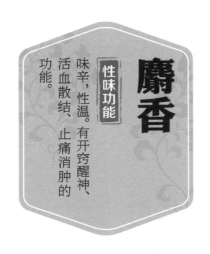

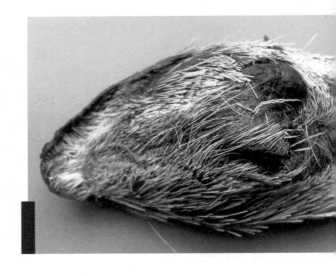

麝香

性味功能

味辛，性温。有开窍醒神、活血散结、止痛消肿的功能。

【基　源】　本品为鹿科动物林麝、马麝等。

【原动物】

1. 林麝　体长约75厘米，体重约10千克。毛角较深，深褐色或灰褐色，成体身上一般无显著肉桂黄或土黄点状斑纹。耳背色多为褐色或黑褐色；耳缘、耳端多为黑褐色或棕褐色，耳内白色，眼的下部有两条白色或黄白色毛带延伸至颈和胸部。成年雄麝有1对上犬齿外露，称为獠牙，腹下有1个能分泌麝香的腺体囊，开口于生殖孔相近的前面。雌麝无腺囊和獠牙。尾短小，掩藏于臀毛中。

2. 马麝　体形较大，体长85～90厘米，体重15千克左右。全身沙黄褐色或灰褐色，后部棕褐色较强。面、颊、额青灰色，眼上淡黄，眼下黄棕色。耳背端部及周缘黄棕色、耳内周缘、耳基沙黄色或黄棕色。颈背有栗色块斑，上有土黄色或肉桂黄色毛丛形成4～6个斑点排成两行。颈下白色带纹不显，因有棕褐色和白毛混杂而形成黄白区。腹面为土黄色或棕黄色。

【生境分布】　栖息于多岩石的针叶林和针、阔叶混交林中，常独居，多于晨昏活动。林麝分布于新疆、西藏、青海、甘肃、宁夏、陕西、山西及湖北、四川、贵州等地。马麝分布于青藏高原、甘肃、云南、四川等地。

【主治用法】　用于热病神昏，中风痰厥，气郁暴厥，中恶昏迷，血瘀经闭，癥瘕积聚，心腹急痛，跌打损伤，痹痛麻木，痈疽恶疮，喉痹，口疮，牙疳，脓耳。内服：入丸、散，用量0.03～0.1克，一般不入汤剂。外用适量，研末掺、调敷或入膏药中敷贴。